# EUSTACE MULLINS

# INJEKTIONSMORD
## GESCHICHTE DER MEDIZINISCHEN
## VERSCHWÖRUNG GEGEN AMERIKA

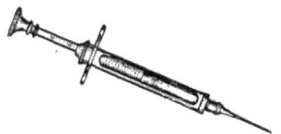

ΘMNIA VERITAS.

# EUSTACE CLARENCE MULLINS
## (1923-2010)

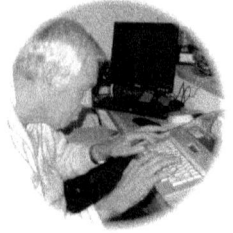

## INJEKTIONSMORD
### GESCHICHTE DER MEDIZINISCHEN VERSCHWÖRUNG GEGEN AMERIKA

*MURDER BY INJECTION*
*HISTORY OF THE MEDICAL CONSPIRACY AGAINST AMERICA*
*1988*

Aus dem Amerikanischen übersetzt von Omnia Veritas Ltd.

© Omnia Veritas Ltd - 2022

Herausgegeben von
**OMNIA VERITAS LTD**

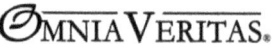

**www.omnia-veritas.com**

*Für* **BLAIR,**
*in Anerkennung seines unvergleichlichen Beitrags zu den amerikanischen Idealen...*

# VORWORT

Dieses Buch, das Ergebnis von etwa vierzig Jahren Forschung, ist eine logische Erweiterung meiner bisherigen Arbeit: die Aufdeckung der internationalen Kontrolle der Währungsausgabe und Bankpraktiken in den Vereinigten Staaten; anschließende Arbeit enthüllt das geheime Netzwerk von Organisationen, durch die diese ausländischen Kräfte politische Macht ausüben - die geheimen Ausschüsse, Stiftungen und politischen Parteien, durch die ihre versteckten Agenden umgesetzt werden; und jetzt, die wichtigste Frage von allen, wie diese Plünderungen das tägliche Leben und die Gesundheit der US-Bürger beeinflussen. Trotz der großen Macht, die von ihren verborgenen Führern ausgeübt wird, habe ich entdeckt, dass nur eine Gruppe das Recht auf Leben und Tod über die amerikanischen Ärzte unserer Nation hat.

Ich entdeckte, dass diese Ärzte trotz ihrer großen Macht selbst sehr strengen Kontrollen in allen Aspekten ihres Berufslebens unterworfen waren. Diese Kontrollen wurden überraschenderweise nicht von einer staatlichen oder bundesstaatlichen Behörde ausgeübt, obwohl fast jeder andere Aspekt des amerikanischen Lebens jetzt unter der absoluten Kontrolle der Bürokratie steht. Die Ärzte haben ihre eigene Autokratie, einen privaten Berufsverband, die American Medical Association. Diese Gruppe mit Hauptsitz in Chicago, Illinois, hat ihre Macht allmählich so weit ausgebaut, dass sie die volle Kontrolle über die medizinischen Schulen und die Zulassung von Ärzten übernommen hat.

Die Spur dieser Manipulatoren führte mich geradewegs in dieselben Schlupfwinkel internationaler Verschwörer, die ich schon in früheren Büchern aufgedeckt hatte. Ich wusste, dass sie Amerika bereits geplündert, seine militärische Macht auf ein gefährlich niedriges Niveau reduziert und jedem Amerikaner bürokratische Kontrollen auferlegt hatten. Jetzt entdeckte ich, dass ihre Verschwörungen auch die Gesundheit eines jeden Amerikaners direkt betrafen.

Diese Verschwörung hat nachweislich zu einer Verschlechterung der Gesundheit unserer Bürger geführt. Wir rangieren nun weit unten auf der Liste der zivilisierten Nationen, was die Kindersterblichkeit und andere wichtige medizinische Statistiken angeht. Ich konnte die schockierenden Aktionen dieser Tycoons dokumentieren, die nicht nur kaltblütig Hungersnöte, Wirtschaftsdepressionen, Revolutionen und Kriege planen und provozieren, sondern auch riesige Gewinne durch ihre Manipulation unseres Gesundheitssystems machen. Der Zynismus und die Bösartigkeit dieser Verschwörer übersteigt die Vorstellungskraft der meisten Amerikaner. Sie sammeln bewusst Millionen von Dollar jedes Jahr durch "Wohltätigkeits"-Organisationen und benutzen dann dieselben Organisationen als Schlüsselgruppen zur Stärkung ihres medizinischen Monopols. Angst und Einschüchterung sind die grundlegenden Techniken, mit denen die Verschwörer die Kontrolle über alle Aspekte unseres Gesundheitswesens aufrechterhalten, während sie jeden Konkurrenten, der ihre Gewinne in Frage stellt, rücksichtslos vernichten. Wie in anderen Aspekten ihrer "Verhaltenskontrolle" über das amerikanische Volk, ihre konstanteste Waffe gegen uns verwendet wird, ist die Verwendung von Bundes-Agenten und Agenturen, um ihre Plots auszuführen. Der Beweis für diese Verschwörung ist vielleicht die beunruhigendste Offenbarung meiner Arbeit.

Eustace Mullins,
22. Februar 1988

*Ich danke den Mitarbeitern der Library of Congress in Washington, D.C., für ihr Entgegenkommen und ihre Kooperation bei der Erstellung dieser Arbeit.*

# KAPITEL 1

## DAS MEDIZINISCHE MONOPOL

D ie Ausübung der Medizin ist zwar nicht der älteste Beruf der Welt, wird aber oft als nach den gleichen Prinzipien arbeitend angesehen. Der Kunde fragt sich nicht nur, ob er das bekommt, wofür er bezahlt hat, sondern in vielen Fällen ist er bestürzt, dass er etwas bekommen hat, was er gar nicht wollte. Bei näherer Betrachtung zeigt sich, dass sich die Methoden der medizinischen Praxis seit Jahrhunderten nicht wesentlich verändert haben. Der kürzlich entdeckte Papyrus von Ebers zeigt, dass der Arzt bereits 1600 v. Chr. über neunhundert Hinweise hatte, darunter die Verschreibung von Opium als Schmerzmittel. Noch um 1700 waren die am häufigsten verwendeten Medikamente Kathartika wie Sennes, Aloe, Feigen und Rizinusöl. Darmwürmer wurden mit Aspidiumwurzel (dem männlichen Farn), Granatapfelrinde oder Wurmöl behandelt. Im Osten wurde es aus den Blüten des Santonbaums gewonnen, in der westlichen Hemisphäre durch Auspressen der Früchte und Blätter des Chenopodiums.

Als Schmerzmittel dienten Alkohol, Hyoscyamusblätter und Opium. Hyoscyamus enthält Scopolamin, das in der modernen Medizin verwendet wird, um "Dämmerschlaf" zu induzieren. Im 16. Jahrhundert verwendeten die Araber Colchicum, ein Derivat des Safrans, gegen rheumatische Schmerzen und Gicht. Cinchona-Rinde, eine Quelle für Chinin, wurde zur Behandlung von Malaria verwendet; Chaulmoogra-Öl wurde gegen Lepra eingesetzt und Brechwurzel gegen Amöbenruhr. Schwamm verbrannt zu einer Zeit wurde als eine Behandlung für Kropf verwendet; sein Jodgehalt wurde verwendet, um zu heilen. Hebammen verwendeten Mutterkorn, um die Gebärmutter zusammenzuziehen. Vor etwa zweihundert Jahren wurde die Ära der modernen Medizin durch Sir Humphry Davys Entdeckung der narkotisierenden Eigenschaften von Distickstoffmonoxid eingeläutet. Michael Faraday entdeckte den Äther, und Wilhelm Surtner isolierte Morphin aus Opium.

Bis zum Ende des 19. Jahrhunderts praktizierten die Ärzte als unabhängige Agenten, was bedeutete, dass sie alle Risiken ihrer Entscheidungen übernahmen. Die Armen suchten selten einen Arzt auf, da die medizinische Versorgung in der Regel den Reichen und Mächtigen vorbehalten war.

Einen Monarchen zu heilen kann große Belohnungen bringen, ihn aber nicht zu heilen kann ein fataler Fehler sein. Vielleicht war es das Bewusstsein um die persönlichen Risiken dieses Berufes, das das Projekt des Monopols entstehen ließ, um die Risiken und Belohnungen auf einige wenige Auserwählte zu verteilen. Die Versuche, dieses medizinische Monopol zu schaffen, haben nun eine moderne Geißel geschaffen, während der Wunsch, dieses Monopol aufrechtzuerhalten, die Allgemeinheit viel Geld und Leid gekostet hat.

Einer der ersten Versuche, dieses Monopol zu etablieren, fand vor fast fünf Jahrhunderten in England statt. Das Gesetz von 1511, das von König Heinrich VIII. in England erlassen wurde, machte es zu einem Vergehen, Physik oder Chirurgie ohne die Genehmigung eines Expertengremiums zu praktizieren. Dieses Gesetz wurde im Jahr 1518 mit der Gründung des Royal College of Physicians formalisiert. Im Jahr 1540 erhielten Barbiere und Chirurgen ähnliche Befugnisse, als der König die Genehmigung für ihre Gesellschaften erteilte. Sie starteten sofort eine Kampagne, um nicht autorisierte Praktiker zu eliminieren, die den Armen gedient hatten. Offenbar gibt es nichts Neues unter der Sonne, denn dieselbe Kampagne läuft in den Vereinigten Staaten schon lange. Diese Schikanen gegen Ärzte, die den Armen dienten, verursachten so viel Leid in England, dass König Heinrich VIII. 1542 gezwungen war, die Charta der Scharlatane zu erlassen. Diese Charta befreite "nicht lizenzierte Praktiker" und erlaubte ihnen, ihren Dienst fortzusetzen. In den Vereinigten Staaten, wo ein "Scharlatan" nicht nur ein nicht autorisierter Praktiker ist, d.h. einer, der nicht von der American Medical

Association oder einer der von ihr kontrollierten Regierungsbehörden "zugelassen" wurde, sondern auch der sofortigen Verhaftung unterliegt, ist eine solche Charta nie erteilt worden. Es ist interessant, dass das Engagement von Scharlatanen nicht zu den Merkmalen des englischen Lebens gehört, die an seine amerikanische Kolonie weitergegeben wurden.

Im Jahr 1617 wurde in England die Society of Apothecaries gegründet. Im Jahr 1832 erhielt die British Medical Association ihre Charta, die den Anstoß zur Gründung einer ähnlichen Vereinigung, der American Medical Association, in den Vereinigten Staaten gab. Von Anfang an war es das Hauptziel der American Medical Association, ein vollständiges Monopol für die Ausübung der Medizin in den Vereinigten Staaten zu erlangen und zu verteidigen. Von Anfang an hat die AMA die allopathische Medizin zur Grundlage ihrer Praxis gemacht. Die allopathische Medizin war eine Form der Medizin, deren Praktiker an einer anerkannten medizinischen Hochschule ausgebildet wurden und die sich stark auf chirurgische Eingriffe und den Einsatz von Medikamenten stützte. Die Leiter dieser Praxis waren in Deutschland ausgebildet worden. Sie widmeten sich dem häufigen Einsatz von Blutungen und hohen Dosen von Medikamenten. Sie waren feindselig gegenüber jeder Form von Medizin, die nicht aus dem akademischen Bereich kam und nicht den Standard- oder orthodoxen Verfahren folgte.

Die Allopathie hat eine intensive Rivalität mit der dominierenden medizinischen Schule des 19. Jahrhunderts, der Homöopathie, geschaffen. Diese Schule war die Schöpfung eines Arztes namens Christian Hahnemann (1755-1843). Sie basierte auf seiner Formel ''similibus cyrentur'', gleiches heilt. Die Homöopathie ist in unserer Zeit von noch größerer Bedeutung, da sie auf das Immunsystem wirkt, indem sie ungiftige Dosen von Substanzen verwendet, die denen ähnlich sind, die Krankheiten verursachen. Noch heute lässt sich Queen Elizabeth von ihrem persönlichen homöopathischen Arzt im Buckingham Palace behandeln. Dennoch setzt die organisierte Medizin in den Vereinigten Staaten ihr verzweifeltes Rennen fort, die Praxis der homöopathischen Medizin zu diskreditieren und auszurotten.

Ironischerweise schaltete Dr. George H. Simmons, der die American Medical Association von 1899 bis 1924 dominierte und diese Organisation zu einer nationalen Macht machte, jahrelang Anzeigen in Lincoln, Nebraska, wo er praktizierte, in denen er verkündete, er sei ein "homöopathischer Arzt".

Klinische Studien haben gezeigt, dass die Homöopathie genauso wirksam ist wie einige häufig verschriebene Arthritis-Medikamente, und dass sie außerdem den überwiegenden Vorteil hat, keine schädlichen Nebenwirkungen zu erzeugen.

Die Errungenschaften der Homöopathie wurden jedoch immer wieder übersehen oder, wenn sie erwähnt wurden, stark fehlinterpretiert oder verzerrt. Ein klassischer Fall dieser Technik ereignete sich in England während der verheerenden Cholera-Epidemie im Jahr 1854; Aufzeichnungen zeigten, dass während dieser Epidemie die Sterblichkeit in homöopathischen Krankenhäusern nur 16,4% betrug, verglichen mit 50% in schulmedizinischen Krankenhäusern. Diese Statistik wurde von der Gesundheitsbehörde der Stadt London bewusst unterdrückt.

Im 19. Jahrhundert verbreitete sich die Praxis der Homöopathie schnell in den Vereinigten Staaten und Europa. Dr. Hahnemann schrieb ein Handbuch, die Homöopathica Materia Medica, das es vielen Praktikern ermöglichte, seine Methoden zu übernehmen.

Im Jahr 1847, als die American Medical Association in den Vereinigten Staaten gegründet wurde, gab es doppelt so viele Homöopathen wie Allopathen, also AMA-Ärzte. Aufgrund der individualistischen Natur des homöopathischen Berufsstandes und der Tatsache, dass sie in der Regel alleine praktizierten, waren sie nicht auf den konzertierten Angriff der Allopathen vorbereitet. Von Anfang an erwies sich die AMA als nichts anderes als eine kommerzielle Lobby, organisiert, um den Wettbewerb zu ersticken und Homöopathen aus dem Geschäft zu drängen. In den frühen 1900er Jahren, als die AMA begann, dieses Ziel zu erreichen, begann die amerikanische Medizin in ihr dunkles Zeitalter einzutreten. Erst jetzt beginnt sie aus dieser jahrzehntelangen Dunkelheit aufzutauchen, denn eine neue ganzheitliche Bewegung fordert, das gesamte körperliche

System zu behandeln, anstatt sich auf den betroffenen Teil zu konzentrieren.

Die allopathische medizinische Schule der AMA zeichnet sich durch ständige Selbstdarstellung und die Förderung des Mythos aus, dass ihre Art der Medizin die einzige ist, die funktioniert. Diese verderbliche Entwicklung hat ein neues Monster geschaffen, den verrückten Arzt mit absoluter Unfehlbarkeit, dessen Urteil niemals in Frage gestellt werden darf. Seine Fehler sollten auf keinen Fall erwähnt werden. Wie Iwan Iljitsch in seinem schockierenden Buch "*Medical Nemesis, the Expropriation of Health"* (1976) aufzeigte, hat sich nicht nur die Wirksamkeit der allopathischen Schule der Medizin als Mythos herausgestellt, sondern die Ärzte haben nun neue Plagen geschaffen, Krankheiten, die Iljitsch als "iatrogen" definiert und damit eine Geißel, die er "Iatrogenese" nennt. Iljitsch behauptet, dass diese Geißel nun die ganze Nation verseucht hat. Er definiert Iatrogenese als eine "Krankheit, die durch den Eingriff eines Arztes verursacht wurde". Er fährt fort, drei Arten von Iatrogenese zu definieren, denen man häufig begegnet: klinische Iatrogenese, die eine Krankheit ist, die von einem Arzt verursacht wird; soziale Iatrogenese, die absichtlich durch die Machenschaften des medizinisch-industriellen Komplexes geschaffen wird; und kulturelle Iatrogenese, die den Überlebenswillen der Menschen untergräbt. Von den drei Arten der Iatrogenese ist die dritte vielleicht die am meisten verbreitete. Die Werbung für die verschiedenen Drogen nennt es "Stress", die Schwierigkeit, die Probleme des täglichen Lebens zu bewältigen, die durch die totalitäre Regierung und die finsteren Charaktere, die sie unterstützen und für ihren persönlichen Vorteil ausnutzen, verursacht werden. Angesichts dieser monströsen Präsenz, die in jeden Aspekt des täglichen Lebens eines amerikanischen Bürgers eindringt, werden viele Menschen von einem Gefühl der Hoffnungslosigkeit überwältigt und sind überzeugt, dass es nichts gibt, was sie tun können. In der Tat ist dieses Monster extrem verwundbar, weil es so überwältigt ist, und wenn es angegriffen wird, kann es als Papiertiger angesehen werden.

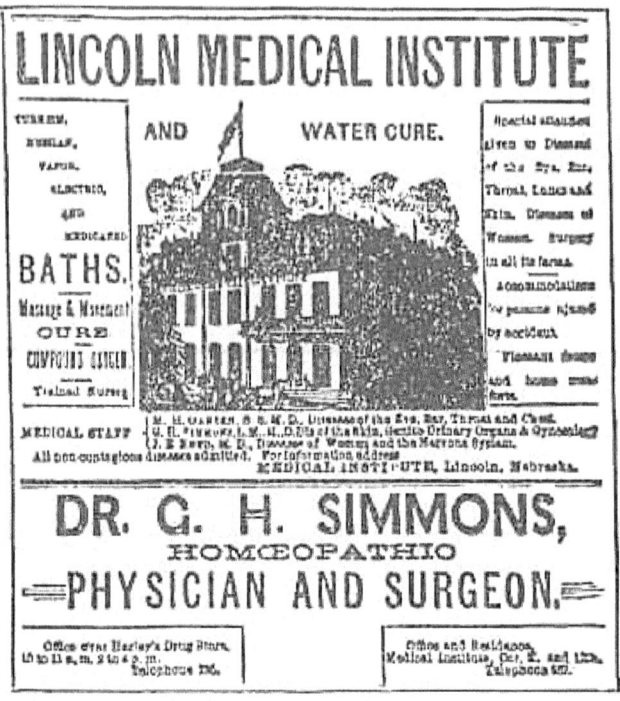

*American Medical Association Chef Scharlatan Anzeige*

Diese Anzeige erschien in Zeitungen in Lincoln, Nebraska, Jahre bevor er das Versandhandelsprogramm des Rush Medical College absolvierte. In dieser Lizenz stellt sich "Doc" Simmons als Homöopath vor. In seinen späteren Anzeigen wird er ehrgeiziger und behauptet, "ein Absolvent der Gynäkologie und Geburtshilfe des Rotunda Hospitals in Dublin, Irland" zu sein. Beachten Sie das gefälschte Mittel "Compound Oxygen".

Trotz der verzweifelten Erklärungen der AMA über die Verbesserung der medizinischen Versorgung zeigen die Aufzeichnungen, dass der Gesundheitszustand der Amerikaner rückläufig ist. Im Laufe des 19. Jahrhunderts hatte sie sich stetig verbessert, was wahrscheinlich auf die Behandlung durch Homöopathen zurückzuführen war. Eine typische Krankheit der damaligen Zeit war die Tuberkulose. Im Jahr 1812 lag die Todesrate durch Tuberkulose in New York City bei 700 pro 100.000. Als Koch den Bazillus 1882 isolierte, war die Todesrate bereits auf 370 gesunken. Bis 1910, als das erste Tuberkulose-

Sanatorium eröffnet wurde, war die Sterberate weiter auf 180 pro 100.000 gesunken. Bis 1950 war die Sterblichkeitsrate auf 50 pro 100.000 gesunken. Medizinische Aufzeichnungen zeigen, dass die Kindersterblichkeit aufgrund von Scharlach, Diphtherie, Keuchhusten und Masern vor der Einführung von Antibiotika und Impfungen zwischen 1860 und 1896 um 90% zurückging. Es war auch lange vor der Verabschiedung des Food and Drugs Act im Jahr 1905, der die staatliche Kontrolle über den zwischenstaatlichen Handel mit Medikamenten festlegte. Im Jahr 1900 gab es nur einen Arzt für 750 Amerikaner. Er hatte in der Regel eine zweijährige Lehre absolviert, nach der er etwa das gleiche Gehalt wie ein guter Mechaniker erwarten konnte. Im Jahr 1900 veröffentlichte das *AMA Journal,* das bereits unter der Leitung von Dr. George H. Simmons stand, den Aufruf zu den Waffen. Das Wachstum des Berufsstandes muss gebremst werden, wenn die einzelnen Mitglieder die Ausübung der Medizin als lukrativen Beruf empfinden sollen. Es wäre schwierig, in der Literatur irgendeines Berufsstandes eine Forderung nach einem entschlosseneren Monopol zu lesen. Doch wie erreichen wir dieses Ziel? Der Merlin, der seinen Zauberstab schwingen und diesen dramatischen Wandel in der Medizin herbeiführen sollte, war kein anderer als der reichste Mann der Welt, der unersättliche Monopolist John D. Rockefeller. Kurz nachdem er sein gigantisches Ölmonopol organisiert hatte, ein Sieg, der so blutig war wie jeder römische Triumph, erkannte Rockefeller, die Kreatur des Hauses Rothschild, und sein Abgesandter an der Wall Street, Jacob Schiff, dass ein medizinisches Monopol ihm noch größere Gewinne bringen könnte als sein Öltrust. 1892 ernannte Rockefeller Frederick T. Gates zu seinem Agenten und ernannte ihn zum "Leiter all seiner philanthropischen Unternehmen". Es stellte sich heraus, dass jede von Rockefellers "Philanthropien", die weithin publik gemacht wurden, speziell darauf ausgerichtet waren, nicht nur seinen Reichtum und seine Macht zu vergrößern, sondern auch den Reichtum und die Macht der verborgenen Charaktere, die er so geschickt repräsentierte.

Frederick T. Gates' erstes Geschenk an Rockefeller war ein Plan, das gesamte medizinische Ausbildungssystem in den Vereinigten Staaten zu dominieren. Der erste Schritt war die

Gründung des Rockefeller Institute for Medical Research. Im Jahr 1907 "bat" die AMA die Carnegie-Stiftung, eine Umfrage unter allen medizinischen Schulen des Landes durchzuführen. Schon damals hatten Rockefellers Interessen eine wesentliche Kontrolle über den Betrieb der Carnegie Foundations erlangt, die seither beibehalten wurde. Es ist in der Stiftungswelt bekannt, dass die Carnegie Foundations (von denen es mehrere gibt) nur kleine Anhängsel der Rockefeller Foundation sind. Die Carnegie-Stiftung ernannte einen gewissen Abraham Flexner zum Leiter ihrer Studie über medizinische Schulen. Zufälligerweise war sein Bruder Simon Leiter des Rockefeller Instituts für medizinische Forschung. Der Flexner-Report wurde 1910, nach vielen Monaten der Reise und des Studiums, fertiggestellt. Sie wurde stark von der in Deutschland gebildeten allopathischen Vertretung der amerikanischen Ärzteschaft beeinflusst. Es wurde später enthüllt, dass der Haupteinfluss auf Flexner seine Reise nach Baltimore gewesen war. Er hatte seinen Abschluss an der Johns Hopkins University gemacht. Diese Schule war von Daniel Coit Gilman (1831-1908) gegründet worden. Gilman war einer der drei Gründer des Russell Trusts an der Yale Universität (heute bekannt als die "Bruderschaft des Todes"[1]). Im Hauptquartier in Yale befand sich ein Brief in deutscher Sprache, der Gilman ermächtigte, diesen Zweig der Illuminaten in den Vereinigten Staaten zu gründen. Gilman gründete den Peabody Fund und den John Slater Fund, aus dem später die Rockefeller Foundation hervorging. Gilman wurde auch einer der Gründer des Rockefeller General Board of Education, das das amerikanische medizinische Ausbildungssystem übernehmen sollte, der Carnegie Foundation und der Russell Sage Foundation. An der Johns Hopkins University... Gilman unterrichtete auch Richard Ely, der Woodrow Wilsons böses Genie der Erziehung wurde. Gilmans letzte Leistung im letzten Jahr seines Lebens bestand darin, Herbert Hoover über die Zweckmäßigkeit der Einrichtung eines

---

[1] Bruderschaft der Toten.

Think Tanks zu beraten. Hoover folgte dann Gilmans Plan, indem er nach dem Ersten Weltkrieg die Hoover Institution gründete. Diese Einrichtung stellte die Motoren und Handwerker der "Reagan Revolution" in Washington. Es überrascht nicht, dass das amerikanische Volk mit noch mehr Schulden und einer noch drückenderen Bundesbürokratie zurückgelassen wurde, alles im Dienste der Illuminaten Daniel Coit Gilman's Forschung.

Flexner verbrachte einen Großteil seiner Zeit an der Johns Hopkins University mit der Fertigstellung seines Berichts. Die medizinische Schule, die erst 1893 gegründet worden war, galt als sehr modern. Es war auch der Sitz der deutschen allopathischen medizinischen Schule in den Vereinigten Staaten. Flexner, geboren in Louisville, Ky., hatte an der Universität Berlin studiert. Der Präsident der Zionist Organization of America, Louis Brandies, ebenfalls aus Louisville, war ein alter Freund der Familie Flexner. Nach Woodrow Wilsons Berufung an den Obersten Gerichtshof wurde Brandeis 1918 als Delegierter nach Paris zur Teilnahme an der Friedenskonferenz von Versailles berufen. Sein Ziel war es, die Ziele der zionistischen Bewegung auf dieser Konferenz voranzubringen.

Bernard Flexner, der damals Anwalt in New York war, wurde eingeladen, Brandeis als offizieller Rechtsberater der zionistischen Delegation in Paris zu begleiten. Bernard Flexner wurde später Gründungsmitglied des Council on Foreign Relations und zusammen mit seinem Bruder Simon Treuhänder der Rockefeller Foundation.

Simon Flexner wurde zum ersten Direktor des Rockefeller Institute for Medical Research ernannt, als dieses 1903 gegründet wurde. Abraham Flexner trat 1908 in die Carnegie Foundation for the Advancement of Teaching ein, wo er bis zu seiner Pensionierung im Jahr 1928 blieb. Er diente auch viele Jahre als Mitglied des Rockefeller General Education Council. Er war Rhodes Memorial Lecturer an der Universität Oxford. Sein 1913 erschienenes Hauptwerk trug den Titel *Prostitution in Europa*.

Abraham Flexner legte Rockefeller einen Abschlussbericht vor, der offenbar in jeder Hinsicht zufriedenstellend war. Sein erster Punkt war eine ausdrückliche Zustimmung zur Klage der WADA, dass es zu viele Ärzte gäbe. Flexners Lösung war einfach: die medizinische Ausbildung so elitär, teuer und langwierig zu gestalten, dass die meisten Studenten eine medizinische Karriere gar nicht erst in Betracht ziehen würden. Das Flexner-Programm umfasste vier Jahre Grundstudium an der Universität und weitere vier Jahre Medizinstudium. Ihr Bericht stellte auch komplexe Anforderungen an medizinische Schulen; sie müssen über teure Labore und andere Geräte verfügen. Als die Anforderungen des Flexner-Berichts in Kraft traten, wurde die Zahl der medizinischen Fakultäten schnell reduziert. Bis zum Ende des Ersten Weltkriegs hatte sich die Zahl der medizinischen Schulen von 650 auf nur noch 50 reduziert. Die Zahl der jährlichen Absolventen sank von 7.500 auf 2.500. Der Erlass der Flexner-Beschränkungen garantierte praktisch, dass das medizinische Monopol in den Vereinigten Staaten zu einer kleinen Gruppe elitärer Studenten aus wohlhabenden Familien führen würde, und dass diese kleine Gruppe einer intensiven Kontrolle unterworfen sein würde.

Was hat der Flexner-Report den durchschnittlichen amerikanischen Bürger gekostet? Ein paar aktuelle Statistiken werfen ein Licht auf die Situation. Die *New York Times* berichtete, dass 1985 die Kosten für die Gesundheitsversorgung pro Person in den Vereinigten Staaten 1.800 Dollar pro Jahr betrugen; in England 800 Dollar pro Jahr; in Japan 600 Dollar pro Jahr. Dennoch rangieren sowohl England als auch Japan auf der Skala der Qualität der medizinischen Versorgung höher als die Vereinigten Staaten.

Im Vergleich zu Japan zum Beispiel, das einen höheren Lebensstandard als die Vereinigten Staaten hat, aber seinen Bürgern eine qualitativ hochwertige medizinische Versorgung für $600 pro Person und Jahr bietet, kann die vergleichbare medizinische Versorgung in den Vereinigten Staaten nicht mehr als $500 pro Person und Jahr wert sein. Wie hoch ist die Differenz von 1.300 $ pro Person? Es ist die Ausplünderung von 300 Milliarden Dollar pro Jahr von der amerikanischen Öffentlichkeit durch das medizinische Monopol, überhöhte

Rechnungen, kriminelle Syndikatstätigkeiten und die Operationen des Drogenkartells.

# KAPITEL 2

## SCHARLATANE

**Scharlatan** - ein unwissender Mann, der vorgibt, medizinische oder chirurgische Fähigkeiten zu haben. **Scharlatanerie.** - 1783, Crabbe, Dorf 1, "Ein mächtiger Scharlatan, der sich seit langem mit den menschlichen Übeln auskennt, der zuerst das Opfer beleidigt, das er tötet. "

*Oxford English Dictionary*

S ie erste wichtige Figur der amerikanischen Medizin war laut Geoffrey Marks der Theologe Cotton Mather (1663-1728).

Der Sohn von Increase Mather, Präsident der Harvard University, Cotton Mather schrieb viele theologische Werke, aber auch ein medizinisches Gesamtwerk, *The Angel of Bethesda*, an dem er von 1720 bis 1724 arbeitete. Seine medizinischen Briefe waren größtenteils von lokalen indianischen Traditionen inspiriert; er sprach auch den psychischen Faktor bei Krankheiten an, indem er feststellte, dass "ein fröhliches Herz wie Medizin gut tut, aber ein gebrochener Geist die Knochen austrocknet.

Mather scheint der erste und letzte Theologe gewesen zu sein, der sich für die Praxis der amerikanischen Medizin interessiert hat. Die nächste bedeutende Persönlichkeit war ein Dr. Nathan Smith Davis (1817-1904). Nachdem er bei Dr. Daniel Clark im

Hinterland von New York in die Lehre gegangen war, zog Davis 1847 nach New York. Bereits 1845 hatte er die Medizinische Gesellschaft des Staates New York aufgefordert, die eklatantesten Missstände in der medizinischen Ausbildung zu korrigieren und darauf bestanden, dass die damals übliche viermonatige Lehrzeit auf eine sechsmonatige verlängert wird. Am 11. Mai 1846 versammelte er eine Gruppe von Ärzten in New York, um die Keimzelle der American Medical Association zu bilden. Den offiziellen Status erhielt die Organisation im folgenden Jahr in Philadelphia am 5. Mai 1847, dem offiziellen Gründungsdatum der American Medical Association. Die etwa hundert Delegierten der New Yorker Versammlung waren auf mehr als zweihundertfünfzig in Philadelphia angewachsen. Bald bildeten sie in einer Reihe von Ländern staatliche Organisationen. Smith zog dann nach Chicago, wo er der Fakultät der Rush Medical School beitrat. Als die AMA 1883 ihre Zeitung gründete, wurde er deren erster Redakteur, eine Position, die er bis 1889 innehatte.

Trotz der guten Absichten ihres Gründers, Dr. Davis, blieb die WADA rund 50 Jahre lang untätig. Im Jahr 1899 machte die Organisation mit der Ankunft eines Dr. George H. Simmons aus Nebraska einen großen Schritt nach vorn. Simmons, der sein ganzes Leben lang, vielleicht spöttisch, als "Doc" bekannt war, gilt heute als der größte amerikanische Scharlatan der Geschichte. Geboren in Moreton, England, wanderte Simmons 1870 in die Vereinigten Staaten aus. Er ließ sich im Mittleren Westen nieder und begann seine Karriere als Journalist. Interessanterweise begannen auch die beiden anderen dominierenden Figuren der amerikanischen Medizin des 20. Jahrhunderts, Dr. Morris Fishbein und Albert Lasker, ihre Karrieren als Journalisten; Fishbein blieb sein Leben lang Journalist. Simmons wurde Herausgeber des "*Nebraska Farmer*" in Lincoln, Nebraska. Ein paar Jahre später beschloss er, seine Finanzen aufzubessern, indem er eine Karriere als hochkarätiger medizinischer Quacksalber einschlug. Interessanterweise definierte die AMA im Jahr 1868 Quacksalberei offiziell als "den Verkauf oder die Verabreichung von Medikamenten oder Behandlungen, die nicht von gesetzlich konstituierten medizinischen Behörden genehmigt sind". Simmons hat diese

Anforderung ignoriert. Niemand hat jemals feststellen können, dass er irgendwo studiert hatte, um einen medizinischen Abschluss zu erhalten. Dennoch begann er zu verkünden, dass er "ein Absolvent des Rotunda Hospitals in Dublin" sei, was sich vermutlich auf Dublin, Irland, bezog. Tatsächlich hatte das Dubliner Krankenhaus nie eine Lizenz ausgestellt und war auch nicht dazu befugt, dies zu tun. (Siehe nebenstehende Abbildung Nr. 2, ganze Seite).

Niemand hat sich jemals die Mühe gemacht zu fragen, warum Simmons, der eigentlich als lizenzierter Arzt in die Vereinigten Staaten kommen sollte, sich stattdessen dafür entschied, ein paar Jahre lang als Journalist zu arbeiten. Er gab auch bekannt, dass er "anderthalb Jahre in den größten Krankenhäusern Londons" verbracht hatte, obwohl er nicht sagte, in welcher Funktion: Patient, Pfleger oder Telefonist. Jahre später machte er per Post seinen Abschluss an einer der florierenden Diplomschmieden des Landes, dem Rush Medical College in Chicago, während er gleichzeitig eine Vollzeitpraxis in Lincoln führte. Es gibt keinen Beweis dafür, dass er jemals einen Fuß auf den Campus des Rush Medical College gesetzt hat, bevor er seinen Abschluss machte. Sein Schützling, Morris Fishbein, besuchte ebenfalls das Rush Medical College. Es wurde in Frage gestellt, ob Fishbein tatsächlich einen Abschluss hatte; Jahre später, als er einflussreich war, wurde er dort "Professor" und spezialisierte sich auf die Vermittlung von Öffentlichkeitsarbeit in der Medizin.

In ihrem maßgeblichen Buch "*The Story of Medicine in America*", einer umfassenden und detaillierten Zusammenstellung, haben die Autoren Geoffrey Marks und William K. Beatty, keine Erwähnung von Simmons oder Fishbein, eine scheinbar eklatante Auslassung, da sie die beiden berüchtigtsten Praktiker in unserer medizinischen Geschichte sind. Offenbar in der Erkenntnis, dass es sich bei diesen beiden Männern um die beiden berüchtigtsten Scharlatane der Medizingeschichte handelte, entschieden sich die Autoren klugerweise, sie zu ignorieren.

Im *Who's Who* vermerkt Simmons, dass er von 1884 bis 1899 als Arzt in Lincoln praktizierte. Er gibt an, dass sein medizinisches Abschlusszeugnis L.M. Dublin 1884 lautet. Dies wirft weitere Fragen auf. Simmons war 1870 in die Vereinigten Staaten eingewandert; er blieb von 1870 bis 1899 ununterbrochen in Lincoln, dann ging er nach Chicago. Aus irgendeinem Grund listete er in der Ausgabe von 1936 in seiner *Who's Who-Liste* das Versandhandelsdiplom des Rush Medical College auf; in der Ausgabe von 1922 hatte er angegeben, dass er es 1892 erhalten hatte. Auch hier hat später niemand das Problem seiner akademischen Aufzeichnungen angesprochen, aus denen hervorging, dass er erst nach seiner Ankunft in den Vereinigten Staaten ein Medizinstudium in Dublin begonnen hatte. Die Anzeigen für "Doc" Simmons in Lincoln, die wir hier wiedergegeben haben, benutzten die Standardformulierung der Zeit: "Eine begrenzte Anzahl von Patienten kann in meinem Haus untergebracht werden. Es war eine verschlüsselte Mitteilung, dass er eine Abtreibung durchführt. Außerdem betrieb er vor Ort einen Schönheits- und Massagesalon als Teil eines "Lincoln-Instituts", für das er offenbar allein verantwortlich war. Seine Anzeigen wiesen ihn auch als "homöopathischen Arzt" aus, obwohl er bald eine Karriere bei der AMA einschlug, um den homöopathischen Beruf in den Vereinigten Staaten zu zerstören. Seine Anzeigen kündigten an, dass er "alle medizinischen und chirurgischen Erkrankungen von Frauen behandelt".

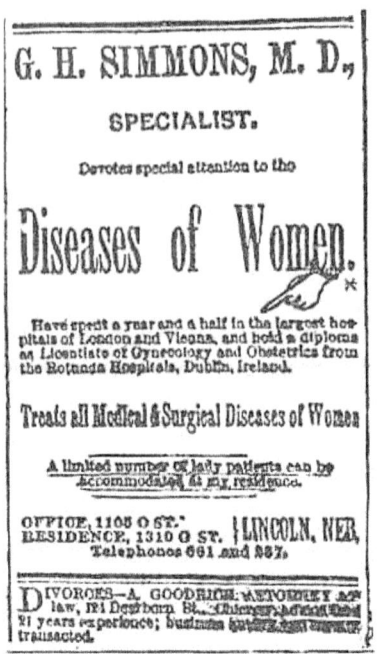

*Scharlatan-Werbung des Veranstalters und Schirmherrn der American Medical Association im Format der Abtreibungsgegner. Die Zeilen "Eine begrenzte Anzahl von Patienten kann bei mir untergebracht werden" waren das Format, das Abtreiber in ihrer Werbung zu dieser Zeit regelmäßig verwendeten. Die Krankenhäuser in London und Wien, die die irische Lizenz bestätigt haben, sind fiktiv. Diese Anzeige erschien später als die des Lincoln Instituts, aber Jahre bevor "Doc" Simmons seinen Abschluss machte.*

Nachdem er von der American Medical Association erfahren hatte, gründete Simmons, immer auf der Suche nach einem höheren Status, ein Chapter in Nebraska, die Nebraska Medical Association. Sein Organisationstalent erregte die Aufmerksamkeit der Zentrale in Chicago, und er wurde gebeten, die Chefredaktion des AMA Journals zu übernehmen. So kam "Doc" Simmons zur AMA, nicht als Arzt, sondern als Journalist. Er stellte fest, dass die WADA auf verlorenem Posten stand und niemand in der Lage war, die nationale Politik umzusetzen. Die Situation war wie geschaffen für einen Mann mit seinen Fähigkeiten und seiner Dynamik. Er wurde schnell Sekretär und Geschäftsführer der American Medical Association und führte die Organisation in eine wachsende diktatorische Politik, die sie bis heute beibehalten hat. Alle AMA-Gelder gingen in die Hände von Simmons über, der persönlich alle Details des Betriebs überwachte. Er fand schnell einen kompetenten und willigen Leutnant in einem Mann, der zuvor als Sekretär der staatlichen Gesundheitsbehörde von Kentucky gedient hatte. Es scheint sich um einen Mann vom Kaliber eines Simmons zu handeln, denn er war verhaftet worden, nachdem Prüfer eine Unterdeckung von rund 62.000 Dollar auf seinen Konten festgestellt hatten. Als unbescholtenes Mitglied der staatlichen Bürokratie gelang es ihm, eine formale Begnadigung durch den Gouverneur von Kentucky zu erwirken, mit der sanften Warnung, dass es für ihn besser sein könnte, sich anderswo niederzulassen. Chicago ist nur eine kurze Zugfahrt entfernt, aber er findet Simmons überwältigt von seinen Referenzen. Dieser Gentleman, Dr. E. E. Hyde, starb 1912 an Leukämie. Es stellte sich heraus, dass es ein Zufall war, dass ein anderer Journalist in den Startlöchern stand, Dr. Morris Fishbein. Fishbein hatte offenbar sein Studium am Rush Medical College abgeschlossen, war aber noch nicht promoviert. Auf jeden Fall wollte er nicht Arzt werden. Leider war er schon einige Monate Praktikant im Durand-Krankenhaus, aber er wollte die damaligen Vorschriften nicht erfüllen, die ein zweijähriges Praktikum in einem anerkannten Krankenhaus vorschrieben. Er zog ernsthaft eine Karriere als Zirkusakrobat in Erwägung und hatte nebenbei als Statist in einer Operntruppe gearbeitet. Er hatte auch erfahren, dass es eine Beschäftigungsmöglichkeit bei der AMA gab und hatte während der unheilbaren Krankheit von Dr. Hyde in Teilzeit geschrieben. Auch Simmons hatte in Fishbein einen Mann nach seinem eigenen Bilde gefunden. Als Dr. Hyde starb. Simmons bot dem jungen Mann sofort ein stattliches Anfangsgehalt von 100 Dollar im Monat an, eine hohe Summe für das Jahr 1913. Fishbein fand ein Zuhause bei der AMA; er verließ sie erst 1949, als er buchstäblich hinausgeworfen wurde.

Mit dem Aufkommen von Fishbein war die American Medical Association nun fest in der Hand der beiden aggressivsten Quacksalber des Landes, Simmons, der jahrelang Medizin praktiziert hatte, ohne durch die Tatsache behindert zu werden, dass er keinen medizinischen Abschluss hatte, der einer

Überprüfung standhalten würde, und Morris Fishbein, der 1938 unter Eid zugab, dass er in seinem Leben nie Medizin praktiziert hatte. Da "Doc" Simmons, wie er genialerweise genannt wurde, in seiner Laufbahn nie eine andere Motivation als Gier gezeigt hatte, erkannte er bald, dass die enorme Macht, zu der die AMA fähig war, ihn eigentlich auf einen Königsweg geführt hatte. Er war schnell dabei, einige Gegenleistungen im Austausch für die Gunst oder das Wohlwollen der WADA zu verlangen. Erstens, sein "Gütesiegel" für neue Produkte. Da die WADA so gut wie kein Labor, keine Testgeräte und kein Forschungspersonal hatte, wurde das Gütesiegel durch "grüne Forschung" erlangt, d.h. durch die mühsame Ermittlung, wie viel Geld der Bittsteller bezahlen konnte und wie viel Wert er darauf legen konnte. Anfangs gefiel diese Regelung einigen Pharmaherstellern nicht und sie weigerten sich, zu zahlen. Der Anführer dieser Opposition war ein Dr. Wallace C. Abbott, der im Jahr 1900 die Abbott Laboratories gründete. Simmons konfrontierte ihn damit, dass er sich weigerte, ein einziges Produkt von Abbott Laboratories zuzulassen, egal wie viele Produkte eingereicht wurden. Dieses Patt dauerte einige Zeit, bis "Doc" Simmons eines Morgens sichtlich erschüttert war, als er Dr. Abbott in seinem Büro über sich ergehen lassen musste.

"Nun, Sir", stammelte er, "was kann ich für Sie tun? Dr. Abbott antwortete: "Warum ist keines meiner Produkte jemals von der WADA zugelassen worden? "

"Es ist eigentlich nicht meine Abteilung, Sir", antwortete "Doktor" Simmons, "ich werde mich gerne mit unserer Forschungsabteilung in Verbindung setzen und herausfinden, was das Problem ist. "

"Gibt es eine Möglichkeit, Ihre Untersuchung zu beschleunigen? ", fragte Dr. Abbott.

Simmons war begeistert. Endlich begann der sture Chemiker, die Dinge auf seine Weise zu sehen. "Ich werde gerne alles tun, was ich kann", sagte er. "Es gibt etwas, was Sie tun können", sagte Dr. Abbott, "wenn Sie sich diese Papiere ansehen möchten, könnte es Ihnen bei der Entscheidung helfen. "

Er legte eine Reihe von Dokumenten auf "Doc" Simmons' Schreibtisch aus. Simmons erkannte sofort, dass er eine vollständige Aufzeichnung seiner Karriere einsehen konnte, die von privaten Ermittlern, die von Dr. Abbott angeheuert worden waren, sorgfältig gesammelt worden war. Es gab alle Details von so genannten "Diplomen", Aufzeichnungen über sexuelle Anschuldigungen, die von ehemaligen Lincoln-Patienten gegen Simmons erhoben wurden, und andere interessante Dinge, wie z.b. Anschuldigungen wegen medizinischer Fahrlässigkeit, die zum Tod von Patienten führten. Er wusste, dass er reingelegt wurde.

"In Ordnung", sagt Simmons, "aber was wollen Sie? "

"Alles, was ich will, ist, dass die WADA meine Produkte zulässt", sagte Dr. Abbott. "Glauben Sie, dass das jetzt möglich ist? "

"Sicherlich", antwortete Simmons. Von diesem Tag an durchliefen die Produkte von Abbott, das damals noch Abbott Biologicals hieß, den AMA-Prozess und erhielten die Bezeichnung "Approved". Dr. Abbott hat nie einen Cent für diese besondere Behandlung bezahlt.

Im Laufe der Jahre sind verschiedene Versionen des Abbott-Simmons-Konflikts wiederholt worden. Eine geschönte Version erscheint in Tom Mahoneys Buch *Merchants of Life,* in dem es heißt, dass Simmons gegen Dr. Abbotts "Kommerzialisierung" des Arztberufs war und ihm eine Lektion erteilen wollte. Der Rat für Pharmazie und Chemie verweigerte nicht nur die Zulassung von Abbotts Medikamenten, sondern lehnte auch seine Bitten ab, in der Zeitschrift der American Medical Association zu werben, und weigerte sich dann, seine Protestschreiben zu drucken. Simmons startete dann persönliche Angriffe gegen Dr. Abbott im Journal in den Ausgaben vom Dezember 1907 und März 1908. Simmons' fromme Behauptung, er wolle nicht, dass Dr. Abbott die Medizin kommerzialisiert, klingt hohl; Abbott stellte Arzneimittel zum Verkauf her. Das Problem war, dass er sich weigerte, Simmons die übliche Erpressung zu zahlen.

Nachdem das Schlamassel beigelegt war, freundete sich S. DeWitt Clough, Abbotts Werbemanager, mit Morris Fishbein beim Bridge an.

Dr. Emanuel Josephson aus New York, der zu Simmons-Fishbeins Zeiten ein begeisterter Kritiker der WADA war, schrieb: "Die Methoden, die Simmons und sein Team in ihrem Kampf um ein Monopol auf medizinische Publikationen und Werbung für den Berufsstand anwandten, waren oft grob und illegitim. Die WADA drohte Firmen, die in anderen Medien als ihren eigenen Zeitschriften werben, offen mit dem Entzug der "Zulassung" ihrer Produkte. Dr. Josephson bezeichnete die Praktiken von Simmons als eine "Verschwörung zur Handelsbeschränkung und Erpressung". Zu Recht warf er auch wieder vor, dass "fast jeder Zweig der Bundesregierung, der auf dem Gebiet der Medizin tätig ist, vollständig vom Verband dominiert wird. Dies wurde vom vorliegenden Autor bestätigt, der zahlreiche Beispiele von Regierungsbehörden anführt, die die schrecklichsten Fälle von Erpressung durch den Drug Trust aktiv umgesetzt haben. Die von Simmons eingeführten Kontrollen waren so umfassend, dass der Präsident der AMA, Dr. Nathan B. van Etten, anschließend eine eidesstattliche Erklärung vor dem New Yorker Bezirksgericht abgab, in der er erklärte, dass er als Präsident der American Medical Association keine Befugnis habe, Geld anzunehmen oder Verträge abzuschließen. Alle diese Verträge fielen in den Zuständigkeitsbereich der Mitarbeiter der Zentrale in Chicago. Später wurde angemerkt, dass die AMA "sich dafür einsetzt, die Einkommen der Ärzte vor einer staatlichen Einmischung in die Ausübung der Medizin zu schützen". Es ging darum, beides zu haben. Während stark gegen jede staatliche Aufsicht des medizinischen Monopols. Die Monopolisten zwangen die verschiedenen Regierungsbehörden oft, gegen jeden vorzugehen, der eine Bedrohung für ihr Monopol darstellte, und ließen ihn verhaften, strafrechtlich verfolgen und ins Gefängnis stecken.

Doc" Simmons' lukrative Herrschaft über die American Medical Association führte ihn zu vielen Misserfolgen. Im Jahr 1921 gründete er das Institute of Medicine in Chicago. Es war offenbar nur eine Holdinggesellschaft für seine Bestechungsgelder. Er hatte auch die Vorzüge des amerikanischen Erfolgs genossen: eine barbusige Geliebte, die in einem luxuriösen Goldküsten-Apartment lebte. Als Schurke begnügte sich Simmons nicht damit, seiner Frau die Affäre vorzuführen; er wurde auch immer grausamer in seinem Bestreben, sie loszuwerden. Es folgt ein klassischer Trick: Der Arzt versucht, eine ungewollte Ehefrau loszuwerden, indem er sie unter Drogen setzt, ihr vorgaukelt, sie würde verrückt werden und sie hoffentlich in den Selbstmord treiben. Nach ein paar Monaten dieser Behandlung revanchierte sich seine Frau, indem sie ihn verklagte. Ein viel beachteter Prozess im Jahr 1924 endete damit, dass seine Frau aussagte, er habe ihr hohe Dosen von Narkotika verabreicht, die er ihr auf der Grundlage seiner "medizinischen Erfahrung" verschrieben hatte, und daraufhin ein Verfahren eingeleitet, um sie für unzurechnungsfähig erklären zu lassen. Diese Prozedur war damals gar nicht so ungewöhnlich; sie wurde schon bei Hunderten von Ehefrauen angewandt. Seine Frau erwies sich jedoch als widerstandsfähiger als die meisten der Opfer. Sie sagte vor Gericht aus, er habe versucht, sie wegen Unzurechnungsfähigkeit anzuklagen. Dieser Prozess inspirierte mehr als ein Dutzend Bücher, Theaterstücke und spätere Filme, die auf der Geschichte eines Arztes basieren, der versucht, seine Frau durch die Verabreichung von Medikamenten und Psychoterror in den Wahnsinn zu treiben. Der berühmteste ist *Gaslight*, in dem Charles Boyer die Rolle des "Doktor" Simmons, der von Ingrid Bergman gespielt wird, bis zur Perfektion spielt.

Der Prozess brachte Simmons eine Flut von unangenehmer Publicity ein und erzwang seinen Rücktritt als Leiter der AMA. Er behielt jedoch den Titel "Editor General Emeritus", den er 1924 ablegte, bis zu seinem Tod im Jahr 1937. Morris Fishbein, immer noch unter seinem Glücksstern, dominierte die AMA nun völlig. Zusammen kontrollierten sie die AMA mehr als ein halbes Jahrhundert lang und perfektionierten ihre Techniken, die Organisation zu nutzen, um Gelder zu beschaffen, politische Macht auszuüben und ihre Dominanz über Ärzte, Krankenhäuser, pharmazeutische Unternehmen und relevante Regierungsbehörden aufrechtzuerhalten. Simmons zog nach

Hollywood, Florida, wo er bis 1937 lebte. Sein Nachruf in der *New York Times* trägt den Titel: "*Noted for War on* Quacks". Sein langjähriger Kritiker, Dr. Emanuel Josephson, bemerkte, es sei ein seltsames Denkmal für einen Mann, der lange Zeit als "der Prinz der Quacksalber" bekannt war.

Morris Fishbein erbte auch Simmons' geschickten AMA-Assistenten, Dr. Olin West (1874-1952). West hatte von 1910 bis 1918 als Staatsdirektor in Tennessee für die Rockefeller Sanitary Commission gearbeitet. Er war daher qualifiziert, die Rockefeller-Niederlassung in der WADA-Zentrale zu vertreten. Dr. Josephson bezeichnete Fishbein später als "Hitler der Ärzteschaft" und West als "seinen Göring". Fishbein blieb sich der Fähigkeit der AMA bewusst, Regierungsangestellte für AMA-Zwecke zu "benutzen". Von den ursprünglich fünfzehn Mitgliedern des Rates für Pharmazie und Chemie waren drei Mitglieder der Bundesregierung gewesen.

Mit Simmons' Verschwinden waren Fishbeins Hände nun frei. Von diesem Tag an stellte er sicher, dass, wenn jemand die IYA erwähnte, er auch Morris Fishbein würdigte. Er nutzte seine Position, um eine Reihe von privaten Unternehmen zu gründen, darunter Verlage, Vorträge und das Schreiben von Zeitungskolumnen. Mit einem sehr bescheidenen Gehalt von 24.000 Dollar pro Jahr von der IYA, wurde Fishbein der Playboy der westlichen Welt. Seine Kinder werden von einer französischen Haushälterin beaufsichtigt, während er wöchentlich nach New York City pendelt, um sich im Stork Club sehen zu lassen und seine ersten Theaterbesuche zu machen. Die Pillen, Bestechungsgelder, Belohnungen und andere Geldsummen fließen in einer wahren Flut in seine Kassen. Während seiner fünfundzwanzig Jahre bei IYA hat er nie eine Gelegenheit ausgelassen, Werbung zu machen und Geld zu verdienen. Obwohl er nie in seinem Leben als Arzt praktiziert hatte, überredete er das King Features Syndicate, ihn als täglichen Kolumnisten einzustellen, um einen "medizinischen" Kommentar zu schreiben, der in über zweihundert Zeitungen veröffentlicht wurde. Am 23. März 1940 wurde eine ganzseitige Anzeige in *Editor and Publisher* veröffentlicht, um seine neue Unternehmung zu feiern, in der es hieß: "Eine Autorität in der

Medizin, Dr. Fishbeins Name ist ein Synonym für den "Sterling"-Stempel auf einer Silbermünze. "Es ist nicht klar, ob dies ein impliziter Hinweis auf Judas war.

Fishbein verdiente sich ein zusätzliches Einkommen, indem er zum medizinischen Berater des *Look Magazine, der* zweitgrößten Publikation in den Vereinigten Staaten, ernannt wurde. 1935 wagte er seinen wohl größten finanziellen Coup: die jährliche Herausgabe eines umfangreichen Bandes, *The Modern Home Medical Adviser*. Das Buch wurde für ihn von Ärzten im Auftrag geschrieben, aber er schrieb den Werbetext: "Approved by doctors all over the world". Der reichste Millionär könnte sich keine bessere Gesundheitsberatung kaufen. Offensichtlich wagte es kein Arzt, das Buch zu kritisieren.

Fishbeins Befugnisse bei der immer größer werdenden AMA wurden von der Tatsache überschattet, dass er nie einen anderen Titel als "Chefredakteur" hatte. Er behielt die absolute Kontrolle über alle Veröffentlichungen der WADA und erlangte so die volle Macht über die Organisation. Diejenigen, die mit ihm nicht einverstanden waren, hatten keine Gelegenheit, ihre Unzufriedenheit zu äußern. Er behielt auch die absolute Kontrolle über die Auswahl der Mitarbeiter für die verschiedenen Komitees der WADA, so dass niemand jemals in der Lage war, ihn anzugreifen. Das Lebensmittelkomitee und der Rat für Pharmazie und Chemie waren seine Schwerpunkte wegen der großen Macht, die sie über Hersteller und Werbetreibende ausübten. Der Rat für Pharmazie und Chemie wurde 1905 gegründet, zeitgleich mit der Verabschiedung des Food and Drug Act durch den Kongress; die beiden Gruppen haben immer eng zusammengearbeitet. Da die Werbeeinnahmen jedes Jahr stiegen, hat Fishbein immer bestritten, dass die WADA einen Gewinn machte. Er wird in *Review of Reviews,* 1926, zitiert: "Weit davon entfernt, die 'not-for-profit corporation' zu sein, die die Statuten auflisten, ist die American Medical Association für die Öffentlichkeit extrem profitabel gewesen, sowohl in Dollar als auch in Leben. So konterte Fishbein die wachsende Kritik an den Einnahmen der AMA geschickt mit der Behauptung, dass sie für die Allgemeinheit profitabel sei. "

Unter Herrn Fishbeins Leitung trug das Gesundheitsmagazin der AMA, *Hygiea, den* Titel "HEALTHY FOOD, HONESTLY PROMOTED". Das Anerkennungssiegel des WADA-Lebensmittelausschusses ist Ihre beste Garantie dafür, dass die Qualitätsangaben eines Produkts korrekt sind und die Werbung für dieses Produkt der Wahrheit entspricht. Achten Sie auf dieses Siegel auf allen Lebensmitteln, die Sie kaufen. Thunfisch der Marken White Star Tuna und Chicken of the Sea haben diese Akzeptanz. Zur gleichen Zeit, als Fishbein diese Anzeigen schaltete, beschlagnahmte die Food and Drug Administration wiederholt Sendungen derselben Thunfischmarken und verurteilte sie, weil sie "ganz oder teilweise aus einer zersetzten tierischen Substanz bestanden". So viel zum Wert des Gütesiegels.

Das WADA-Lebensmittelkomitee war schon immer am Rande einer Klage wegen Aufdeckung oder schwerer Schäden, weil es praktisch keine Testausrüstung hatte. In der Ausgabe der *Business Week vom* 24. Juni 1931 wurden ernsthafte Fragen zu diesen Vorgängen aufgeworfen, insbesondere zur Macht der WADA, die Werbung der Hersteller zu zensieren. *Business Week* fragte, "ob ein nationales Gremium von professionellen Männern, das vermutlich von der höchsten Ethik inspiriert ist, nicht ständig die natürlichen Grenzen seines Handelns überschreitet, wenn es versucht, polizeiliche und regulatorische Befugnisse über die größte Industrie des Landes zu übernehmen. Die Redakteure der *Business Week* wussten sehr wohl, dass die Mitarbeiter der AMA kaum Tests durchführten und nicht qualifiziert waren, die "Akzeptanz" von Produkten zu beurteilen. Der Zeitschriftenartikel könnte als diskrete Warnung an die WADA gedacht gewesen sein, ihre Aktivitäten in diesem Bereich zu unterlassen. Es war ohne Rücksicht auf Fishbeins Chuzpe. Das IYA Food Committee setzte unter Fishbeins Leitung seine Aktivitäten für ein weiteres Jahrzehnt fort. Im Jahr 1939 vergab Fishbein das Gütesiegel an rund 2706 Einzelprodukte, die von rund 1653 Firmen hergestellt wurden. Auch der Hauptkonkurrent in diesem Bereich, das Good Housekeeping Seal of Approval, wurde zunehmend für seine aggressive Taktik kritisiert, mehr Kunden für sein Siegel zu finden. Im Mai 1941 erließ die Federal Trade Commission eine

Unterlassungsverfügung gegen das Good Housekeeping Siegel; Fishbein sah die Mauer näher rücken, und bald darauf stellte er die Vergabe des WADA-Gütesiegels für Allzwecknahrung ein.

Der Rat für Pharmazie und Chemie war eine ganz andere Sache. Es war der Schlüssel zum Geschäft. Ein pharmazeutisches Unternehmen konnte hundert Millionen Dollar mit einem neuen Produkt verdienen, wenn es unter den richtigen Vorzeichen auf den Markt gebracht wurde; das wichtigste war natürlich das WADA-Siegel. Die Möglichkeiten für Korruption, Verschwörung und Betrug im großen Stil waren zu zahlreich, um sie zu ignorieren. Ein Arzt, der sich dessen sehr bewusst war, war Dr. Emanuel Josephson aus New York. Als Erbe eines großen Vermögens residierte Dr. Josephson in einem mehrere Millionen Dollar teuren Stadthaus im teuersten Teil der Stadt, gleich um die Ecke von Nelson Rockefeller auf der Upper East Side. Josephson konnte seine Verachtung für Fishbein und seine betrügerischen Aktivitäten nicht verbergen. Am 2. Januar 1932 trat er offiziell aus der New York City Medical Society der AMA aus; die AMA ignorierte sein Rücktrittsschreiben bis 1938, als Fishbein einen Brief veröffentlichte, in dem er erklärte, dass die AMA "ihre Verbindungen zu ihm abgebrochen hatte". Im Jahr 1939 reichte Dr. Josephson die wichtige Aufzeichnung seiner bahnbrechenden Forschungen bei der *Zeitschrift Science* ein, "Vitamin E Therapy of Myasthenia Gravis", die sich weigerte, sie zu drucken. Dr. Josephson führte weiter aus, dass die WADA den Nutzen der Vitamin-E-Therapie mehr als fünfundzwanzig Jahre lang bewusst verschwiegen habe. Dies ist nur eines von Hunderten von Beispielen, bei denen die WADA der Öffentlichkeit wichtige Informationen vorenthalten hat. Die Vorteile der Vitamin-E-Therapie sind inzwischen von der Ärzteschaft weitgehend anerkannt.

Die Technik der WADA, alle neuen Produkte zu kontrollieren, wurde durch eine Mitteilung der United Press vom 20. Januar 1940 enthüllt, in der es hieß, dass die WADA in den Zeitungen eine genau definierte Politik verfolgte, "niemals etwas als Heilmittel zu bezeichnen oder tatsächlich für ein Heilmittel zu werben, ohne eine gründliche Untersuchung durchzuführen. "Die Organisation empfahl generell, dass jeder Bericht über ein

Heilmittel an die New Yorker Niederlassung der AMA zur Untersuchung weitergeleitet wird. Wie Dr. Josephson sagte, hatte er jahrelang versucht, den New Yorker Zweig der AMA dazu zu bringen, seine Ergebnisse zu untersuchen, aber sie weigerten sich immer.

Der Pharmazie- und Chemierat der WADA hatte seine Kontrolle effektiv gestärkt, indem er den offiziellen Ethikkodex der WADA dahingehend änderte, dass es einzelnen Ärzten untersagt war, Testimonials zur Unterstützung eines Medikaments abzugeben; diese Änderung schützte das wertvolle Monopol der WADA-Zentrale in Chicago. Ein bedeutender Wissenschaftler und Lehrer, Dr. Frank G. Lydston, veröffentlichte eine Broschüre mit dem Titel "Warum die AMA rückwärts geht", in der er feststellt: "Die Errungenschaft, mit der sich die WADA-Oligarchie am meisten gebrüstet hat, war ihr verspäteter Krieg gegen die Eigentümer, die Hersteller von medizinischen Produkten und nicht zugelassenen Produkten. Wenn ich mich an die ekelerregende Reihe von falschen Vermietern in den Anzeigen erinnere, aus denen die Oligarchie ihren finanziellen Wohlstand aufgebaut hat, ist der Slogan "Gesünder als Sie" ekelerregend. Es paßt zu seiner psychischen Verfassung, daß die AMA nach Jahren, in denen sie die Interessen von Scheinherstellern und professionellen Vergiftern unschuldiger Menschen vertritt und mästet, die Hand beißt, die sie füttert. Despotische Macht, wie sie die Oligarchie über Lebensmittel- und Arzneimittelhersteller ausübt, ist gefährlich, und da die menschliche Natur so ist, wie sie ist, würde man erwarten, dass diese Macht früher oder später missbraucht wird. "

Dr. Josephson bemerkte auch, dass "die Geschichte des WADA-Anerkennungssiegels voll von Verrat am professionellen und öffentlichen Vertrauen ist. Medikamente von höchstem Wert wurden abgelehnt oder ihre Annahme ungerechtfertigt verzögert. Wertlose, unsichere oder tödliche Lebensmittel und Medikamente wurden vorschnell akzeptiert. "

Am 20. April 1936 berichtete das *Time* Magazine, dass die American Medical Association zu diesem Zeitpunkt 3.800.000 Dollar wert war, darunter 2 Millionen Dollar in Staatsanleihen und 1 Million Dollar in bar, mit einem 800.000 Dollar teuren Hauptsitz in Chicago. *Die Zeit* erwähnte auch einen anderen, wenig bekannten Aspekt des medizinischen Monopols der AMA: "Schuhe, die zur Korrektur von Fußproblemen entwickelt wurden, müssen von der AMA genehmigt werden, bevor ein gewissenhafter Arzt sie verschreiben kann. Es ist nicht klar, wie die WADA dieses Monopol umgesetzt hat.

Am 7. Juli 1961 berichtete *Time*, dass die AMA-Zeitung nun eine Auflage von 180.000 Exemplaren hatte, mit einem Umsatz von 16 Millionen Dollar pro Jahr, "wobei der Großteil der Werbung in ihren Publikationen hauptsächlich von Medikamenten- und Geräteherstellern stammt. Die Satzung der AMA besagt, dass sie organisiert wurde, um "die Kunst und Wissenschaft der Medizin und die Verbesserung der öffentlichen Gesundheit zu fördern". Doch die Geschichte der WADA ist voll von Ereignissen, die diesem Ziel widersprechen. Laut dem *Literary Digest* vom 11. Juni 1927 verabschiedete die WADA eine Resolution, dass Alkohol keinen wissenschaftlichen Platz in der Medizin habe. Fairerweise muss man sagen, dass die Resolution von 1917 wahrscheinlich auf Geheiß der Rockefeller-Interessen verabschiedet wurde, die sich zu dieser Zeit aus ihrer eigenen versteckten Agenda heraus stark für die Einführung der Prohibition einsetzten.

Am 9. Februar 1977 erließ die Federal Trade Commission eine Verfügung gegen die AMA, weil sie bestimmte Arzneimittelwerbung verboten hatte. Während Morris Fishbeins 25-jähriger Amtszeit bei der AMA machte die Organisation immer wieder beunruhigende Aussagen über Produktempfehlungen, wobei der Grund für diese Umkehrungen nur Fishbein selbst bekannt war. Beeindruckende Gewinne gab es auch durch die Investition in die Aktien eines bestimmten Pharmaunternehmens, kurz bevor es das begehrte WADA-Gütesiegel für ein neues Produkt erhielt. Nach einer solchen Ankündigung war es nicht unüblich, dass sich der Kurs verdoppelte. Nur Dr. Fishbein wusste, wann eine solche Genehmigung erteilt werden würde.

Eine von Dr. Fishbeins verwerflichsten Entscheidungen während seiner langen Amtszeit bei der WADA war es, Gerüchte über eine gefährliche Epidemie der Amöbenruhr in Chicago auf dem Höhepunkt der Weltausstellung 1933 zum Schweigen zu bringen. Obwohl die Ursache der Epidemie auf fehlerhafte Sanitäranlagen im Convention Hotel zurückgeführt wurde, traf sich Fishbein mit einer Gruppe von Chicagoer Wirtschaftsführern und versprach der WADA die Zusammenarbeit, um alle Warnungen bis zum Ende der Expo-Saison zu unterdrücken. Hunderte von ahnungslosen Touristen, die die Weltausstellung besuchten, kehrten in ihre Heimatstädte zurück und infizierten sich mit dieser schrecklichen Krankheit, die oft jahrelang anhält und sehr schwer zu behandeln oder zu heilen ist.

Die Liste der gefährlichen Medikamente, die Herr Fishbein während seiner Amtszeit als Pressesprecher der WADA zugelassen hat, ist lang und erschreckend. Fishbein beeilte sich, das berühmte Diätmedikament Dinitrophenol zuzulassen, obwohl es laut Laborberichten gesundheitsgefährdend war. Ein weiteres Medikament, Tryparsamid, hergestellt von Merck unter Lizenz des Rockefeller Institute for Medical Research, war ein gefährliches Medikament auf Arsenbasis. Es wurde verwendet, um die Auswirkungen der Syphilis zu bekämpfen, wurde aber von seinem Entdecker, Paul Ehrlich, aufgegeben, als er entdeckte, dass es Blindheit durch Atrophie des Sehnervs verursachte. Ehrlichs Warnungen hielten die AMA, Merck oder das Rockefeller Institut nicht davon ab, das Medikament weiter zu vertreiben.

In der Ausgabe vom 21. Juni 1937 erschien Morris Fishbein auf der Titelseite des *Time-Magazins*. Es war ein ungewöhnlich wenig schmeichelhaftes Foto, auf dem Fishbein aussah, als ob er einen Arzt bräuchte. *Time* hatte Anfang des Jahres einen Artikel veröffentlicht, dass Fishbein an der Bellschen Lähmung leidet. Die rechte Gesichtshälfte war entspannt und er war offensichtlich in einem sehr schlechten Zustand.

Einer der gefährlichsten Fehler Fishbeins war die Zulassung von Sulfathiazol im Jahr 1941. Am 25. Januar 1941 gab Fishbein bekannt, dass das Sulfathiazol der Winthrop Drug Company "vom Board of Pharmacy and Chemistry zur Aufnahme in den offiziellen Band der neuen und inoffiziellen Heilmittel akzeptiert worden ist. "Winthrop" war eine Tochtergesellschaft des internationalen Drogenkartells "I. G. Farben".

Sulfathiazol wurde auch von Dr. J. J. Durrett, dem Leiter der Abteilung für neue Medikamente bei der FDA, zugelassen. Dr. Durrett wurde mit Zustimmung von Rockefeller in diese wichtige Position berufen. Bis Dezember 1940 wurden 400.000 Tabletten mit jeweils bis zu 5 Grains Luminal verkauft. Die sichere Dosierung war 1 Korn Luminal. Viele Menschen, die die Dosis von Winthrop genommen haben, sind nie wieder aufgewacht.

Im Jahr 1937 genehmigte die WADA eine extrem giftige Zubereitung von Sulfanilamid in einer Lösung von Diethylenglukol; diese Mischung verursachte eine Reihe von Todesfällen. Es verursachte einen Verlust an weißen Blutkörperchen, obwohl es als "helfend" bei Herzerkrankungen beworben wurde. Lange nach Fishbeins Abgang unterstützte die WADA weiterhin potenziell gefährliche Produkte. In der Winterausgabe des *Journal of the American Medical Association* wurde für Suprol 200 mg Kapseln (Suprofen) geworben, ein Analgetikum, das im Dezember 1985 von der FDA zugelassen wurde. Es wurde von McNeil, einer Tochtergesellschaft von Johnson und Johnson, hergestellt. Am 13. Februar 1986 erhielt die Firma die ersten Berichte über akute Nierenschäden, aber am 2. Dezember empfahl das Arthritis Advisory Board der FDA, Suprol weiterhin als "alternatives Analgetikum" zu verkaufen. Es war bereits in Dänemark, Griechenland, Irland, Italien und Großbritannien verboten worden; McNeil stellte die Produktion schließlich am 15. Mai ein.

Eine der verwerflichsten Episoden in Fishbeins langer Karriere war seine Weigerung, das WADA-Gütesiegel für Sulfanilamid zu akzeptieren, obwohl es in Europa mehrere Jahre lang Leben gerettet hatte. Weil es den Herstellern nicht gelungen war, eine zufriedenstellende Vereinbarung mit Fishbein auszuhandeln, starben in den Vereinigten Staaten weiterhin viele Menschen an Sepsis, also Blutvergiftung. Der Damm brach schließlich, als ein Mitglied der Familie Roosevelt, das dringend eine Sulfanilamid-Behandlung benötigte, seinen Arzt um eine besondere Versorgung bat. Kurz darauf war das WADA-Board gezwungen, es zu "validieren". In den Jahren 1935 und 1936 akzeptierte das Board ein Herzstimulans, Digitol, und warb dafür im *Journal,* zur gleichen Zeit, als Regierungsbehörden zwischenstaatliche Lieferungen des Medikaments als lebensbedrohliche Substanz beschlagnahmten und verurteilten. Ein weiteres Produkt, Ergot Aseptic, wurde vom Rat akzeptiert, und die Werbung für dieses Produkt war Gegenstand eines Artikels in der *Zeitschrift, zur* gleichen Zeit, als Regierungsbehörden seine Lieferungen wegen Verfälschungen und falscher Etikettierung beschlagnahmten und verurteilten.

Unter der Führung der beiden berüchtigtsten Scharlatane des Landes, Simmons und Fishbein, wurde eine gigantische landesweite Anti-Drogen-Operation entwickelt, die heute eine ernsthafte Bedrohung für die Gesundheit jedes amerikanischen Bürgers darstellt. Die festen Preise für diese Medikamente haben zu den explodierenden Kosten im Gesundheitswesen beigetragen. Im Jahr 1976 belief sich die nationale Rechnung auf 95 Milliarden Dollar oder 8,4% des Bruttosozialprodukts, 1962 waren es noch 4,5%. Von 1955 bis 1975 stieg der Preisindex um 74%, während die Kosten für die medizinische Versorgung um 300% zunahmen. Dr. Robert S. Mendelsohn, ein unabhängiger Arzt, schätzt, dass 30% der Röntgenaufnahmen, die in den Vereinigten Staaten gemacht werden, etwa 300 Millionen pro Jahr, angeordnet werden, ohne dass es eine gültige medizinische Notwendigkeit gibt. Ein Bundesexperte berichtet, dass wir das Leben von 1.000 Krebspatienten pro Jahr retten könnten, wenn wir unnötige Röntgenaufnahmen um ein Drittel reduzieren würden. Doch die zuständige Organisation, die American Cancer Society, hat dieses Problem konsequent ignoriert. Es wurde vorausgesagt, dass die genetische Wirkung von Röntgenstrahlen auf die Bevölkerung in einem einzigen Jahr bis zu dreißigtausend Todesfälle pro Jahr verursachen könnte. Im Jahr 1976 stellten Ärzte eine Milliarde Dosen Schlaftabletten aus, etwa siebenundzwanzig Millionen Verschreibungen, die zu fünfundzwanzigtausend Besuchen in der Notaufnahme wegen unerwünschter Arzneimittelwirkungen führten, und etwa fünfzehnhundert Todesfälle in der Notaufnahme aufgrund von Beruhigungsmitteln. Neunzig Prozent dieser Opfer sind Frauen. Im Jahr 1978 wurden fünf Milliarden Beruhigungspillen verschrieben; die bekannteste davon, Valium, bringt Hoffman LaRoche jährlich fünfhundert Millionen Dollar ein und ist die Verkörperung des mythischen "Somas", das Aldous Huxley in seiner *"Schönen neuen Welt"*[2] beschrieb, "die perfekte narkotische, angenehm halluzinierende Droge".

Eine englische Studie zeigte, dass Aspirin fetale Missbildungen, Tod, Geburtsfehler und Blutungen bei Neugeborenen verursacht. Kürzlich wurde eine nationale Kampagne gestartet, die verkündete, dass neue Studien "zeigten", dass ein Aspirin pro Tag Herzinfarkte bei Männern verhindern würde. Eine Überlegung im Anhang legt nahe, dass es ratsam sein könnte, einen persönlichen Arzt zu konsultieren, bevor man sich auf diese Diät einlässt, aber wie viele Tausende von Männern werden plötzlich anfangen, täglich ein Aspirin zu nehmen, in der Hoffnung, einen gefürchteten Herzinfarkt hinauszuzögern, ohne zu wissen, dass sie eine andere Folge der Aspirineinnahme erleiden können, nämlich innere Blutungen? Es ist diese blutverdünnende Eigenschaft, die es als vorbeugende Maßnahme gegen Herzinfarkte empfohlen hat.

Aspirin ist auch von zweifelhaftem Wert, wenn es eingenommen wird, um Fieber zu senken; indem es in manchen Fällen das Fieber senkt, besonders wenn sich eine Lungenentzündung entwickelt, verdeckt es die Symptome einer Lungenentzündung, so dass der Arzt diese Diagnose nicht stellen kann. Es dauert in der Regel zwanzig Minuten, bis sich das Medikament im Magen auflöst, und nur dann, wenn es mit einem großen Acht-Unzen-Glas Wasser eingenommen wird. Nur wenige Menschen wissen, dass die Wirksamkeit von Aspirin bei Einnahme mit Orangensaft stark vermindert ist, da es sich möglicherweise nicht auflöst.

Im September 1980 gab die Food and Drug Administration bekannt, dass sie mehr als dreitausend unbewiesene

---

[2] *Das Beste aus* Aldous Huxleys *Welten.*

Medikamente vom Markt nehmen würde. Im Jahr zuvor hatten die Amerikaner mehr als 1 Milliarde Dollar für dieselben "unbewiesenen" Medikamente ausgegeben, von denen viele von der WADA "akzeptiert" worden waren. 1962 verabschiedete der Kongress Änderungen zum Food and Drug Act, die bereits 1964 die Anforderungen an die Wirksamkeit von Medikamenten umsetzten. Die Arzneimittelhersteller widersetzten sich allen Versuchen, sie zur Einhaltung dieser Änderungen zu zwingen, und zwangen die FDA etwa 16 Jahre später, sie vom Markt zu nehmen. Die durchschnittliche Lebensdauer eines wirksamen Medikaments beträgt etwa fünfzehn Jahre; das bedeutet, dass die Verzögerungstaktik der Medikamentenhersteller ihnen erlaubte, diese unbewiesenen Medikamente für ihre gesamte effektive Lebensdauer auf dem Markt zu verkaufen!

Jetzt kommen wir zu dem erstaunlichsten Rekord an kriminellem Gewerkschaftswesen in unserer Geschichte. Nachdem der Kongress 1962 strenge Auflagen erlassen hatte, um die Arzneimittelhersteller zu zwingen, die Wirksamkeit ihrer Medikamente zu beweisen (eine Auflage, die in vielen Fällen unmöglich zu erfüllen war, weil sie wertlos waren), wurden die Arzneimittelhersteller von ihren Agenten in der WADA und der Werbeindustrie gewarnt, dass es klug wäre, ein Störfeuer zu starten, eine Ablenkungstaktik, die die Aufmerksamkeit auf die Tatsache lenken würde, dass sie die neuen Anforderungen des Kongresses nicht erfüllt hatten. Dieses Ablenkungsmanöver sollte "der Krieg gegen die Scharlatanerie" genannt werden. Wenige Monate nach Inkrafttreten der neuen Vorschriften traf sich der AMA-Vorstand, um ein neues Komitee zu gründen, das Komitee zur Bekämpfung des Scharlatanismus, das sich am 2. November 1963 offiziell konstituierte. Der ursprüngliche Plan war, den gesamten Berufsstand der Chiropraktiker in den Vereinigten Staaten zu zerstören, die zweitgrößte Gruppe im Gesundheitswesen des Landes. Auf der Suche nach neuen Opfern expandierte sie schnell, unter dem Namen

"Koordinierungskonferenz für Gesundheitsinformation"[3]. Diese Tochtergesellschaft wurde von einer Firma mit New Yorker Briefkopf namens "Pharmaceutical Advertising Council" gegründet, die wiederum eine Niederlassung des Präsidenten der Grey Medical Advertising Company war, einer hundertprozentigen Tochtergesellschaft der renommierten Grey Advertising Company of New York.

Obwohl es sich scheinbar nur um eine beratende Gruppe handelte, startete die Coordinating Conference on Health Information schnell einen regelrechten Krieg gegen unabhängige Ärzte in den gesamten Vereinigten Staaten. Ihre Opfer wurden in der Regel von der AMA ausgewählt, einer gemeinnützigen Organisation, die von wohltätigen Stiftungen, der American Cancer Society und der Arthritis Foundation, unterstützt wurde, die beide beschuldigt wurden, Patienten zu töten, während unabhängige medizinische Berater sie retteten. Die kriminellen Syndikalisten waren in der Lage, durch Kontakte in der Federal Trade Commission, dem Postamt, der Food and Drug Administration und dem U.S. Public Health Service volle Polizeibefugnisse von der Bundesregierung zu erhalten. Diese Bundesagenten wurden von wohltätigen Stiftungen aufgefordert, polizeiliche Maßnahmen gegen Hunderte von Heilpraktikern in den gesamten Vereinigten Staaten zu ergreifen. Es war eine der massivsten, am besten geplanten und rücksichtslosesten Operationen, die die Bundesagenten je durchgeführt haben. In vielen Fällen wurden Menschen verhaftet, weil sie Flugblätter verkauften oder manchmal verteilten, die zu so harmlosen Gesundheitspraktiken wie der Einnahme von Vitaminen rieten! Diese Distributoren sahen sich einstweiligen Verfügungen von der Post, dem Justizministerium und der Food and Drug Administration ausgesetzt. Andere, die verschiedene Salben, Salben und andere Präparate, meist in pflanzlicher Zusammensetzung, vertrieben, wurden zu hohen Geldstrafen und

---

[3] Koordinierte Konferenz über Gesundheitsinformationen. Ndt.

Gefängnisstrafen verurteilt. In allen Fällen wurden die Vorräte dieser Praktiker, von denen viele alt und arm waren, beschlagnahmt und als "gefährliche Substanzen" vernichtet. Es wurde nie behauptet, dass eine einzige Person durch eines dieser Präparate verletzt, geschweige denn getötet wurde. Gleichzeitig verkauften die Arzneimittelhersteller weiterhin Produkte, die erhebliche Nebenwirkungen wie Nierenschäden, Leberschäden und Tod verursachten. Keinem von ihnen wurde jemals der Vertrieb dieser Produkte in der Form untersagt, wie es gegen unabhängige Heilpraktiker verwendet wurde. Als diese gefährlichen Medikamente in den Vereinigten Staaten verboten wurden, verschifften die Hersteller sie in den meisten Fällen nach Übersee in Länder in Lateinamerika und Asien, wo sie bis heute verkauft werden. Die Aktien der Syntex Corporation stiegen von ein paar Dollar auf ein Hoch von 400 Dollar pro Aktie, als das Unternehmen begann, Steroide auf ausländischen Märkten zu verkaufen.

Zahlreiche Angriffe richteten sich gegen Vertreiber eines Anti-Krebs-Präparats namens Laetrile, ein Produkt auf Fruchtbasis. Extrem empfindlich auf jeden Konkurrenten ihrer hochprofitablen Chemotherapie-Medikamente reagierend, beauftragten die Krebsprofiteure Bundesagenten mit der Durchführung von Razzien gegen ihre Konkurrenten. Oft schlugen die Bundesagenten nachts in Gruppen mit schwer bewaffneten SWAT-Teams zu und brachen Türen auf, um ältere Frauen und ihre Vorräte an Kräutertees gefangen zu nehmen. Viele dieser Hausfrauen und Rentner hatten kleine Mengen an Vitaminen und Gesundheitsprodukten dabei, die sie zum Selbstkostenpreis an ihre Nachbarn oder Freunde weitergaben. Sie hatten keine Mittel, um die massiven Agenturen der Bundesregierung zu bekämpfen, die selbst Schachfiguren für den Drug Trust waren. In vielen Fällen verloren die Opfer ihre Häuser, Ersparnisse und alle anderen pfändbaren Vermögenswerte, weil sie eine Bedrohung für das medizinische Monopol waren. Dies war der eklatanteste Gebrauch von Polizeibefugnissen durch die Big Pharma-Reichen, um ihre profitablen Geschäfte zu schützen. Bis heute haben die meisten dieser Opfer keine Ahnung, dass sie vom Rockefeller-Monopol eliminiert worden sind.

Sidney W. Bishop, stellvertretender Postmaster General, rühmte sich 1963 auf dem Zweiten Nationalen Kongress über medizinische Scharlatanerie: "Ich bin besonders stolz auf die ausgezeichneten Vereinbarungen, die zwischen der Food and Drug Administration, der Federal Trade Commission und dem Post Office Department bestehen, um die Koordination beim Austausch von Informationen aufrechtzuerhalten, die zur Einrichtung von Strafverfolgungen führen", ein lobenswerter Hinweis auf den Erfolg des "Kriegs gegen medizinische Scharlatanerie". Später wurde aufgedeckt, dass die Koordinierungskonferenz für Gesundheitsinformation vollständig von den großen Pharmakonzernen des Medizinmonopols, Lederle, Hoffman LaRoche und anderen, finanziert worden war. Von 1964 bis 1974 wurde ihre Such- und Zerstörungskampagne als ein allumfassender Krieg von Bundesagenten gegen jeden geführt, der jemals irgendeine Art von Nahrung oder Gesundheitsberatung angeboten hatte. Das Ziel war natürlich, jegliche Konkurrenz zu den großen Pharmakonzernen auszuschalten.

Im Jahr 1967 erhielt die WADA 43% ihrer Gesamteinnahmen oder 13,6 Millionen Dollar aus der Arzneimittelwerbung. Daraufhin gab sie gemeinsam mit der Food and Drug Administration eine Vereinbarung heraus, um eine Kampagne zur "Verbesserung des öffentlichen Bewusstseins für betrügerische Geräte und Produkte im Gesundheitsbereich, indem sie als unwirksam und potenziell gesundheitsgefährdend identifiziert werden", zu veröffentlichen. Das sind dieselben Leute, die es versäumt hatten, die Pharmaunternehmen davon zu überzeugen, die Bundesanforderungen zu erfüllen, dass sie die Wirksamkeit ihrer pharmazeutischen Produkte nachweisen müssen! An den Gefahren war, wie gesagt, eher der Drug Trust schuld [4]als die älteren Damen in Kalifornien, die den Leuten

---

[4] Drogenkartell.

rieten, mehr Knoblauch und Salat zu essen, wenn sie gesund bleiben wollten.

Die Zahl der Todesfälle ist auf "zugelassene" Medikamente zurückzuführen, nicht auf Präparate, die von Verfechtern der ganzheitlichen Gesundheit vertrieben werden.

Die WADA sponserte daraufhin eine nationale Konferenz über Gesundheitsbetrug, deren Hauptsprecher der Kongressabgeordnete Claude Pepper war. Es war eine ironische Wendung der Ereignisse, denn ein paar Jahre zuvor hatte Senator Claude Pepper, damals einer der mächtigsten Politiker Washingtons, die WADA verärgert, weil er plante, die sozialisierte Medizin in den Vereinigten Staaten zu unterstützen. Als langjähriger Sprecher linker Interessen, der wegen seiner politischen Sympathien den Spitznamen "Red" Pepper trug, war Pepper unter Beschuss der WADA-Bonzen und des Geldes geraten. Sie fanden in Nixons Freund George Smathers einen Gegenkandidaten, und Pepper wurde in Florida besiegt. Zurückgekehrt als Kongressabgeordneter, leckte Pepper nun die Stiefel derer, die ihn verdrängt hatten. Er billigte ihre staatspolizeilichen Methoden gegen jeden, der es wagte, die Macht des medizinischen Monopols herauszufordern.

Nachdem er so seine Loyalität gegenüber der Macht der Rockefellers bewiesen hatte, durfte Pepper 1984 eine weitere Gesundheitskonferenz organisieren. Es wurde von informierten Beobachtern als ein [5]typischer Moskauer "Schauprozess" angeprangert. Peppers neuer Nebenschauplatz hieß "Congress Hearings on Quackery". Pepper behauptete, dass "Gesundheitsbetrug" ein Skandal von 10 Milliarden Dollar pro Jahr sei, eine beeindruckende Zahl für etwas, das im Wesentlichen eine kleine Heimindustrie sei. Er rief einen langjährigen Apologeten des medizinischen Monopols, Dr. Victor Herbert, einen Arzt am Bronx Veterans Administration

---

[5] Es ist eine Travestie eines politischen Prozesses.

Hospital. Herbert verlangte, dass das Justizministerium die RICO (Racketeer Inspired Criminal Organization) Task Force gegen "medizinische Quacksalber" und "Gesundheitsbetrüger" einsetzt, und zwar mit den gleichen Techniken, die gegen das organisierte Verbrechen eingesetzt werden. RICO erlaubt es der Regierung, das gesamte Eigentum derjenigen zu beschlagnahmen, die wegen einer "nachgewiesenen Verschwörung" verurteilt wurden. Im Dezember 1987 tauchte derselbe Dr. Victor Herbert wieder auf und reichte eine 70-seitige Klage beim U.S. Bezirksgericht in Iowa ein. Er beschuldigte Funktionäre der National Health Federation, einem Rivalen der AMA, und andere Heilpraktiker, ihn zu diffamieren. Kirkpatrick Dilling, Anwalt der Angeklagten, bezeichnete den Prozess als einen eklatanten Versuch, die Wahlfreiheit im Gesundheitswesen in den Vereinigten Staaten zu zerstören. Dilling wies darauf hin, dass Herbert von einer Schattengruppe namens American Council for Science and Health unterstützt wurde, einer Front für große Lebensmittelhersteller.

Dr. Herbert wurde bei den Pfeffer-Anhörungen von einer langjährigen Vertreterin des Medizinmonopols, Frau Anna Rosenberg, begleitet. Sie drückte ihre Empörung darüber aus, dass es in den Vereinigten Staaten noch eine Konkurrenz zum Medizinkartell geben könnte. Als langjährige Vasallin der Rockefeller-Familie war sie Direktorin der Amerikanischen Krebsgesellschaft während ihres mutigen Kampfes gegen die Beschränkung aller Behandlungen auf die orthodoxen und höchst profitablen Techniken des "cut, chop and burn", die sich zum Leidwesen der Patienten meist als tödlich erwiesen. Anna Rosenberg war mit Julius Rosenberg verheiratet gewesen. Sie verdiente fünftausend Dollar pro Woche als "Arbeitsbeziehungsspezialistin", um Gewerkschaften aus dem Rockefeller Center herauszuhalten und ihre unterbezahlten Mitarbeiter bei der Arbeit zu halten.

Die Koordinierungskonferenz für Gesundheitsinformationen hat ein Jahrzehnt lang ein Chaos angerichtet und Hunderte von Opfern aufgrund meist nicht überzeugender oder erfundener Anklagen ins Gefängnis geschickt. Der gewünschte Effekt der Terrorisierung aller, die mit alternativer Gesundheitsversorgung zu tun haben, wurde erreicht. Die meisten Heilpraktiker gingen in den Untergrund oder schlossen ihre Geschäfte; andere verließen das Land. Eine unvermeidliche Reaktion gegen diese terroristischen Operationen begann; 1974 forderte die Öffentlichkeit den Kongress auf, die SWAT-Taktiken zu untersuchen, die vom US Postal Service und dem US Public Health Service gegen ältere Hausfrauen eingesetzt wurden. Eine solche Untersuchung hätte unweigerlich ergeben, dass diese gewissenhaften und engagierten Staatsdiener in Wirklichkeit die gesichtslosen Werkzeuge der finsteren Schattengestalten waren, die die US-Regierung für ihre eigene Macht und ihren Profit manipulierten. Unnötig zu sagen, dass keine solche Untersuchung jemals vom Kongress durchgeführt wurde. Stattdessen ging CCHI plötzlich in den Untergrund. Sie waren vor Gegenklagen ihrer Opfer sicher, weil alle Maßnahmen gegen die Opfer von Bundesagenten ergriffen worden waren. Sie waren nicht immun, gemäß den Statuten, aber die Chancen, vor einem Bundesgericht gegen sie vorzugehen, waren gering. (Der vorliegende Autor hat wiederholt versucht, vor Bundesgerichten Rechtsmittel gegen Bundesagenten einzulegen, nur um jedes Mal von einem Bundesrichter höflich abgewiesen zu werden).

Nachdem die Coordinating Conference on Health Information in den Untergrund gegangen war, sahen sich die Angehörigen der Gesundheitsberufe im Staat Kalifornien plötzlich mehr denn je einem konzertierten Angriff ausgesetzt. Der Aktivist war nun das California State Board of Health. Dann wurde entdeckt, dass die verstohlenen Lakaien der CCHI, die immer noch die Arbeit des Medizinmonopols verrichteten, ihre nationalen Aktivitäten aus Angst vor Enttarnung einfach aufgegeben hatten, sich aber nun in der kalifornischen Gesundheitsbehörde eingenistet hatten wie eine Gruppe kranker Ratten, die sich vor den unvermeidlichen Vergeltungsmaßnahmen verstecken. Seitdem ist die CCHI in der kalifornischen Gesundheitsbehörde verankert und führt einen ständigen Krieg gegen die Heilpraktiker in diesem Staat. Das Drogenkartell konnte weiterhin unbehelligt operieren.

Dieser Krieg gegen US-Bürger qualifiziert sich für eine strafrechtliche Verfolgung nach den Gesetzen, die kriminelle

Vereinigung in den Vereinigten Staaten verbieten. Dies ist ein klassischer Fall einer angeblich gemeinnützigen Organisation, der American Medical Association, die sich mit bestimmten wohltätigen Stiftungen, einschließlich der American Cancer Society und der Arthritis Foundation, verschworen hat, um öffentliche Stellen dazu zu bewegen, einen Krieg zugunsten des National Drug Trust zu führen, während den amerikanischen Bürgern die Vorteile einer effektiven und preisgünstigen Gesundheitsversorgung vorenthalten werden. Nicht nur, dass die verfassungsmäßigen Rechte von Bürgern, die in der Gesundheitsbewegung aktiv sind, wiederholt verletzt wurden, oft aus einem Gefühl des öffentlichen Dienstes heraus und nicht aus Profitgier, sondern die Beweise für eine aktive Verschwörung (RICO) zur Unterwanderung offizieller Regierungsbehörden zum Nutzen privater multinationaler Pharmakonzerne sind zu viel, um sie zu ignorieren. Diejenigen, die Opfer einer RICO-Verschwörung geworden sind, können auch rechtliche Schritte gegen Lederle, Hoffman LaRoche und die anderen Pharmafirmen einleiten, die diese Leute angeheuert haben, um ihre Drecksarbeit zu erledigen. Die Spur der Haftung ist klar; es wäre einfach, sie vor Gericht festzustellen.

In der Zwischenzeit waren die Auswirkungen des CCHI Raubbaus verheerend. Millionen von Amerikanern, vor allem ältere und arme Menschen, wurden durch diese Verschwörung gewaltsam einer preisgünstigen Gesundheitsversorgung beraubt. Diese Opfer mussten auf ihre kostengünstigen medizinischen Berater verzichten und wurden an AMA-Ärzte übergeben, die sie mit teuren Medikamenten des Rockefeller-Pharmamonopols versorgten. Die Tatsache, dass viele dieser Medikamente zu teuer, unwirksam und potenziell gefährlich sind, wurde von den mit dem Schutz der Öffentlichkeit beauftragten Bundesbehörden, insbesondere der Food and Drug Administration, systematisch verschwiegen. Es ist anzumerken, dass Drogenkartelle nie von einer Regierungsbehörde nach den einschlägigen Bestimmungen des Sherman Antitrust Act untersucht wurden, da diese Kartelle im Besitz von internationalen Finanzmonopolen sind.

Dies beweist, was viele Beobachter schon seit Jahren sagen, nämlich dass staatliche Vorschriften, die angeblich vom Kongress zum Schutz der Öffentlichkeit erlassen wurden, in Wirklichkeit nur dazu dienen, Monopole zu schützen. Bis 1986 hatte dieses medizinische Monopol einen Jahresumsatz von 355,4 Milliarden Dollar erreicht, was 11% des Bruttosozialprodukts der Vereinigten Staaten entspricht. Das Ärztemonopol hat schon lange seine Kritiker unter den gewissenhaften Mitgliedern der Ärzteschaft. Im Dezember 1922 veröffentlichte das *Illinois Medical Journal* einen Artikel, in dem erklärt wurde, dass "die American Medical Association zu einer Autokratie geworden ist". Das war auf dem Höhepunkt von Dr. Simmons' Herrschaft in Chicago. Der Artikel prangerte die diktatorische Übernahme der gesamten Ärzteschaft an. Obwohl die AMA bereits 1847 organisiert wurde, wurde sie erst 1897 offiziell gegründet, als sie einen Mitgliedsbeitrag von drei Dollar an den Secretary of State von Illinois zahlte. Zwei Jahre nach der Gründung trat "Doc" Simmons auf den Plan und begann seine fünfundzwanzigjährige Übernahme. Er erkannte bald, dass medizinische Schulen Krankenhäuser kontrollieren; medizinische Prüfungsausschüsse kontrollieren medizinische Schulen, also erweiterte er die Macht der AMA, bis er die vollständige Kontrolle über die medizinischen Prüfungsausschüsse hatte.

Aufzeichnungen zeigen, dass mit dem Wachstum der AMA die Qualität der medizinischen Versorgung und die persönliche Verantwortung der Ärzte gegenüber ihren Patienten gesunken ist. Die AMA hat einen strengen Ethikkodex erlassen, der eine schützende Phalanx für jeden Arzt bildet, der für seine Fehler, die in vielen Fällen zur Behinderung oder zum Tod von Patienten geführt haben, kritisiert wird. Derselbe "Kodex" verhindert im Allgemeinen, dass ein Arzt, eine Krankenschwester oder ein anderer Krankenhausmitarbeiter vor Gericht über Fehler eines Arztes aussagt.

Ein renommierter Arzt, Dr. Norman Barnesby, der lange Zeit ein prominentes Mitglied des medizinischen Personals der US-Armee und des U.S. Public Health Service war, sagte: "Chaos und Verbrechen sind unvermeidlich, solange sich Ärzte an den

Ethikkodex der AMA, den Kodex des Schweigens, halten. *(Dies ähnelt der berüchtigten Omerta, dem Schweigekodex der Mafia, der die Todesstrafe für jedes Mitglied vorsieht, das die Geheimnisse der Cosa Nostra verrät. Die medizinischen Gnostiker, die AMA, haben ihre eigene Cosa Nostra geschaffen, die jeden Arzt, der Versäumnisse oder medizinische Verbrechen aufdeckt, zur beruflichen Todesstrafe verurteilt, was zur Ächtung aus dem Berufsstand, Verweigerung von Krankenhausprivilegien und anderen drastischen Formen der Bestrafung führt. Anmerkung der Redaktion).* Die Ethik, zu der sich die Ärzte bekennen, ist verwerflich. Es ist eine Schande für jede Zivilisation, die sich selbst achtet. Ärzte müssen gegenüber der Öffentlichkeit in beruflichen Angelegenheiten besonders zurückhaltend sein, und da es viele Fragen der medizinischen Ethik und Etikette gibt, die die Gefühle der Ärzte in ihrer Praxis schmerzlich verletzen können und die von der Gesellschaft im Allgemeinen nicht verstanden oder gewürdigt werden können, und die auch nicht Gegenstand von Streitigkeiten oder Anfechtungen ihrer Schlichtung sein können, sollten sie niemals öffentlich gemacht werden.

Der letzte Teil dieses Absatzes ist Dr. Barnesbys direktes Zitat aus dem WADA Code of Ethics. Man beachte die Arroganz der Behauptung der WADA, dass "medizinische Ethik und Etikette" von der Gesellschaft nicht verstanden werden können. Dr. Barnesby fährt fort: "Ich bin davon überzeugt, dass das Heilmittel in einer totalen Abschaffung aller unsozialen Codes und Praktiken und einer kompletten Überholung des Systems auf der Grundlage einer gesetzlichen oder anderen verantwortlichen Aufsicht liegt. "Die Empfehlungen von Dr. Barnesby wurden vom Medizinmonopol ignoriert.

Eine AP-Meldung vom 11. Februar 1988 berichtete, dass "5% der Ärzte über ihre Diplome lügen", eine Zeitungsschlagzeile, die über Fakten berichtete, die von einem großen Gesundheitsunternehmen, Humana, Inc. entdeckt wurden. 39 von 727 Ärzten, die sich für die Arbeit in ihren Kliniken für einen Zeitraum von sechs Monaten beworben hatten, oder 5%, hatten falsche Diplome. Noch schlimmer ist, dass viele Ärzte, die in einem Staat wegen Drogen- oder Sexualdelikten verurteilt wurden, einfach in einen anderen Staat gehen und dort ihre Praxis eröffnen, geschützt durch das medizinische Monopol. In den letzten Jahren haben wir Horrorgeschichten von wiederholten Sexualstraftätern gehört, die in einem Bundesstaat verurteilt wurden, in einen anderen Bundesstaat gehen und durch ihre berufliche Praxis wieder Kinder vergewaltigen.

Ein begnadeter Arzt, Dr. Ernest Codman, aus einer angesehenen Neuengland-Familie, sprach am 2. März 1924 auf der AMA-Jahresversammlung wie folgt:

"Ich habe Notizen über vierhundert aufgezeichnete Fälle von angeblichen Knochensarkomen. Alle diese vierhundert aufgezeichneten Fälle, mit wenigen Ausnahmen, sind Aufzeichnungen von Fehlern und Versagen; ich habe viele der führenden Chirurgen und Pathologen des Landes, die in diesen Fällen für grobe Fehler verurteilt wurden. Beine wurden amputiert, wenn sie nicht hätten amputiert werden dürfen, und an Ort und Stelle belassen, wenn sie hätten amputiert werden müssen. "

Dr. Codmans Rede ließ sein Publikum fassungslos zurück. Keiner von ihnen bestritt seine Aussagen, aber seine Rede wurde von den WADA-Beamten absichtlich unterdrückt. Er bemerkt mit Ironie, dass er in seiner bedeutenden beruflichen Laufbahn nie wieder gebeten wurde, bei einem WADA-Meeting zu sprechen.

Von Zeit zu Zeit erscheinen andere Dissidenten bei AMA-Treffen, lassen sich auf ein kurzes Scharmützel ein, während sie ihre Einwände äußern, und verschwinden dann, vergessen im allumfassenden Krieg zur Aufrechterhaltung des medizinischen Monopols. Das Time Magazine fasste eine dieser Episoden am 6. Juni 1970 mit der Schlagzeile "AMA schizophren" kurz zusammen. Aus dem Artikel ging hervor, dass etwa dreißig bis vierzig Dissidenten, junge idealistische Ärzte, auf das Podium gestürmt waren und die AMA-Jahresversammlung für ein paar Augenblicke in Beschlag genommen hatten.

Ihr Anführer prangerte die A.M.A. von der Spitze seines Schreibtisches aus mit eindringlichen Worten an: "Die A.M.A. repräsentiert nicht die American Medical Association - sie repräsentiert die American Murder Association! "Die bewaffneten Wachen stießen Mitglieder anderer Gruppen weg, die versuchten, ihren Unmut zu äußern. Der junge Assistenzarzt verließ das Podium und ist jetzt wahrscheinlich Chefarzt in einem Krankenhaus, weil er gelernt hat, dass man sich nicht gegen das System wehren kann.

Ein anderer Dissident, Dr. Robert S. Mendelsohn, stellte fest, dass sich 1975 787.000 Frauen einer Hysterektomie unterzogen und 1.700 von ihnen an den Folgen starben. Er schätzt, dass die Hälfte dieser Frauen hätte gerettet werden können, weil ihre Operationen unnötig waren. Die *Washington Post* bemerkte am 21. Januar 1988, dass "die meisten Herzschrittmacher möglicherweise unnötig sind; mehr als die Hälfte sind nicht eindeutig vorteilhaft. In dem Artikel hieß es, dass inzwischen einer von 500 Amerikanern einen Herzschrittmacher hat. Diese Aktivität ist erst zwanzig Jahre alt, aber es gibt jetzt 120.000 Implantate pro Jahr, eine Aktivität, die 1,5 Milliarden Dollar pro Jahr einbringt. Greenspan beklagte, dass "viele Internisten sie anordnen, ohne einen Kardiologen zu konsultieren".

Dr. Mendelsohn beklagte auch, dass Terramycin ein unwirksames Antibiotikum sei, das bei Kindern vor allem grünlich-gelbe Zähne und Tetracyclin-Ablagerungen in den Knochen hinterlasse. Er zitiert das Boston Collaborative Drug Surveillance Program, das herausfand, dass das Risiko, durch eine medikamentöse Therapie in einem US-Krankenhaus getötet zu werden, bei eins zu tausend liegt, und dass 30.000 Amerikaner jedes Jahr an Nebenwirkungen von Medikamenten sterben, die ihnen ihre Ärzte verschrieben haben. Mendelsohn nimmt kein Blatt vor den Mund, wenn es um seine Meinung zur modernen Medizin geht. Er nennt sie die Kirche des Todes, deren vier heilige Wasser 1) Impfungen, 2) fluoridiertes Wasser, 3) intravenöse Flüssigkeiten und 4) Silbernitrat sind. Mendelsohn lehnt alle vier als "von zweifelhafter Sicherheit" ab.

In den frühen 1940er Jahren waren die AMA-Mitglieder zu dem Schluss gekommen, dass die meisten ihrer Mitgliederprobleme auf den aggressiven Morris Fishbein zurückzuführen waren. Die meisten Ärzte waren ultrakonservativ in ihrem Denken und fanden Fishbeins

Mätzchen abstoßend. Dennoch hatte er sein Netz bei der AMA so gut gewoben, dass es jeden in der Zentrale einbezog. Seine Macht beruhte auf Zensur, Einschüchterung und der Ausübung seiner Befugnisse bis zum Äußersten.

Seine Rivalen brauchten fast ein Jahrzehnt, um ihn loszuwerden. Die Gelegenheit ergab sich, als Fishbeins fähiger Leutnant, Dr. Olin West, krank wurde und nicht mehr in der Lage war, die eiserne Kontrolle über die AMA-Zentrale für Fishbeins Regime aufrechtzuerhalten. Scheinbar unbemerkt von der Kabale, die es auf ihn abgesehen hatte, setzte Fishbein sein fröhliches Leben mit Reisen und Erholung fort und erntete weiterhin zahlreiche Auszeichnungen und Preise für seine medizinische Öffentlichkeitsarbeit. Er wurde zum Officer of the Cross im exklusiven Orden von Oranien-Nassau ernannt, einer streng geheimen Organisation, die an die Invasion und Übernahme Englands durch Wilhelm von Oranien und die anschließende Gründung der Bank von England erinnert. Fishbein reiste häufig nach England, wo er von prominenten Mitgliedern des Establishments zum Trinken und Essen eingeladen wurde; sie müssen geglaubt haben, dass er ihnen von Nutzen sein könnte.

Keine dieser Ehrungen erwies sich jedoch als nützlich, als der Mann, der von *Newsweek* als "der Mann der hundert Feinde" (sicherlich der Euphemismus des Jahres) beschrieben wurde, noch rücksichtsloser als sein Vorgänger, der ekelhafte Scharlatan "Doc" Simmons, hinausgeworfen wurde. Trotz wiederholter öffentlicher Kritik an seinen zahlreichen Reisen und dem Missbrauch seiner Spesenkonten verkündete Fishbein bei einem Mittagessen am 4. Juni 1949 zuversichtlich, dass er noch mindestens fünf Jahre dabei sein würde. Er stützte sich stark auf das traditionelle Schisma zwischen zwei Gruppen im IYA, den Liberalen und den Konservativen, die sich laut Fishbein nie auf etwas einigen konnten. Er hat sich geirrt, denn sie haben zugestimmt, ihn rauszuschmeißen. Vereint durch ihren gemeinsamen Hass auf Morris Fishbein, bildeten sie eine Verschwörung, um ihren Cäsar zu ermorden. Bei der Beschreibung dieser Episode stellt Martin Mayer fest, dass eine große Fraktion der AMA seit 1944 entschlossen war, Fishbein um jeden Preis loszuwerden. Er war Anfang 1949 in einer nationalen Radiosendung, Town Meeting of the Air, als pathologischer Lügner entlarvt worden. Er behauptete, er sei in England herumgeflogen und habe jeden Tag Hausarztpraxen besucht. Die Radiosendung enthüllte, dass er in der Tat an den Olympischen Spielen teilgenommen, mit mehreren Mitgliedern der britischen Aristokratie zu Abend gegessen und eine Reihe von Theaterstücken in London besucht hatte und dann nach Paris zu einer Tour durch Nachtclubs fuhr, alles im Namen der Förderung der Medizin. Die Sendung, die am 22. Februar 1949 von Nelson Cruikshank ausgestrahlt wurde, demontierte Fishbeins Ruf mit der Bemerkung, dass er während seines Aufenthalts in England keine Arztpraxen aufgesucht habe. Was Fishbeins Bericht über seine Reise betrifft, so bezeichnete Cruikshank ihn als Lüge und nannte ihn "eine Verleumdung eines Berufsstandes, der stolz auf seine Tradition des Dienstes an seinen Patienten ist. Fishbeins Leben wurde als "eine ständige Reihe von Besuchen in New Yorker Theaterstücken, dem Stork Club und Nachtclubs in London und Paris" beschrieben. "

Als Folge dieser Publizität verabschiedete die WADA auf ihrem Kongress 1949 einen einstimmigen Beschluss, dass Dr. Morris Fishbein von allen Positionen, in denen er geschrieben und gesprochen hatte, entfernt werden sollte. Diese Resolution forderte, dass sie "so schnell wie möglich" umgesetzt werden sollte, was sich noch am selben Nachmittag als der Fall herausstellte. Noch am selben Abend hatte Fishbein die AMA-Zentrale verlassen und kehrte nicht mehr zurück. Einer der literarischen Verluste von Fishbeins Weggang war seine Kolumne, die er scherzhaft "Dr. Pepys' Tagebuch" nannte. Ein Kritiker beschrieb es als "eine aktuelle oder logorrheische Darstellung von Morris Fishbeins Privatleben". Jedes Jahr zu Weihnachten wurde das Tagebuch zwischen zwei Gemälden platziert und als Fischbeins Weihnachtskarte an fast alle Menschen verteilt, die eine feste Postanschrift hatten. Wie alle Extravaganzen Fishbeins wurden auch die Kosten für diese Großzügigkeit vollständig von den beitragszahlenden Mitgliedern der IYA getragen.

Seit Jahren nutzt Fishbein die beeindruckende Macht des WADA-Anerkennungssiegels, um Pharmaunternehmen zu zwingen, seinen Wünschen nachzukommen. *Die Zeitschrift Harper's* bemerkte (im November 1949), dass "das Gütesiegel wahrscheinlich der größte 'Extraktor' der Werbung ist, der je erfunden wurde. Das *Journal* ist die mit Abstand profitabelste Publikation der Welt. Fischbeins absolute Macht - er sprach oft, als ob er das Siegel in der Tasche trüge - war auch die Quelle der Macht für andere, weniger prominente Beamte. "

Nach Fishbeins erzwungenem Abgang beschlossen die AMA-Funktionäre, das Machtzentrum in der Chicagoer Zentrale zu verwässern. Der Rat für Pharmazie und Chemie änderte 1956 seinen Namen in Rat für Arzneimittel; das Anerkennungssiegel wurde ganz aufgegeben. Ben Gaffin and Associates erklärte gegenüber der WADA: "Die Werbetreibenden haben im Allgemeinen das Gefühl, dass die WADA, insbesondere durch die Councils, ihnen gegenüber misstrauisch ist und sie als potenzielle Betrüger betrachtet, die aktiv unethisch werden würden, wenn sie nicht ständig überwacht würden. Dies war Fishbeins paranoider Ansatz, aber seine Haltung basierte auf der Notwendigkeit, die Kontrolle zu behalten und ethische Medikamentenhersteller zum "Mitmachen" zu zwingen. Nachdem das Gütesiegel entfernt wurde, verdoppelten sich die Einnahmen der WADA aus der Werbung in fünf Jahren; in zehn Jahren verdreifachten sie sich von 4 Millionen Dollar pro Jahr auf über 12 Millionen Dollar. Im Nachhinein betrachtet, kosteten Fishbeins Arroganz und seine kurzsichtige Politik die WADA jährlich Millionen von Dollar an entgangenen Einnahmen.

Dr. Ernest Howard von der AMA begründete die Abschaffung des Siegels damit, dass "es zu willkürlich war und eine Stelle zu viel Autorität hatte. "

Trotz Fishbeins Abgang blieben Aspekte seines böswilligen Einflusses in der WADA-Zentrale jahrelang bestehen und kosteten die Organisation mehrere Millionen Dollar und viel negative Publicity. Fishbeins brennende Entschlossenheit, jede Möglichkeit einer "sozialisierten Medizin" in den Vereinigten Staaten zu zerstören, war besonders virulent. Es war paradox, dass sich die AMA-Führung unter Fishbeins Leitung so vehement gegen "staatliche Eingriffe" in den medizinischen Bereich aussprach, wo sie doch jahrelang Regierungsstellen für ihre eigenen Zwecke genutzt hatte, darunter die Food and Drug Administration, den US Public Health Service und das National Cancer Institute. Eine Autorität, James G. Burrow, zeichnet die Position der AMA zur Krankenversicherungspflicht von einem sondierenden Interesse bis hin zu heftiger Feindseligkeit zwischen 1917 und 1920 nach. Diese Position wurde mit "Antikommunismus" begründet, da bekannt war, dass die sozialisierte Medizin schon lange ein Hauptziel der Kommunistischen Partei war. Eine ausgewählte Gruppe prominenter amerikanischer Linker war zu diesem Zweck zu einer speziellen Indoktrination nach Moskau einberufen worden. Sie besuchten einen Sommerkurs an der Moskauer Universität zum Thema "Organisation der Medizin als Staatsaufgabe". Zu dieser Gruppe gehörten führende Liberale wie George S. Counts und John Dewey. Nach ihrer Rückkehr begannen sie eine öffentliche Agitationskampagne zur Unterstützung einer nationalen Gesundheitsversorgung. Ihr erster Konvertit war ein "liberaler Republikaner", Senator Henry Cabot Lodge. Tatsächlich vertrat er die Gruppe der Neuengland-Banker, die mit Rockefeller verbündet waren, um das medizinische Monopol aufrechtzuerhalten. Am 1. März 1940 führte Senator Lodge ein Krankenversicherungsgesetz ein, das 40 Dollar pro Jahr für die Gesundheitsversorgung vorsah. Der Gesetzentwurf wurde schnell auf Eis gelegt, aber der Fehdehandschuh war geworfen worden. Fishbein hatte nicht die Absicht, sein Lehen an eine Regierungsbehörde abzutreten. Im Laufe der nächsten Jahrzehnte gab die AMA mehrere Millionen Dollar für den Kampf gegen die "sozialisierte Medizin" aus, alles dank der Sonderabgaben für amerikanische Ärzte. Außerdem wurde sie aufgrund ihrer Aktivitäten in mehrere kostspielige Kartellverfahren verwickelt.

Bereits 1938 wurde die AMA vom Justizministerium im Fall der Group Health Association angeklagt. Im Jahr 1937 hatte eine Gruppe von Regierungsangestellten 40 Dollar von der Home Owners Loan Company geliehen, um ein Gruppenkrankenhaus zu gründen. Der Plan bot medizinische Gruppenversorgung für $26 pro Jahr für eine Einzelperson oder $39 pro Jahr für eine

Familie. Diese Vereinigung, die ihren Namen in Group Health Association änderte, stellte neun Ärzte ein. Die District of Columbia Medical Society verweigerte diesen Ärzten dann die Erlaubnis, die Krankenhäuser zu nutzen oder Spezialisten zu konsultieren. Am 4. April 1941 befand eine Jury die AMA und die District Medical Society für schuldig, gegen das Kartellrecht verstoßen zu haben. Beide Organisationen und 11 Ärzte wurden wegen Behinderung des Handels angeklagt. Unter den Verurteilten war auch Dr. Morris Fishbein. Zweieinhalb Jahre später, im Jahr 1943, bestätigte der Oberste Gerichtshof ihre Verurteilung. Es wurde eine Geldstrafe in Höhe von $2.500 verhängt und die AMA wurde angewiesen, es zu unterlassen, sich in die Aktivitäten der Group Health Association einzumischen.

Der AMA ist es in ihrem 20-jährigen Kampf gegen die Krankenversicherung nicht viel besser ergangen. Die Integrität des lokalen Arztes zu bewahren, war ein lobenswertes Ziel; allerdings befand er sich bereits unter der Kontrolle des Rockefeller-Medizinmonopols; es ist schwer zu erkennen, wie die Etablierung einer sozialisierten Medizin in den Vereinigten Staaten etwas ändern würde, und das hat sich nicht geändert. Am 10. Dezember 1948 vermerkte die *Time*, dass die WADA jedes ihrer Mitglieder um 25 Dollar für eine Kampagne gebeten hatte, die 3½ Millionen Dollar für "medizinische Bildung" ausgeben sollte, eine Kampagne, die die Menschen gegen die sozialisierte Medizin aufbringen sollte. Es war die erste derartige Bewertung der WADA in ihrer 100-jährigen Geschichte. Fast zwei Jahrzehnte später vermerkte die *Saturday Evening Post* in ihrer Ausgabe vom 1. Januar 1966, dass die AMA in den Jahren 1964 und 1965 5 Millionen Dollar ausgegeben hatte, um die Krankenversicherungslobby in Washington zu bekämpfen. Es wurde festgestellt, dass die WADA in jenem Jahr 23 Millionen Dollar aus dem Jahresbeitrag von 45 Dollar pro Jahr und aus dem Verkauf von Anzeigen in WADA-Publikationen an Pharmafirmen und Lieferanten von medizinischen Geräten verdient hatte.

Am 1. Dezember 1978 berichtete die *Time*, dass Richter Fred Barnes, ein Verwaltungsrichter der Federal Trade Commission, entschieden hatte, dass der WADA-Ehrenkodex den Wettbewerb zwischen Ärzten illegal einschränkte, indem er sie an der Werbung hinderte. Er entschied außerdem, dass die ethischen Richtlinien der WADA in Zukunft von der FTC genehmigt werden sollten. Die AMA gab eine empörte Pressemitteilung gegen diese Entscheidung heraus: "Es gibt in den Vereinigten Staaten keinen rechtlichen Präzedenzfall dafür, dass die Bundesbürokratie einen Ethikkodex für irgendeinen der erlernten Berufe entwirft oder genehmigt. "

Das Thema Ethik-Code der WADA war bereits mehrfach angesprochen worden. Am 21. Juni 1940 vermerkte die Zeitschrift *Science unter Bezugnahme auf das* "Bureau of Investigation into Fraud and Charlatans", dass die folgende Frage aufgeworfen wurde: "Sollte die medizinische Ethik geändert werden? Das Prinzip der Medizinethik, so wie es derzeit definiert ist, kann in seiner Formulierung und Ausgestaltung verbessert werden, aber er ist auch der Meinung, dass die Zeit nicht gekommen ist, es neu zu schreiben. Es scheint klug zu sein, das trübe Wasser erst einmal ruhen zu lassen, bevor wir uns mit einer so grundlegenden Eigenschaft unserer Organisation wie unseren Prinzipien der medizinischen Ethik befassen. Obwohl der Sprecher nicht identifiziert wurde, konnte diese fromme Aussprache nur von Fishbein selbst stammen. Etwas zaghaft räumte der Referent ein, dass "das Prinzip der Medizinethik verbesserungsfähig ist", aber damit war die Sache erledigt.

Die Verabschiedung von Medicare, nachdem die AMA so viele Millionen Menschen geschickt hat, um sich dagegen zu wehren, hat offenbar nichts geändert. Es erwies sich als ein unerwarteter Glücksfall für viele der skrupellosesten Mitglieder der Ärzteschaft. Sie hatten kein Problem damit, die Honorarrechnungen in der Größenordnung von Millionen von Dollar pro Jahr und Behandler aufzublähen. Im Jahr 1982 zahlte Medicare etwa 48,3 Mrd. $ aus, während Medicaid 38,2 Mrd. $ auszahlte. Die konservativsten Schätzungen gehen davon aus, dass etwa 11 Milliarden Dollar dieser Gelder als illegale Gewinne abgeschöpft wurden. Morris Fishbeins Erben bei der AMA haben vielleicht die Schlacht um "die sozialisierte Medizin zu stoppen" verloren, aber sie haben den Krieg gewonnen.

Wie bereits erwähnt, beschloss das WADA-Kuratorium bei einem Treffen am 2. November 1963, die Chiropraktik, ihren größten Konkurrenten, durch eine Kommission der Scharlatanerie zu eliminieren". Der Sekretär dieses Komitees berichtete dem Kuratorium am 4. Januar 1971, dass "seine Hauptaufgabe darin bestand, die Chiropraktik zunächst einzudämmen und schließlich zu eliminieren. Es ist schwierig, in den Archiven einer Organisation ein krasseres Eingeständnis einer Verschwörung zu finden. Die Sonderermittlungseinheit des Komitees, die von AMA-Generalanwalt Robert Throckmorton geleitet wird, hat Versicherungsgesellschaften, Krankenhäuser, öffentliche medizinische Zulassungsstellen, öffentliche und private Hochschulen und Lobbyisten befragt. Alle Methoden der Einschüchterung und Zensur wurden eingesetzt. Dr. Philip Weinstein, ein kalifornischer Neurologe, hatte ausgiebig vor Gruppen von Chiropraktikern über die Diagnose von Wirbelsäulenerkrankungen referiert und wurde von der AMA angewiesen, alle derartigen Auftritte einzustellen. Er schickte eine Entschuldigung, nachdem er einen bevorstehenden Vortrag abgesagt hatte: "Bitte akzeptieren Sie unsere aufrichtige Entschuldigung für diese späte Absage aufgrund von Umständen, die außerhalb unserer Kontrolle liegen. Uns war nicht bekannt, dass medizinische Konferenzen (in Ihrer Organisation) verboten sind. "

Throckmorton versuchte auch, Chiropraktik-Schulen in den Bankrott zu treiben, indem er verhinderte, dass die Regierung garantierte Studentendarlehen oder staatliche Zuschüsse für die Forschung an Chiropraktik-Schulen gewährte. Er verhinderte, dass sie eine Akkreditierung erhielten; er setzte sich in jedem Bundesstaat dafür ein, die Schaffung eines von der Regierung geschaffenen Akkreditierungsgremiums zu verhindern, und war wütend, als das HEW Board of Education, das eher eine Behörde für Pädagogen als für Ärzte ist, sich seinen Bemühungen widersetzte und 1974 das Council on Chiropractic Education als nationales Akkreditierungsgremium für chiropraktische Schulen sanktionierte. Die AMA hat Lobbyarbeit für die C-Universität geleistet. W. Post University, einer Abteilung der Long Island University, 1972 einen Kurs für Studenten der präoperativen Chirurgie zu streichen.

In den späten 1960er Jahren stellte die Joint Commission on Hospital Accreditation der AMA neue Anforderungen an Krankenhäuser; die Principles of Medical Ethics der AMA verboten ihren Mitgliedern jede Form des Austauschs mit Chiropraktikern. In einem Brief der JCAH vom 13. August 1973 an einen Krankenhausverwalter hieß es, dass "jede Vereinbarung, die Sie mit Chiropraktikern und Ihrem Krankenhaus treffen könnten, für die Joint Commission inakzeptabel wäre. Es wäre ein Verstoß gegen die von der AMA veröffentlichten Grundsätze der medizinischen Ethik, die auch vom JCHA gefordert werden. Am 9. Januar 1973 schrieb die JCAH an ein Krankenhaus in Silver City, New Mexico: "Dies ist eine Antwort auf Ihren Brief vom 18. Dezember, in dem Sie sich auf eine Gesetzesvorlage beziehen, die in New Mexico verabschiedet werden könnte und die Krankenhäuser verpflichten würde, Chiropraktoren als medizinisches Personal zu akzeptieren. Sie haben absolut Recht - die unglücklichen Ergebnisse dieser höchst unklugen Gesetzgebung bedeuten, dass der gemeinsame Ausschuss einem Krankenhaus, das Chiropraktiker beschäftigt, die Zulassung entziehen und verweigern könnte. "

Die AMA zwang daraufhin die Veteranenverwaltung, Zahlungen an Veteranen für chiropraktische Leistungen zu verweigern. Diese Taktiken waren der AMA als positive Ergebnisse gemeldet worden. Ein vertrauliches Memorandum vom 21. September 1967, das vom Scharlatanerie-Komitee verfasst wurde, rühmte sich gegenüber der Verwaltung, dass "die kurzfristigen Ziele des Komitees zur Eindämmung des Kultes der Chiropraktik und jeder zusätzlichen Anerkennung, die sie gewinnen könnte, sich im Wesentlichen um vier Punkte drehen: 1) Alles in unserer Macht Stehende zu tun, um sicherzustellen, dass die Chiropraktik NICHT unter Titel 18 des Medicare-Gesetzes abgedeckt wird. 2) Alles in unserer Macht Stehende tun, um sicherzustellen, dass eine Registrierung oder Auflistung durch das U.S. Bureau of Education oder die Einrichtung einer chiropraktischen Akkreditierungsagentur NICHT erreicht wird. 3) Fördern Sie die weitere Trennung der beiden nationalen Chiropraktikverbände. 4) Ermutigen Sie die medizinischen Fachgesellschaften der einzelnen Bundesstaaten, bei der

Gesetzgebung, die sich auf die Ausübung der Chiropraktik auswirken könnte, die Führung zu übernehmen.

Als Folge der eklatanten Aktivitäten der AMA verklagten schließlich mehrere Chiropraktiker die AMA und beschuldigten sie der Verschwörung. Der Fall zog sich über Jahre hin, und am 27. August 1987, nach 11 Jahren ununterbrochenem Rechtsstreit, befand Bundesrichterin Susan Getzendammer vom United States District Court die AMA, das American College of Surgeons und das American College of Radiologists der Verschwörung zur Zerstörung des chiropraktischen Berufsstandes für schuldig. Während des Verfahrens gab die AMA freimütig zu, dass sie weder Kenntnisse über den Inhalt noch über die Qualität der Kurse, die am College of Chiropractors gelehrt werden, hatte und auch nicht hat. Richter Getzendammer schrieb eine 101-seitige Stellungnahme und erließ eine dauerhafte Unterlassungsverfügung, in der er die WADA aufforderte, es zu unterlassen, "die Freiheit eines WADA-Mitglieds oder einer Institution oder eines Krankenhauses einzuschränken, zu regulieren oder zu verhindern oder andere dabei zu unterstützen und zu ermutigen, die Freiheit einzuschränken, zu regulieren oder zu verhindern, eine individuelle Entscheidung darüber zu treffen, ob das WADA-Mitglied, die Institution oder das Krankenhaus beruflich mit Chiropraktikern, Chiropraktikstudenten oder Chiropraktikinstitutionen zusammenarbeiten sollte oder nicht. "

So endet das Vermächtnis der Böswilligkeit und Obstruktionspolitik, das Morris Fishbein der AMA hinterlassen hat. Obwohl er bei der 98. WADA-Sitzung am 20. Juni 1949 offiziell von allen seinen Aufgaben entbunden wurde, war die WADA noch vier Jahrzehnte lang von seinen Obsessionen belastet. Eine weitere seiner Obsessionen war seine Weigerung, einen schwarzen Arzt als Mitglied der WADA aufzunehmen. Man hörte ihn oft verächtlich von "den schwartzers" sprechen, einem jiddischen Ausdruck für die Verachtung von Schwarzen, wann immer die Frage der Zulassung von Schwarzen aufkam, was unter seinem Regime mehrmals der Fall war. Seine Politik setzte sich bei der AMA für weitere zwei Jahrzehnte fort, bis 1968, als die AMA gezwungen wurde, Schwarze zuzulassen.

Zuvor hatten die Schwarzen ihre eigene Organisation, die National Medical Association, unterhalten. Bei der Begrüßung dieser Entscheidung verwies *Time* herablassend auf "die von der Mehrheit unterstützte WADA".

Die Tatsache, dass Simmons und Fishbein dieser nationalen Organisation ein halbes Jahrhundert lang ihre kleinlichen Anliegen aufzwingen konnten, macht ihren Mitgliedern wenig Ehre. Einer der eloquentesten Kommentare wurde von T. Swann Hardy im *Forum* im Juni 1929 abgegeben. In einem Artikel mit dem Titel "Wie wissenschaftlich sind unsere Ärzte"[6] schrieb Hardy: "Die Medizin als Beruf zeichnet sich nicht durch die Mentalität ihrer Mitglieder aus. Die durchschnittliche Intelligenz ist niedriger als in jedem anderen Beruf. Die organisierte Medizin in Amerika ist unabänderlich gegen jeden Standard der Reorganisation, der (1) das medizinische Monopol vollständig wissenschaftlich machen würde; (2) diese Therapie allgemein für alle, die sie brauchen, verfügbar machen würde; (3) die Einkommen von inkompetenten Praktikern bedrohen würde. "

Beachten Sie, dass das Abzeichen der Ärzteschaft aus zwei Schlangen besteht, die auf einem Stock verschlungen sind. Die Universität von Rochester hielt diese Tradition jedoch für übertrieben und reduzierte kürzlich die zwei Schlangen auf eine. Der Caduceus ist das mythologische Symbol des römischen Gottes Merkur. Er war der Schutzpatron der Boten, hatte aber auch einen etwas zweifelhaften Ruf als Verbündeter von Gesetzlosen, Händlern und Dieben. In der Antike waren Kaufleute ein Synonym für die beiden anderen Kategorien.

---

[6] Wie Wissenschaftler sind unsere Ärzte.

# KAPITEL 3

## DIE VORTEILE VON KREBS

Im Jahr 400 v. Chr. gab Hippokrates einer zu seiner Zeit aufgetretenen Krankheit den Namen Krebs oder Krabbe, weil sie sich im Körper wie die Krabbe fortpflanzt. Sein griechischer Name war "karkinos". Der Arzt Galen in Rom benutzte 164 n. Chr. für diese Krankheit den Namen "Tumor", vom griechischen "tymbos", was *"Tumulus"* bedeutet, und dem lateinischen *"tumor"*, "anschwellen". Die Krankheit kann nicht weit verbreitet gewesen sein; sie wird weder in der Bibel noch im alten Buch der Medizin Chinas, dem Klassiker der Inneren Medizin des Gelben Kaisers, erwähnt. In den meisten traditionellen Gesellschaften unbekannt, verbreitete sie sich mit dem Aufkommen der industriellen Revolution. In den 1830er Jahren war Krebs für zwei Prozent der Todesfälle im Raum Paris verantwortlich; im Jahr 1900 verursachte Krebs vier Prozent der Todesfälle in den Vereinigten Staaten.

Mit dem Aufkommen von Krebs kamen "moderne" Methoden des Umgangs mit ihm. Dr. Robert S. Mendelsohn, einer der führenden Kritiker des medizinischen Establishments, hat erklärt, dass "die moderne Krebschirurgie eines Tages mit der gleichen Art von Horror betrachtet werden wird wie die Verwendung von Blutegeln zu George Washingtons Zeiten". Die Operation, von der er sprach, ist die weithin akzeptierte und auferlegte Methode der Krebsbehandlung, die jetzt in den Vereinigten Staaten en vogue ist. Sie wird als "Cut, Slash and Burn"-Technik bezeichnet. Diese Methode der Krebsbehandlung ist eigentlich die Krönung der deutschen allopathischen Medizinschule in den Vereinigten Staaten. Sie beruht fast ausschließlich auf Operationen, Blutungen und starkem

Medikamenteneinsatz, mit dem exotischen Zusatz der Radiumbehandlung. Der Tempel der modernen Methode der Krebsbehandlung in den Vereinigten Staaten ist das Memorial Sloan Kettering Cancer Institute in New York. Seine Hohepriester sind die Chirurgen und Forscher dieses Zentrums.

Ursprünglich als Memorial Hospital bekannt, wurde diese Krebsbehandlungseinrichtung in ihren frühen Tagen von zwei Ärzten geleitet, die stereotypen Hollywood-Karikaturen des "verrückten Wissenschaftlers" entsprachen. Wenn Hollywood vorgehabt hätte, einen Film über dieses Krankenhaus zu machen, hätten sie sich über die Tatsache aufgeregt, dass nur der verstorbene Bela Lugosi geeignet wäre, nicht einen, sondern beide dieser Ärzte zu spielen. Der erste dieser "verrückten" Ärzte war Dr. J. Marion Sims.

Der Sohn eines Sheriffs und Tavernenbesitzers aus South Carolina, Sims (1813-1883) war ein "Frauenarzt" des 19. Jahrhunderts. Jahrelang beschäftigte er sich mit "experimenteller Chirurgie", indem er Versuche an Sklavinnen im Süden durchführte. Laut seinem Biographen waren diese Operationen "fast alle tödlich". Als sich die Plantagenbesitzer weigerten, ihm zu erlauben, weitere Experimente an ihren Sklaven durchzuführen, war er gezwungen, ein 17-jähriges Sklavenmädchen für 500 Dollar zu kaufen. Innerhalb weniger Monate hatte er etwa 30 Operationen an diesem unglücklichen Mädchen durchgeführt, einem Mädchen namens Anarcha. Da es zu dieser Zeit noch keine Narkose gab, musste er Freunde bitten, Anarcha zu halten, während er sie operierte. Nach ein oder zwei solcher Erlebnisse weigerten sie sich in der Regel, noch etwas mit ihm zu tun zu haben. Er experimentierte vier Jahre lang weiter an Anarcha, und 1853 beschloss er, nach New York City zu ziehen. Es ist nicht bekannt, ob sein kleines Negerkrankenhaus in South Carolina eines Nachts von schreienden Dorfbewohnern umzingelt war, die mit Fackeln herumfuchtelten, wie in einem alten Frankenstein-Film. Allerdings scheint seine Entscheidung, umzuziehen, ziemlich plötzlich gekommen zu sein. Dr. Sims kaufte ein Haus in der Madison Avenue, wo er in der Erbin des Phelps-Imperiums, Mrs. Melissa Phelps Dodge, eine Unterstützerin fand. Diese Familie war und ist ein großer Unterstützer des heutigen Krebszentrums. Mit ihrer finanziellen Hilfe gründete Sims das Women's Hospital, ein 30-Betten-Krankenhaus, das am [1.] Mai 1855 eröffnet wurde.

Wie ein späterer Quacksalber, "Doktor" Simmons, stellte sich Sims als Spezialist für Frauen vor, insbesondere für "vesikovaginale Fisteln", einen abnormen Durchgang zwischen Blase und Vagina. Heute wissen wir, dass dieser Zustand schon immer "iatrogen" war, also durch die Pflege von Ärzten verursacht wurde. In den 1870er Jahren begann Sims, sich auf die Behandlung von Krebs zu spezialisieren. In New York begannen Gerüchte über barbarische Operationen zu kursieren, die im Women's Hospital durchgeführt wurden. Der "verrückte Doktor" war wieder einmal anwesend. Die Verwaltung der Einrichtung berichtete, dass "das Leben aller Patienten durch mysteriöse Erlebnisse bedroht ist". Dr. Sims wurde aus der Frauenklinik entlassen. Dank seiner starken finanziellen Unterstützung wurde er jedoch schnell wieder eingestellt. Daraufhin wurde er von Mitgliedern der Familie Astor kontaktiert, deren Vermögen auf den Verbindungen des alten John Jacob Astor zur Ostindien-Kompanie, dem britischen Geheimdienst und dem internationalen Opiumhandel beruhte. Einer der Astors war kürzlich an Krebs gestorben, und die Familie wollte ein Krebskrankenhaus in New York errichten. Sie traten zunächst an die Verwalter des Frauenkrankenhauses mit einer Spende von 150.000 Dollar heran, wenn sie es in ein Krebskrankenhaus umwandeln wollten. Nach seiner kürzlichen Entlassung betrügt Sims die Verwalter durch private Verhandlungen mit den Astors. Er überredete sie, ihn bei einem neuen Krankenhaus zu unterstützen, das er New York Cancer Hospital nannte. Es öffnete seine Türen im Jahr 1884. Anschließend reiste Dr. Sims nach Paris, wo er Kaiserin Eugenie besuchte. Später wurde er vom König der Belgier mit dem Leopold-Orden ausgezeichnet. Offenbar hatte er nichts von seinem Mut verloren. Er kehrte nach New York zurück, wo er kurz vor der Eröffnung seines neuen Krankenhauses starb.

In den 1890er Jahren wurde das Krankenhaus, nachdem es Spenden von anderen Wohltätern erhalten hatte, in Memorial

Hospital umbenannt. In der Mitte des 20. Jahrhunderts wurden die Namen Sloan und Kettering hinzugefügt. Trotz dieser Namen war dieses Krebszentrum viele Jahre lang ein wichtiges Anhängsel des Rockefeller-Medizinmonopols. In den 1930er Jahren wurde von den Rockefellers ein Grundstück im mondänen Viertel Upper East Side gestiftet, um das neue Gebäude zu errichten. Die Handlanger der Rockefellers dominieren seit der Eröffnung des Zentrums den Vorstand. Im Jahr 1913 traf sich eine Gruppe von Ärzten und Laien im Mai im Harvard Club in New York City, um eine nationale Krebsorganisation zu gründen. Es überrascht nicht, dass die Organisation den Namen "American Society for the Control of Cancer[7]" erhielt. Beachten Sie, dass sie nicht als Gesellschaft zur Heilung von Krebs oder zur Vorbeugung von Krebs bezeichnet wurde, und dies waren auch nie die Hauptziele dieser Organisation. 1913 war natürlich ein sehr wichtiges Jahr in der amerikanischen Geschichte. In jenem schicksalhaften Jahr unterzeichnete Präsident Woodrow Wilson den Federal Reserve Act, der eingeführt wurde, um den nächsten Weltkrieg zu finanzieren; eine progressive nationale Einkommenssteuer, die direkt aus Marx' Kommunistischem Manifest von 1848 stammte, wurde dem amerikanischen Volk auferlegt; und die Legislative wurde ihres verfassungsmäßigen Rechts beraubt, Senatoren zu ernennen; sie wurden nun alle durch Volksabstimmung gewählt. Es war während dieser berauschenden Ära der sozialistischen Planung, dass die Krebsgesellschaft geboren wurde. Natürlich wurde es von John D. Rockefeller, Jr. finanziert. Seine Anwälte, Debevoise und Plimpton, blieben in den 1920er Jahren in der Verwaltung der neuen Gesellschaft dominant. Die Finanzierung kam von der Laura Spelman Rockefeller Foundation und J. P. Morgan.

Seit ihrer Gründung ist die American Cancer Society dem Modell gefolgt, das von ihren ursprünglichen Ausbildern aufgestellt wurde. Die CHA hatte auch einen Vorstand, ein

---

[7] Die Amerikanische Gesellschaft für Krebsbekämpfung.

Delegiertenhaus und in den 1950er Jahren wurde auch ein Scharlatanerie-Komitee gegründet. Dieses Komitee änderte später seinen Namen in "Komitee für unbewiesene Methoden der Krebsbehandlung" (man beachte, dass es "Management, nicht Heilung" hieß), aber die Gesellschaft benutzte weiterhin frei den Begriff "Quacksalber", um sich auf jede Methode zu beziehen, die nicht von ihren Direktoren genehmigt wurde oder von der "cut, slash and burn"[8]-Methode der Krebsbehandlung abwich.

1909 wurde der Eisenbahnmagnat E. H. Harriman (dessen Vermögen, wie das der Rockefellers, vollständig mit dem Rothschild-Geld finanziert worden war, das ihm von Jacob Schiff von Kuhn, Loeb Co. ) Seine Familie gründete dann das Harriman Research Institute. 1917 beschloss der Spross der Familie, W. Averell Harriman, plötzlich, in die Politik zu gehen, oder besser gesagt, unsere politischen Parteien hinter den Kulissen zu verwalten. Das Institut war plötzlich geschlossen. Seine finanzielle Unterstützung wurde dann auf das Memorial Hospital übertragen. Der Hauptfinanzier des Krankenhauses war zu dieser Zeit James Douglas (1837-1918). Er war Präsident der Phelps Dodge Corporation, deren Erbin Melissa Phelps Dodge 1853 die erste Geldgeberin für das spätere Memorial Hospital gewesen war. Sie hatte einen Trockenwarenhändler namens William Dodge geheiratet, der das Phelps-Vermögen nutzte, um ein Gigant in der Kupferproduktion zu werden.

Das Dictionary of National Biography beschreibt James Douglas als "den Dekan der Bergbau- und Hütteneigenschaften". Ihm gehörte die reichste Kupfermine der Welt, die "Copper Queen Lode". Er wurde in Kanada geboren und war der Sohn von Dr. James Douglas, einem Chirurgen, der Leiter des Quebecer Asyls für Geisteskranke wurde. Sein Sohn trat 1910 in die Phelps-Dodge Company ein und wurde später deren Präsident. Da er auf seinen westlichen Bergbaugrundstücken große Vorkommen von Pechblende entdeckt hatte, war er von

---

[8] Schneiden und verbrennen.

Radium fasziniert. In Zusammenarbeit mit dem Bureau of Mines, einer Regierungsbehörde, die er in jeder Hinsicht kontrollierte, gründete er das National Radium Institute. Sein persönlicher Arzt war Dr. James Ewing (1866-1943). Douglas bot an, 100.000 Dollar an das Memorial Hospital zu spenden, allerdings unter mehreren Bedingungen. Die erste war, dass das Krankenhaus Dr. Ewing als Chefpathologen einstellen sollte; die zweite war, dass das Krankenhaus sich verpflichten sollte, nur Krebs zu behandeln und dass es routinemäßig Radium in seinen Krebsbehandlungen verwenden würde. Das Krankenhaus stimmte diesen Bedingungen zu.

Mit Douglas' Geld im Rücken wurde Ewing schnell zum Leiter des gesamten Krankenhauses. Douglas war so überzeugt von den Vorteilen der Strahlentherapie, dass er sie häufig für seine an Krebs sterbende Tochter, seine Frau und sich selbst einsetzte und seine Familie bei den alltäglichsten Beschwerden einer Strahlentherapie aussetzte. Aufgrund der Bedeutung von Douglas machte die *New York Times* große Werbung für die neue Radiumbehandlung von Krebs. Der Reporter betitelte seinen Artikel auf der Titelseite mit "Kostenlose Radiumbehandlung für alle". Douglas war über diese Aussage sehr verärgert und ließ am 24. Oktober 1913 in der *Times* eine Richtigstellung veröffentlichen: "Diese ganze Geschichte über Menschlichkeit und Philanthropie ist Unsinn. Ich möchte, dass verstanden wird, dass ich mit dem Radium, das mir gehört, machen werde, was ich will. Es war ein seltener Einblick in die wahre Natur des "Philanthropen". Seine Rivalen auf diesem Gebiet, Rockefeller und Carnegie, geben ihr Geld immer bedingungslos. Mit dieser Gewissheit konnten sie heimlich ihre geheime Macht über die Nation etablieren. Douglas hatte die wahre Natur unserer Philanthropen enthüllt.

Die ursprünglichen Pressemitteilungen des Memorial Hospitals hatten in der Tat suggeriert, dass Radiumbehandlungen kostenlos sein würden. Sie glaubten offenbar, dass der große Philanthrop James Douglas seine Aktien spenden würde. Das Reglement des Memorial Hospitals wurde sofort dahingehend geändert, dass "für Radiumdämpfe, die bei der Behandlung von Patienten verwendet werden, ein Aufpreis erhoben wird". Im

Jahr 1924 führte die Radiumabteilung des Memorial Hospitals Radiumbehandlungen im Wert von 18.000 Dollar durch, wofür sie 70.000 Dollar in Rechnung stellte, ihre Haupteinnahmequelle in diesem Jahr.

In der Zwischenzeit fuhr James Douglas, der damit geprahlt hatte, dass er mit seinem Radium machen könne, was er wolle, fort, sich häufig zu behandeln. Wenige Wochen nach dem Artikel in der *New York Times* im Jahr 1913 starb er an aplastischer Anämie. Medizinische Autoritäten glauben heute, dass er nur eine von vielen Persönlichkeiten war, die mit der frühen Entwicklung des Radiums in Verbindung standen und an seinen Auswirkungen starben, die berühmtesten waren Marie Curie, die Frau des Entdeckers, und seine Tochter Irene Joliot-Curie. Bis 1922 starben mehr als hundert Radiologen an röntgeninduziertem Krebs.

Dr. Ewing, Douglas' Schützling, blieb noch einige Jahre im Memorial Hospital. Er entwickelte eine Reihe von Beschwerden, von denen die lästigste ein Verhaltenstick war, der es ihm schwer machte, mit anderen zu interagieren. Er zog sich aus dem Krankenhaus zurück und wurde ein Einsiedler auf Long Island, wo er schließlich 1943 an Blasenkrebs starb.

Douglas' Sohn und Erbe, Lewis Douglas, erbte eines der größten amerikanischen Vermögen der damaligen Zeit. Er heiratete Peggy Zinsser, Tochter eines Partners der J.P. Morgan Co. Peggys zwei Schwestern schlossen ebenfalls gute Ehen; die eine heiratete John J. McCloy, der zum Hauptanwalt der Rockefeller-Interessen wurde; die andere heiratete Konrad Adenauer, der Kanzler des Nachkriegsdeutschlands wurde. Lewis Douglas wurde Präsident der Mutual Life of New York, einer von Morgan kontrollierten Gesellschaft. Bei Ausbruch des Zweiten Weltkriegs wurde er ein Protegé von W. Averell Harriman in der Lend Lease Administration. Douglas wurde dann zum Vorsitzenden des War Shipping Board ernannt, einem der berühmten "Token Dollar"-Beamten der Roosevelt-Administration. Er folgte Harriman später während des Krieges als US-Botschafter in England. Nach dem Sturz Hitlers sollte Douglas Hochkommissar in Deutschland werden, doch er trat zurück, um seinem Schwager John J. McCloy den Posten zu überlassen. Die beiden Amerikaner waren angenehm überrascht, als ihr Schwager, Konrad Adenauer, zum Bundeskanzler ernannt wurde. Die Familieninteressen an der Firma J. P. Morgan wurden fest kontrolliert. Tatsächlich hatten sich Adenauers bisherige politische Aktivitäten in Deutschland während des Krieges auf eine kleine Gruppe von J. P. Morgans Kohorten in Deutschland konzentriert. Sie waren bereit, die Macht zu übernehmen, als Hitler starb.

In den 1930er Jahren konnten zwei Giganten der Automobilindustrie dazu bewegt werden, zum Memorial Hospital beizutragen. Alfred P. Sloan war bereits seit einigen Jahren Präsident von General Motors. Er war auch ein Direktor der J.P. Morgan Co. Im Jahr 1938 besaß er 750.000 Aktien von General Motors. Er besaß eine 235-Fuß-Yacht, die 1940 auf über 1 Million Dollar geschätzt wurde.

Charles Kettering war ein wahres Erfindergenie, verantwortlich für einen Großteil der heutigen automatischen Zündung, Lichter, Anlasser und anderer elektrischer Systeme. Fortune schätzte 1960, dass Sloan 200-400 Millionen Dollar wert war, während Kettering 100-200 Millionen Dollar wert war.

Alfred Sloans Glaubwürdigkeit als Philanthrop wurde durch seine Karriere bei General Motors etwas getrübt. Er hatte sich entschieden gegen den Einbau von Sicherheitsglas in Chevrolet-Autos ausgesprochen. In den 1920er Jahren bedeutete das Fehlen von Sicherheitsglas, dass ein relativ kleiner Autounfall, wenn er eine zerbrochene Windschutzscheibe oder Fenster zur Folge hatte, zu hässlichen Verunstaltungen oder zum Tod der Insassen führen konnte.

Fliegende Glassplitter rissen ins Innere und verletzten die Passagiere je nach Schwere des Aufpralls. Für einen relativ geringen Betrag konnte das in dieser Zeit in Autos verwendete Normalglas durch Sicherheitsglas ersetzt werden. Heute ist Sicherheitsglas bei allen Autos vorgeschrieben. Sloan gab am 13. August 1929 eine öffentliche Erklärung zu diesem Thema ab. Die Einführung von Sicherheitsglas wird dazu führen, dass wir und unsere Gesellschaft einen ganz erheblichen Teil der Mehrkosten aus unseren Gewinnen auffangen werden. Ich glaube nicht, dass General Motors Sicherheitsglas für seine Autos einführen und die Preise erhöhen sollte, wenn auch nur einen Teil der zusätzlichen Kosten. Am 15. August 1932 wiederholte Sloan seinen Widerstand gegen den Einbau von Sicherheitsglas in Autos von General Motors. Er beschwerte sich: "Es ist nicht meine Aufgabe, Sicherheitsglas zu verkaufen. Ich würde es viel lieber vorziehen, die gleiche Summe auszugeben, um unser Auto auf andere Weise zu verbessern, weil ich denke, dass es aus rein geschäftlicher Sicht eine viel bessere Investition wäre. Der Alfred P. Sloan Foundation geht es gut; 1975 verfügte sie über 252 Millionen Dollar, die 1985 auf 370 Millionen Dollar anstiegen. Sie und die Charles F. Kettering Foundation (75 Millionen Dollar) sind weiterhin die größten Wohltäter des Sloan Kettering Cancer Centre. Ein liberaler Verleger, Norman Cousins, leitet die Kettering Foundation. Die Alfred P. Sloan Foundation wird von R. Manning Brown, Jr. geleitet. Zu den Direktoren gehören Henry H. Fowler, ehemaliger Finanzminister, jetzt Partner bei Goldman Sachs Co. in New York - der Direktor ist auch Lloyd C. Elam, Präsident der einzigen schwarzen medizinischen Schule des Landes, dem Meharry College in Nashville, Tennessee; Elam ist auch Direktor des medizinischen Riesen Merck; Kraft, South Central Bell Telephone und der Bank of Nashville; Franklin A. Long stellt als Direktor von Exxon die notwendige Verbindung zu Rockefeller dar; er ist auch Direktor von United Technologies, des Presidential Scientific Advisory Board, seit 1936 Professor für Chemie an der Cornell University, Guggenheim-Stipendiat, Träger des Albert-Einstein-Friedenspreises - er ist Mitglied des amerikanischen Vorstands von Pugwash, gegründet von dem notorisch prokommunistischen Finanzier Cyrus Eaton, der ein Rockefeller-Schützling war - Pugwash würde vom KGB geleitet; Herbert E. Longenecker, Präsident der Tulane University; er sitzt im Auswahlkomitee für Fulbright-Studenten, eine sehr mächtige Position - seine Liste der Auszeichnungen und Ehrungen im *Who's Who* erstreckt sich über mehrere Absätze ; Cathleen Morawetz, Direktorin der National Cash Register, ebenfalls Guggenheim-Stipendiatin; sie ist verheiratet mit Herbert Morawetz, einem Chemiker aus Prag; Thomas Aquinas Murphy, langjähriger Präsident von General Motors, außerdem Direktor von PepsiCo und der National Detroit Corporation; Ellmore E. Patterson, der seit 1935 bei der J. P. Morgan Company tätig war, ist außerdem Schatzmeister des Sloan-Kettering Cancer Center und Direktor von Bethlehem Steel, Engelhard Hanovia und Morgan Stanley; Laurance S. Rockefeller, der Direktor von *Reader's Digest, der* National Geographic Society und der Caneel Bay Plantation ist; Charles J. Scanlon, Direktor der GM Acceptance Corporation, der Arab-American Bank of New York und Treuhänder des Roosevelt Hospital, New York; und Harold T. Shapiro, Präsident der Universität von Michigan, Direktor der Dow Chemical Corporation und der Ford Motor Co, Burroughs, Kellogg und der Bank of Canada - Shapiro ist seit 1984 Mitglied des Beratungsausschusses der Central Intelligence Agency; außerdem ist er Berater des US-Finanzministeriums.

Der Vorstand des Memorial Sloan Kettering Cancer Institute, genannt "Board of Managers", liest sich wie eine Vermögensaufstellung der verschiedenen Beteiligungen Rockefellers. Ihr Hauptdirektor war viele Jahre lang der verstorbene Lewis Lichtenstein Strauss, ein Partner von Kuhn, Loeb Co, den Bankiers der Rothschilds in den Vereinigten Staaten.

Strauss ist im *Who's Who* als "Finanzberater von Mr. Rockefeller" aufgeführt. Er war auch als Direktor von Studebaker, Polaroid, NBC und RCA tätig und hatte Regierungspositionen als Handelsminister und Leiter der Atomenergiekommission inne. Viele Jahre lang kanalisierte er Rockefellers Gelder an die berüchtigte kommunistische Front, das Institute for Pacific Relations. Strauss diente auch als Präsident des Institute for Advanced Study, einer Rockefeller-Denkfabrik in Princeton, und als Finanzchef des American Jewish Committee, für das er Gelder für die Herausgabe des Propagandaorgans *Commentary* sammelte.

Eine weitere bedeutende Direktorin von Sloan Kettering ist Dorothy Peabody Davison, seit etwa 50 Jahren eine New Yorker Gesellschaftsgröße. Sie hatte F. Trubee Davison geheiratet, den Sohn von Henry Pomeroy Davison, einem Verwandten der Rockefellers, der die rechte Hand von J. P. Morgan gewesen war. Davison war einer von fünf Großbankern, die sich mit Senator

Nelson Aldrich (seine Tochter hatte John D. Rockefeller, Jr. geheiratet) auf Jekyl Island zu einer geheimen Konferenz trafen, um den Federal Reserve Act im November 1910 auszuarbeiten. Das Dictionary of National Biography stellt fest, dass Davison "schnell von J. P. Morgan erkannt wurde, der ihn häufig konsultierte, besonders während der Währungskrise von 1907.... In Zusammenarbeit mit Senator Aldrich, Paul M. Warburg, Frank A. Vanderlip und A. Piatt Andrew, er war an der Ausarbeitung des Jekyl Island Reports beteiligt, der zur Kristallisierung der Gefühle führte, die zur Gründung des Federal Reserve Systems führten. Als Leiter des Kriegsrats des Roten Kreuzes während des Ersten Weltkriegs sammelte Davison 370 Millionen Dollar, von denen ein beträchtlicher Teil nach Russland umgeleitet wurde, um die marode bolschewistische Regierung zu retten. Sein Sohn und Namensvetter, Henry P. Davison, heiratete Anne Stillman, Tochter von James Stillman, Direktor der National City Bank, die die riesigen Bargeldbestände der Standard Oil Company verwaltete. H. P. wurde auch Partner in der J. P. Morgan Company; sein Bruder, F. Trubee Davison, heiratete Dorothy Peabody, die führende philanthropische Familie des Landes. Man kann sagen, dass die Peabodys das Konzept einer philanthropischen Stiftung erfunden haben. Die erste große Stiftung war der Peabody Education Fund, der 1865 von George Peabody, dem Gründer des Bankhauses J. P. Morgan, gegründet wurde; später wurde daraus die Rockefeller Foundation. Dorothy Peabodys Vater war der berühmte Endicott Peabody, Gründer der Establishment Training School, Groton, wo Franklin D. Roosevelt und viele andere Strohmänner ausgebildet wurden. Dorothy Peabody war viele Jahre lang Mitglied des National Board of Directors der American Cancer Society sowie Direktorin von Sloan Kettering. Sie war auch eine bekannte Großwildjägerin, die zahlreiche Streifzüge nach Indien und Afrika unternahm und viele Trophäen für ihre Lieblingstiere gewann. Ihr Ehemann war von 1926 bis 1922 Sekretär für Luftkriegsführung und war viele Jahre lang Präsident des American Museum of Natural History. Es war Theodore Roosevelts liebste Wohltätigkeitsorganisation. Sein Sohn, Endicott Peabody Davison, wurde Sekretär der J.P. Morgan Co.

und später Generaldirektor der Londoner Niederlassung der Firma; er ist seit 1979 Präsident der U.S. Trust und Direktor der Rüstungsfirmen Scovill Corporation und Todd Shipyards, ebenfalls Discount Corporation. Er ist Treuhänder des Metropolitan Museum of Art und der Markle Foundation, die große Förderungen im Bereich der Kommunikationsmedien vergibt. Auch Eisenhowers Außenminister John Foster Dulles war über die Familie Pomeroy mit den Rockefellers verbunden. Zum derzeitigen Kuratorium des Memorial Sloan Kettering Cancer Center gehören Edward J. Beattie, Forscher an der George Washington University und seit 1978 Mitarbeiter des Rockefeller Hospitals, Mitglied der American Cancer Society und seit 1965 leitender medizinischer Angestellter von Memorial; Peter O. Crisp, der Direktor für Investitionen der Rockefeller Family Associates ist; Harold Fisher, Präsident der Exxon Corp, dem Flaggschiff des Rockefeller-Vermögens; Clifton C. Garvin, Jr., Präsident der Exxon Corporation, Direktor von Citicorp, Citibank (ehemals National City Bank), PepsiCo, J. C. Penney, TRW, Equitable Life, Corning Glass und dem Pharmaunternehmen Johnson and Johnson; Louis V. Gerstner, Jr., Präsident des Pharmariesen Squibb, Direktor von American Express, Caterpillar und Melville Corp; Mitglied des Visiting Committee an der Harvard University; Ellmore C. Patterson, seit 1935 bei J. P. Morgan, heiratete Anne Hyde Choate aus der New Yorker Juristenfamilie; Patterson ist Schatzmeister des Memorial Sloan Kettering; er ist auch Direktor der Carnegie Endowment for International Peace, die früher von Alger Hiss geleitet wurde; Pattersons Schwager, Arthur H. Choate, Jr. war einige Jahre lang Partner in der Firma J. P. Morgan; er wechselte dann zu Clark Dodge & Co. Roosa, ein Partner der Investmentbank Brown Brothers Harriman, ein Rhodes-Stipendiat, der viele Jahre lang der Kopf des Federal Reserve Systems war, indem er Paul Volcker ausbildete und ihn dann zum Vorsitzenden des Federal Reserve Board of Governors in Washington ernannte; Roosa half auch David Rockefeller bei der Gründung der Trilateralen Kommission, deren Direktor er bis heute ist; Benno C. Schmidt, geschäftsführender Gesellschafter der Investmentbank J. H. Whitney Co. Schmidt war viele Jahre lang Investmentbanker mit bedeutenden Beteiligungen an Schlumberger, Freeport Minerals und CBS; Schmidt war während des Zweiten Weltkriegs General Counsel des War Production Board und leitete 1945 und 1946 das Office of Foreign Liquidation, das Ausrüstungsgegenstände im Wert von Milliarden Dollar zu Spottpreisen verkaufte; Schmidt war von 1971 bis 1980 Mitglied des President's Cancer Panel; er ist Direktor der General Motors Foundation for Cancer Research, der Carnegie Endowment for International Peace und des Whitney Museums; erhielt er 1972 den Cleveland Award for Distinguished Service in the American Cancer Society's Crusade for Cancer Control (diese Gruppen verleihen sich immer gegenseitig Ehrungen und Auszeichnungen, niemand sonst muss sich bewerben); Schmidt erhielt außerdem 1979 den Bristol Myers Award for Distinguished Service in Cancer Research; sein Sohn, Benno Schmidt, Jr., heiratete die Tochter des Chefs, Helen Cushing Whitney, und ist heute Präsident der Yale University; er diente als Rechtsreferent von Justice Warren am Supreme Court und dann als Rechtsberater des Justizministeriums.

Die weiteren Mitglieder des Verwaltungsrats sind H. Virgil Sherrill, Präsident der Investmentfirma Bache Halsey Stuart Shields, jetzt Prudential Bache; Frank Seitz, Direktor der Chemieunternehmen Organon und Ogden Corp. und seit 1975 Vorsitzender der großen politischen Gruppe, des Institute for Strategic Studies; M. Seitz sitzt im Vorstand des National Cancer Advisory Board und der Rockefeller Foundation; er ist auch Mitglied der Belgian American Educational Foundation, die von Herbert Hoover nach dem Ersten Weltkrieg gegründet wurde, um die Vorteile seiner wohltätigen Arbeit in Belgien zu verschleiern; Seitz sitzt auch im Vorstand der John Simon Guggenheim Foundation, die 1985 ein Vermögen von 105 Millionen Dollar hatte und nur 7½ Millionen für seine wohltätige Arbeit ausgegeben hat; William S. Sneath, Präsident des Chemiegiganten Union Carbide Corp, in dessen Chemiewerken es in den letzten Jahren mehrere Unfälle gegeben hat; er ist auch Direktor von Metropolitan Life, das von den Interessen von Morgan, Rockwell International und dem Werbegiganten JWT Group kontrolliert wird; Lewis Thomas, dessen Heldentaten im *Who's Who* ausführlich beschrieben sind; er ist Anlageberater des Rockefeller-Instituts, Dekan der Yale Medical School, Professor für Medizin an der Cornell University seit 1973;

Thomas ist Direktor des Pharmaunternehmens Squibb, Chairman Emeritus von Memorial Sloan Kettering, Direktor des Rand Institute, der Rockefeller University, der John Simon Guggenheim Foundation, der Menninger Foundation, der Lounsbery Foundation, des Sidney Farber Cancer Institute und der Aaron Diamond Foundation; J. S. Wickerham, der Vizepräsident der Morgan Bank, Morgan Guaranty Trust ist; Harper Woodward, der Mitglied der Rockefeller Family Associates ist, ein langjähriger Partner von Laurance Rockefeller.

Es ist nur der Vorstand von Memorial Sloan Kettering, dem führenden Krebszentrum des Landes. Jedes Mitglied des Board of Directors hat viele direkte oder indirekte Verbindungen zu den Interessen der Rockefellers. Zum Vorstand des Zentrums gehören Mrs. Elmer Bobst, Witwe des prominenten Arzneimittelherstellers und Organisatorin der American Cancer Society; Dr. James B. Fisk, Präsident der Bell Telephone Laboratories, Direktor von American Cyanamid, Corning, Equitable Life, der John Simon Guggenheim Foundation, der Chase Manhattan Bank (der Bank der Rockefellers), des Harvard Board of Trustees und ein Direktor der Cabot Corporation; Richard M. Furlaud, Präsident des Pharmariesen Squibb, Direktor und Chefsyndikus der Olin Corporation, dem riesigen Munitionshersteller, und Direktor von American Express; Dr. Emanuel Rubin Piore, geboren in Wilno, Russland, leitete die U.S. Arms Task Force. Navy 1942-46, Leiter des Navy Electronics Bureau 1948, Forschungsdirektor bei IBM seit 1956, Professor an der Rockefeller University, Berater des MIT und Harvard, Direktor von Paul Revere Investors, Direktor von Sloan Kettering seit 1976 und Träger des Kaplan-Preises der Hebräischen Universität; seine Frau Nora Kahn ist seit 1957 langjährige Gesundheitsanalystin im Gesundheitsamt der Stadt New York, Direktorin des Commonwealth Fund, leitendes Mitglied des Blauen Kreuzes, des United Hospital Fund, der Robert Wood Johnson Foundation (des Pharmaunternehmens Johnson und Johnson), des Pew Memorial Trust, der Vera Foundation, der Urban League, Fellow der New York University. S. Public Health Service; James D. Robinson III, Präsident von American Express, das jetzt die beiden Kuhn-

Investmentbanken Loeb Co. und Lehman Brothers in Shearson Lehman Hutton integriert hat; er war früher bei Morgan Guaranty Trust und ist jetzt Direktor des Pharmaunternehmens Bristol Myers, von Coca Cola, der Fire-mans Fund Insurance, Präsident von Memorial Sloan Kettering und der Rockefeller University; James S. Rockefeller, Direktor von Cranston Print Works; Laurance Rockefeller, der Direktor von *Reader's Digest* mit 18 Millionen Exemplaren und *National Geographic* mit 10 Millionen Exemplaren - was bedeutet, dass es jeden Monat 28 Millionen amerikanische Haushalte der Mittelklasse beeinflusst - Dr. Ralph Moss, ehemaliger Direktor für Öffentlichkeitsarbeit bei Memorial Sloan Kettering, bemerkte, dass Reader's Digest oft ein Barometer für orthodoxes Denken über das Krebsproblem ist. Die Rockefellers sind nach wie vor die größten Geldgeber von Memorial Sloan Kettering; William Rockefeller ist auch ein Aufseher - er ist Partner bei Shearson Sterling, den Anwälten für die Interessen der Rockefellers; außerdem ist er Direktor von Cranston Print Works und Oneida Ltd. F. Walkowicz, der mit den Rockefeller Family Associates zusammenarbeitet; er ist Präsident der National Aviation and Technology Corporation, CCI, Itek und Mitre Corporation, Safetrans Systems und Quotron Systems; Arthur B. Treman, Jr., langjähriger Managing Director der Investmentbanker von Dillon Read.

Nicht nur die Vorstände von Memorial Sloan Kettering haben direkte Verbindungen zu den Rockefellers, sondern sie sind auch eng mit der Rüstungsindustrie, der CIA und den Chemie- und Pharmakonzernen verbunden. Es ist kein Zufall, dass sie im Vorstand einer Institution sitzen, deren Empfehlungen zur Krebsbehandlung buchstäblich Milliardengewinne für diejenigen bedeuten, die von ihnen profitieren können. Und Sie dachten, es sei ein Wohltätigkeitsverein! Tatsache ist, dass Memorial Sloan Kettering und die American Cancer Society, zusammen mit der American Medical Association, die Hauptorganisatoren des Rockefeller-Medizinmonopols sind. 1944 änderte die American Society for the Control of Cancer ihren Namen in American Cancer Society und wurde in die Hände von zwei der berühmtesten medizinischen Patentverkäufer der Vereinigten Staaten, Albert Lasker und Elmer Bobst, gelegt.

Albert Lasker, geboren in Freiburg (1880-1952), wurde als "Vater der modernen Werbung" bezeichnet. Er setzte auf einprägsame Slogans und ständige Wiederholungen, um seine Botschaften in die Köpfe des amerikanischen Volkes zu bekommen. Wie andere erfolgreiche Hausierer, die auf diesen Seiten geehrt werden, begann er seine Karriere als Journalist. Er wurde von seinen Eltern in dieses Land gebracht, die sich in Galveston, Texas, niederließen. Sein Vater, Morris Lasker, wurde ein Vertreter von Rothschilds Bankinteressen und wurde bald Präsident von fünf Banken in Texas. Er lebte in einer luxuriösen Villa in Galveston, war ein bedeutender Getreide- und Baumwollhändler und wurde wegen seiner großen Interessen in Westtexas als "Godfather of the Panhandle" bekannt. Er starb 1916 und hinterließ seinen Sohn Albert als Testamentsvollstrecker. Da er Geld brauchte, um sein Werbegeschäft zu erweitern, verkaufte Albert Lasker das Grundstück schnell zu einem Schnäppchenpreis, der 1916 nicht sehr hoch war. Sein Geschäftssinn ließ ihn hier im Stich, da später auf dem Land Öl im Wert von mehr als 1 Milliarde Dollar entdeckt wurde.

Im Alter von sechzehn Jahren wurde Albert Lasker Reporter bei den *Galveston News und* bekam bald eine besser bezahlte Stelle in Dallas bei den *Dallas Morning News, der* größten Zeitung in Texas. Er erkannte bald, dass das wahre Geld im Zeitungsgeschäft nicht im Journalismus lag, sondern in der Werbung, die den größten Teil der Einnahmen einbrachte. Lasker ging nach Chicago, wo er einen Job bei Lord and Thomas, der größten Agentur der Stadt, bekam. Er war erst 19 Jahre alt. Weil er zugestimmt hatte, dass sein Gehalt davon abhängt, wie viel Geschäft er der Firma bringen kann, wurde er zu einem fanatischen Betrüger. Im Alter von fünfundzwanzig Jahren hatte er zusammen mit seiner Familie genug Geld gespart, um fünfundzwanzig Prozent der Agentur zu kaufen. Zu dieser Zeit verdiente er 1.000 Dollar pro Woche; der Präsident der Vereinigten Staaten erhielt 10.000 Dollar im Jahr. Im Alter von dreißig Jahren kaufte Lasker die gesamte Agentur. Danach war er an einigen der denkwürdigsten Werbekampagnen in der Geschichte des Unternehmens beteiligt. Er baute ein dreieinhalb Millionen Dollar teures Anwesen im exklusiven Vorort Lake

Forest, die Mill Road Farm, ein 480 Hektar großes Grundstück mit siebenundzwanzig Gebäuden und einem Millionen-Dollar-Golfplatz, den Bob Jones als einen der drei besten Golfplätze der Vereinigten Staaten bezeichnete. Er war im Alter von 42 Jahren angekommen. Das Anwesen beschäftigte fünfzig Arbeiter, die jede Woche sechs Meilen geschnittene Hecken pflegten. Das französische Schloss im Zentrum all dieses Luxus war prächtiger als alles, was seine Nachbarn gebaut hatten, die ihn mit einer kaum verhohlenen Abneigung bedachten. Jahrelang war er der einzige jüdische Bewohner, und er freute sich bei dem Gedanken, dass er das Anwesen testamentarisch als jüdisches Gemeindezentrum vererben wollte.

Lasker war immer sehr aktiv in großen jüdischen Organisationen, darunter das American Jewish Committee und die mächtige Anti-Defamation League. Seine Schwester Florine gründete den National Council of Jewish Women und das Civil Liberties Committee in New York; eine andere Schwester, Etta Rosensohn, war eine leidenschaftliche Zionistin, die die Hadassah-Organisation leitete.

Während des Ersten Weltkriegs war Lasker von seinem Freund Bernard Baruch überredet worden, dem Kabinett von Woodrow Wilson als stellvertretender Sekretär beizutreten; dies sollte seine einzige Position in der Regierung bleiben. Obwohl er Lord and Thomas zu einer riesigen Werbeagentur gemacht hatte, empfand er Chicago als zu klein für ihn; bald verlegte er seinen Hauptsitz nach New York City. Als er in die Agentur eintrat, hatte sie nur 900.000 Dollar pro Jahr zur Verfügung, ein Drittel davon stammte von einem Produkt, Cascarets, einem Abführmittel. Nachdem er nach New York gezogen war, erkannte er, dass er nationale Kampagnen zum Verkauf von Produkten starten konnte, deren Inventarwert dann dramatisch ansteigen würde. Er war in der Lage, große Geldsummen in Produkte zu investieren, die von der Öffentlichkeit noch nicht gut angenommen wurden. Sein bemerkenswertester Triumph war die Förderung von Kotex. Die Presse hatte lange Zeit eine Phobie vor jeder Erwähnung von Kotex, und es wurde nur selten dafür geworben. Lasker kaufte International Cellulose, seinen Hersteller, für 1 Million Dollar und startete dann eine gewaltige

Kampagne in Zeitungen und Zeitschriften. Er machte allein mit diesem einen Geschäft mehrere Millionen Dollar Gewinn. Er ließ nicht nur das Unternehmen für seine Werbekampagne zahlen, sondern verdiente auch Millionen mit dem Börsengeschäft. Er wiederholte diese Formel mit anderen Produkten und häufte so ein Vermögen von fünfzig Millionen Dollar an. Niemand hat so viel Geld mit Werbung verdient wie ich", prahlte er weiter.

Lasker war für viele der erfolgreichsten Radioprogramme des Landes verantwortlich. Er sprach Bob Hope vor und startete mit ihm eine Karriere, die mehr als sechzig Jahre andauerte. Es war Lasker, der Amos und Andy zur beliebtesten Radioshow in den Vereinigten Staaten machte. Er engagierte sie für Pepsodent, weil er meinte, dass die Hälfte der amerikanischen Bevölkerung, die jeden Abend die Show hört, sich weiße Zähne vorstellt, die "in diesen dunklen Theken" blinken. Der Sponsor der Show war Pepsodent Zahnpasta. Obwohl die Sendung heute als beleidigend für schwarze Amerikaner verunglimpft wird, würde sie, wenn Lasker noch am Leben wäre, wie die erfolgreichste Fernsehsendung des Landes aussehen.

Lasker besaß die Chicago Cubs und war ein großer Spieler. Er war bekannt dafür, dass er bis zu 40.000 Dollar auf eine einzige Golfrunde gesetzt hat. Er war auch ein Workaholic. Während der Weltwirtschaftskrise von 1931 machte er einen persönlichen Gewinn von 1 Million Dollar. Dies hat ihn nicht dazu bewogen, seine Geschäftsausgaben zu kürzen. Er nutzte die weit verbreitete Arbeitslosigkeit und die Depression, um fünfzig Mitarbeiter von Lord und Thomas zu entlassen; den Verbliebenen wurden die Gehälter um die Hälfte gekürzt.

Eine der erfolgreichsten Werbeaktionen von Lasker war die Kampagne zur Popularisierung von Orangensaft für Sunkist. Am besten in Erinnerung geblieben ist er durch seine Zusammenarbeit mit George Washington Hill von American Tobacco. Als Lasker auf den Plan trat, war Percival Hill noch der Präsident des Unternehmens. Der Sohn eines großen Bankiers in Philadelphia hatte ein erfolgreiches Teppichgeschäft aufgebaut, das er verkaufte, indem er den Erlös in ein Tabakunternehmen, Blackwell Tobacco, investierte und es dann an den Tabakkönig James Duke verkaufte. Duke reorganisierte das Unternehmen im

Jahr 1911 und bat Hill, Präsident zu werden, während sein Sohn, George Washington Hill, Vizepräsident wurde. Lasker übernahm die Firma nach dem Ersten Weltkrieg, als die Tabakfirmen sehr konservativ in ihren Werbeausgaben wurden. Sie gaben selten große Summen aus, um eine einzelne Marke zu bewerben, sondern zogen es vor, ihre gesamte Produktpalette zu bewerben. Lasker überredete die Hills, ihre Werbung zu konzentrieren und ihr Budget zu erhöhen.

Das haben sie getan, und die Verkaufszahlen sind in die Höhe geschnellt. Allein in einem Jahr erhöhte Lasker sein Werbebudget von einer Million auf fünfundzwanzig Millionen Dollar. Er schaffte es, gute Beziehungen zu dem arroganten und herrschsüchtigen George Washington Hill zu unterhalten, an dessen Grobheit Sidney Greenstreet in dem Film "The Hucksters" erinnerte. Greenstreet stellte Hill als unausstehlichen Hinterwäldler dar, der seinen Standpunkt deutlich machte, indem er vor seinen Regisseuren auf den Tisch spuckte.

Lasker kreierte den eingängigen Slogan für Lucky Strikes, "It's Toasted[9]. Zu Beginn des Zweiten Weltkriegs versuchte er, der amerikanischen Öffentlichkeit einen vermeintlich patriotischen Slogan aufzudrängen: "Lucky Strike Green Has Gone To War". Die Kampagne war ein Fehlschlag. Es war eine schlechte Ausrede, dass die grüne Farbe, die in der Verpackung verwendet wurde, für die Kriegsanstrengungen beschlagnahmt worden war.

Der größte Erfolg von Lasker war die landesweite Kampagne, um Frauen zum Rauchen in der Öffentlichkeit zu bewegen. Er ist wohl der Vater des Lungenkrebses bei Frauen. Damals hatten nur wenige Frauen die Kühnheit, sich in der Öffentlichkeit rauchend zu zeigen. Mit Hilfe seiner Lakaien in Hollywood sorgte Lasker dafür, dass in vielen Filmszenen wichtige Frauen beim Rauchen in der Öffentlichkeit zu sehen waren. Seinen größten Erfolg hat

---

[9] Es ist ein Gesamtpaket.

er Bette Davis zu verdanken, die ihren Text in fast jeder Szene durch eine dicke Rauchwolke hindurch vorträgt. Das Rauchen in der Öffentlichkeit wurde dann alltäglich und schuf einen riesigen Markt für Zigaretten, was natürlich Laskers einziges Ziel war. Etwa 20 Jahre später starben viele dieser Frauen an Emphysemen oder Lungenkrebs.

Laskers hektisches Tempo forderte seinen Tribut. Er hatte drei Nervenzusammenbrüche, aber sein größter Schock war der Tod seiner Frau im Jahr 1936. Im folgenden Jahr lernte er die Schauspielerin Doris Kenyon kennen, die er impulsiv heiratete. Die Ehe dauerte nur wenige Monate. Sie kehrte nach Hollywood zurück, ließ sich von ihm scheiden und heiratete den Schwager des Pianisten Arthur Rubinstein, was sich als eine erfolgreiche Ehe herausstellte. 1939, während er mit Wild Bill Donovan im Club 21 zu Mittag aß, der bald der Leiter des OSS werden sollte, der Organisation, aus der später die CIA wurde, wurde er einer charmanten Geschiedenen vorgestellt, einer Kunsthändlerin namens Mary Woodard. Die Tochter eines Bankiers aus Wisconsin hatte eine Bekleidungsfirma, Hollywood Patterns, gegründet, die preiswerte Kleider für arbeitende Frauen herstellte, und war dann ins Kunstgeschäft eingestiegen. Ein paar Tage später traf er sie beim Mittagessen mit dem Verleger Richard Simon ein zweites Mal und beschloss, sie zu heiraten. Er war gerade dabei, eine Kunstsammlung aufzubauen und wusste nur sehr wenig über Malerei. Er behauptete dann, sie geheiratet zu haben, um eine Million Dollar an Verkaufsprovisionen zu sparen, was er wahrscheinlich auch tat. Sie versuchte, ihn aufzulockern, und ließ ihn bald zu einem Psychoanalytiker gehen. Er war wieder beim Mittagessen mit Richard Simon, als er aufstand und sagte: "Ich bin spät dran für meinen Psychoanalytiker. Simon schien perplex, und Lasker erklärte ihm: "Ich mache das, um den ganzen Hass loszuwerden, den die Werbewelt in mir ausgelöst hat. Es ist wahrscheinlich, dass er mehr Hass in die Werbung gesteckt hatte als sie in ihn. Trotz der Tatsache, dass praktisch alle seine engen Freunde prominente Juden waren, wie Bernard Baruch, Anna Rosenberg, David Sarnoff, der New Yorker Werbefachmann Ben Sonnenberg und Lewis Strauss von der Kuhn, Loeb Company, stellte er selten Juden in seiner Werbefirma ein. Als man ihm das vorwarf, lächelte er nur und sagte: "Sehen Sie, ich bin in diese Firma gegangen und habe sie übernommen. Denkst du, ich will, dass mir das jemand antut? "

Zu seinen Schützlingen gehörten sehr erfolgreiche Werber wie Emerson Foote, William Benton und Fairfax Cone, allesamt gute Jungs. Lasker nannte sie gerne seine kleinen Gojim. Er hat immer gescherzt, dass er sie in die Luft jagen kann, wenn er bellt. Im Jahr 1942 beschloss Lasker, nachdem er ein Vermögen gemacht hatte, Lord und Thomas zu schließen. Seine Schützlinge gründeten dann die Firma Fairfax Cone and Belding; William Edward, ein Anwalt, heiratete Carla, die Tochter des Kaufhaus-Vermögens Bernard Gimbel. Bei dieser Hochzeit zitiert Lasker ein altes jüdisches Sprichwort: "Aus zwei faulen Eiern kann man kein Omelett machen". Er hatte Recht, sie ließen sich scheiden. Seine Tochter, Mary, heiratete den Chicagoer Stahlmagnaten Leigh Block von Inland Steel. Sie haben eine Multimillionen-Dollar-Kunstsammlung angehäuft. Sie wurde auch Vizepräsidentin von Foote, Cone und Belding. Joseph, der Bruder von Leigh Block, wurde Präsident der Jewish Federation.

Lasker hatte es satt, weiße Hemden zu tragen; er löste in New York City die Mode der blauen Hemden aus, die zum Markenzeichen der Werbebranche wurde. Er hat nie gelernt, ein Auto zu fahren und hatte keine mechanischen Fähigkeiten. Nach seinem Umzug nach New York bedauerte er den enormen Unterhalt seines Anwesens in Lake Forest; 1939 schenkte er es der Universität von Chicago. Die Treuhänder verkauften es schnell für Bauplätze; die Millionenvilla wurde für 110.000 Dollar verkauft.

Die Bedeutung von Lasker in dieser Geschichte besteht darin, dass er und sein Kollege, ein medizinischer Patenthändler namens Elmer Bobst, die American Cancer Society, eine sterbende Gruppe in den frühen 1940er Jahren, in wenigen Monaten in eine mächtige nationale Kraft verwandelten. Sie nutzten all ihre Werbe-, Fundraising- und Marketingtechniken, um diese Gruppe zur mächtigsten Kraft in der neuen Milliarden-Dollar-Welt der Krebsbehandlung zu machen, eine Leistung, für die das Rockefeller Medical Monopoly äußerst dankbar war. Sie entledigten sich kurzerhand einer schwerfälligen Organisation namens Women's Army, die sehr dezentralisiert war, und platzierten die gesamte Macht der American Cancer Society in New York City. Alle Sitzungen werden dort abgehalten. Sie nutzten auch ihre geschäftlichen Verbindungen, um einen neuen Vorstand einzusetzen, der sich aus den größten Namen des Bankwesens und der Industrie zusammensetzte, und verlangten jeweils 100.000 Dollar für das Privileg, im Vorstand zu sitzen.

Nachdem er die American Cancer Society als lebensfähige Organisation ins Leben gerufen hatte, erkrankte Lasker selbst an Krebs. Er wurde 1950 wegen Darmkrebs operiert, ohne zu wissen, dass das Herausschneiden des Krebses diesen sofort im ganzen Körper verbreitet. Er starb 1952 im Harkness Rockefeller Pavilion. Vor seinem Tod hatte er die Albert und Mary Lasker Stiftung gegründet, die Mary Lasker zur mächtigsten Frau der amerikanischen Medizin machen sollte. Schnell kontrollierte sie ein riesiges Imperium von Stipendien, Stiftungen, Washingtoner Lobbyisten und anderen Organisationen. Ihr fähigster Leutnant, um diese Macht zu erlangen, war Rockefellers Mitarbeiterin Anna Rosenberg, die jahrelang eng mit ihr zusammenarbeitete.

Elmer Bobst, der Laskers Partner war, um die American Cancer Society an die Spitze zu bringen, war ebenfalls ein Tycoon. Im Gegensatz zu Lasker stammte Bobst aus einer armen Familie, aber er hatte auch eine geborene Hausierer-Mentalität, angelehnt an den amerikanischen Unternehmer P. T. Barnum, der sagte: "Es gibt jede Minute einen geborenen Hausierer. Bobst trat 1911 in die Hoffman-LaRoche-Arzneimittelfirma ein, wo seine Verkaufsfähigkeiten ihm die Präsidentschaft der Firma einbrachten. Er war auch ein gewiefter Geschäftsmann; kurz nach dem Ersten Weltkrieg, als er wusste, dass die Rohstoffpreise fallen würden, stellte er schockiert fest, dass die Firma riesige Bestände im Lager in New Jersey angehäuft hatte. Schnell schloss er einen Deal mit Eastman Kodak ab, um fünf Tonnen Bromid zu kaufen, ein wichtiger Bestandteil nicht nur in Schmerzmitteln, sondern auch in fotografischem Material. Er vermarktete die Bromide zu sechzig Cents pro Pfund, zehn Cents unter dem Marktpreis. Innerhalb weniger Wochen war der Marktpreis auf sechzehn Cent pro Pfund gefallen.

Bobsts großer Erfolg bei Hoffman LaRoche war seine Werbekampagne für Vitamine. Es war so erfolgreich, dass er den Spitznamen "der König der Vitamine" erhielt. Er gewann Millionen von Dollar an der Börse und beschloss, Hoffman LaRoche für grünere Weiden zu verlassen. Im Jahr 1944 wandte er sich an Cravath, Swaine und Moore, die Anwälte der Kuhn, Loeb Company, um seine Bedingungen auszuhandeln; sie erreichten eine sehr günstige Einigung von 150.000 Dollar im ersten Jahr und 60.000 Dollar pro Jahr bis zu seinem fünfundsiebzigsten Geburtstag. Nachdem er sein Vermögen im Vitamingeschäft gemacht hatte, wandte er sich teureren Pillen zu und wurde Direktor von Warner-Lambert. Das größte Produkt des Unternehmens war Listerine. Gerald Lambert, der kein Geschäftemacher war, hatte Lambert Pharmacal in ein riesiges Imperium verwandelt, vor allem wegen seiner unaufhörlichen Warnungen vor den Gefahren des "schlechten Atems". Sein Vater hatte eine Mundspülung erfunden, zu der er den berühmtesten Namen der Medizin, Baron Joseph Lister, den Erfinder der Antiseptik und Asepsis in Krankenhäusern, herangezogen hatte. Als berühmter Chirurg hatte Baron Lister selbst Königin Victoria operiert, das einzige Mal, dass sie sich einer Skalpelloperation unterzog. Gerald Lambert machte seinen Namen mit ganzseitigen Anzeigen für Listerine bekannt. Die Banner-Schlagzeilen warnten: "Selbst Ihr bester Freund wird es Ihnen nicht sagen". Lambert erfand ein neues Wort für diese Geißel, Halitosis, aus dem Lateinischen für schlechten Atem. Auf dem Höhepunkt des Börsenbooms der 1920er Jahre verkaufte Gerald Lambert sein Unternehmen für 25 Millionen Dollar an die Warner Corporation, was 1980 einem Gegenwert von 500 Millionen Dollar entsprach. Das Geschäft wurde 1928 abgeschlossen; innerhalb eines Jahres war der Wert des Unternehmens auf 5 Millionen Dollar gesunken.

Die daraus entstandene Warner-Lambert Corporation erlebte in den 1930er Jahren ein langsames Wachstum. Bobst wurde in erster Linie wegen seiner Marketingfähigkeiten eingestellt, erwies sich aber bald als Imperiumsbauer und kaufte mehr als fünfzig andere Unternehmen. In einem klugen Schachzug ernannte er Albert Driscoll zum Präsidenten der Firma. Driscoll hatte gerade sieben Jahre als Gouverneur von New Jersey verbracht. Als Direktoren berief Bobst die klügsten Köpfe der Wall Street, Sidney Weinberg von Goldman Sachs und Frederick Eberstadt von Eberstadt and Company. Als Direktor für Öffentlichkeitsarbeit wandte er sich an Anna Rosenberg, die lange Zeit Direktorin für Arbeitsbeziehungen der Rockefellers im Rockefeller Center, ihrer Hauptholding, gewesen war. Dies bedeutete, dass Bobst nun eine wichtige Verbindung zu den Rockefellers hergestellt hatte, wobei Anna Rosenberg weiterhin enge Beziehungen zu ihren ehemaligen Arbeitgebern unterhielt.

Weil er als einziger von seinen ehrgeizigen Plänen wusste, hatte Bobst vor Beginn seiner großen Expansion eine Menge Warner-Lambert-Aktien gekauft. Infolgedessen vervielfachte sich der Wert der Aktien. Er war nun der größte Anteilseigner und wog mehrere Millionen Dollar. *Fortune* beschrieb seinen herrschaftlichen Lebensstil, seine riesigen Anwesen in New Jersey, seine 87-Fuß-Yacht am Spring Lake und seine Suite im Waldorf. Tatsächlich besaß Bobst fünf aufeinanderfolgende Yachten, jede größer als die vorherige, alle auf den Namen Alisa getauft, die letzte war Alisa V. Er heiratete auch ein zweites Mal, nämlich die libanesische Delegierte bei den Vereinten Nationen. Er diente als Präsident der War Bond Campaign in New Jersey während des Zweiten Weltkriegs und wurde ein wichtiger Spender für politische Kampagnen. Infolgedessen wurde er zu einer sehr einflussreichen Figur hinter den Kulissen der Republikanischen Partei, so sehr, dass er seinen eigenen Mann für die Präsidentschaft wählte.

Eisenhowers Finanzminister George Humphrey von der Rothschild-Bank, der National City Bank of Cleveland, sollte bei einer Spendensammlung in New Jersey sprechen, deren Präsident Bobst war. Er erkrankte und Vizepräsident Richard Nixon wurde an seiner Stelle geschickt. So begann eine enge Beziehung zwischen Bobst und Nixon, die fast eine Vater-Sohn-Beziehung war. Nixon war geblendet von Bobsts millionenschwerem Lebensstil und er sorgte dafür, dass die Bobsts häufig zu Abendessen im Weißen Haus eingeladen wurden. Im Jahr 1957 konnte Nixon Bobst bei einem Treffen im Weißen Haus der Königin von England vorstellen.

Nach Nixons fehlgeleitetem, wenn auch berechtigtem Angriff auf die Presse nach seinem Wahlkampf in Kalifornien schien es, dass seine politische Karriere vorbei war. Bobst war jedoch nicht bereit, einen solchen potenziellen Verbündeten aufzugeben. Nixon erinnerte sich später mit Rührung an den besten Rat, den Bobst ihm je gab. Bobst hatte ihn in einer für Nixon sehr deprimierenden Zeit beiseite genommen und ihm ernsthaft gesagt: "Dick, es ist Zeit, dass du die Fakten des Lebens lernst. Sehen Sie, es gibt wirklich nur zwei Arten von Menschen auf der Welt: die Esser und die Gefressenen. Sie müssen sich nur entscheiden, zu welcher Gruppe Sie gehören wollen. "

Zu einer Zeit, als Nixon wenig oder gar keine Aussichten hatte, wandte sich Bobst an seinen Anwalt Matt Herold, den Seniorpartner der Wall-Street-Kanzlei Mudge, Rose und Stern. Warner Lambert war ihr größter Klient, und als Bobst "vorschlug", Herold solle Nixon aus Kalifornien als Partner in die Kanzlei holen, war Herold nur zu gerne bereit, dem nachzukommen. Mit diesem Sprungbrett konnte Nixon seine Präsidentschaftskampagne erfolgreich starten.

Diese Entscheidung hat sich als eine kluge Investition erwiesen. Nach Nixons Sieg verkauften die republikanischen Gouverneure von New Jersey, Nebraska, Kentucky und West Virginia alle ihre steuerfreien Anleihegeschäfte an Mudge Rose, was dem Unternehmen zusätzliche Einnahmen in Höhe von 1 Million Dollar pro Jahr bescherte. Im Januar 1971 erschien Mudge Rose vor dem Justizministerium, um die Fusion von Warner-Lambert und Parke-Davis zu besprechen, eine Entscheidung, die für Bobst Millionen von Dollar bedeutete. Generalstaatsanwalt John Mitchell, ebenfalls ein Bobst-Schützling, disqualifizierte sich selbst; sein Stellvertreter, Richard Kleindienst, erlaubte dann die Fusion. Dies sind die einzigen Vereinbarungen, die öffentlich gemacht wurden; wahrscheinlich gab es noch viele andere. In einem brillanten finanzpolitischen Manöver riet Mitchell Bobst, der New York University 11.000.000 Dollar für die Bobst Library zu spenden.

Im Jahr 1973 ließ Bobst seine Autobiografie bei der David McKay Company in New York veröffentlichen. Es war ein populäres Werk, eine lobende Darstellung von Bobsts

Leistungen, die durch keine unvorteilhaften Kommentare getrübt wurde. Als Bobst 1978 starb, erschien kein Nachruf in der *New York Times*. Es war ein erstaunlicher Umstand, der einen der größten Tycoons New Yorks betraf. Die *Times* würdigte regelmäßig selbst die jüngsten Führungskräfte der New Yorker Unternehmen. Kurioserweise erschien in der *Times* eine öffentliche Erklärung über Bobst, eine Laudatio auf seinen langjährigen Freund, Laurance Rockefeller, den Präsidenten von Sloan Kettering. Rockefeller sagte: "Seine Bemühungen im Kampf gegen den Krebs haben ihm die aufrichtige Dankbarkeit von Krebspatienten und Forschern sowie der Öffentlichkeit eingebracht. Vielleicht ist Bobsts wahres Denkmal das Listerine-Etikett, das immer noch die Botschaft "Für schlechten Atem, Insektenstiche, infektiöse Schuppen; 26,9% Alkohol" trägt.

Rockefeller bezog sich dabei auf Bobsts Wiederbelebung der American Cancer Society. Unter seiner Führung hatte die Gesellschaft am 23. Juni 1944 eine neue Satzung erhalten und sich einer kompletten Reorganisation unterzogen. Die Mitgliederzahl wurde auf 300 erhöht und die beiden Hausierer starteten eine landesweite Kampagne, um zweieinhalb Millionen "Freiwillige" anzuwerben, die durch das Land patrouillieren sollten, um Spenden für den "Kampf gegen den Krebs" zu sammeln. Da die Befehle für diese Kampagne immer von Wirtschaftsmagnaten, gesellschaftlichen Führern und Politikern kamen, hatten die Massen keine andere Wahl; sie mussten gehorchen. Bobsts und Laskers Fähigkeiten als Hausierer resultierten in dem oft lächerlichen Spektakel von Millionen von Bauern, die sich zu einem jährlichen Marsch auf den Straßen versammelten, um Dosen zu knacken und um Spenden für die Superreichen zu bitten. Wahrscheinlich war die einzige Kampagne, die diesem Spektakel gleichkam, die jährliche Kampagne der Nazipartei in Deutschland, um Spenden für die Winterhilfe zu sammeln. Die ACS-Kampagne lief nach dem gleichen Modell. Die Millionen von "Freiwilligen" stellten sich dieser jährlichen Aufgabe, weil ihre Arbeit, ihre soziale Stellung und ihre Familien von ihrer Bereitschaft abhingen, dem Gott des Mammons zu opfern, der sich derzeit als "das Gespenst vergangener und zukünftiger Krebserkrankungen" maskierte.

Der Präsident der American Cancer Society, Clarence D. Little wurde 1929 von den Rockefellers, langjährigen Partnern, die für ihn ein Labor in ihrem Sommerhaus auf Desert Mountain Island eingerichtet hatten, in diese Position berufen. Er schien sich nicht für Krebs zu interessieren und verbrachte die meiste Zeit als Präsident der American Birth Control League, der Euthanasia Society und der Eugenics Society, wobei letztere ein Projekt der Familie Harriman war. Er gab zu, dass die American Cancer Society 1943 noch keine Forschung betrieb. Little war Präsident der Universität von Michigan gewesen und war nun Aufseher an der Harvard Universität. Unter seiner Führung war die Krebsgruppe nichts weiter als eine kleine Gruppe von Eliten, die sich gelegentlich in New York City trafen.

Trotz ihrer Umstrukturierung auf eine kommerziellere Basis häufte die American Cancer Society auch lange nach dem Weggang von Little noch eine beeindruckende Anzahl von Misserfolgen an. Ein Kritiker, ein langjähriger Bundesbeamter, hat öffentlich erklärt, man solle sie "die Kindergesellschaft für nationale Lähmung" nennen. Allerdings war die Unfähigkeit dieser Gesellschaft, ein Heilmittel für Krebs zu finden, nicht ganz zufällig. Bobst-Laskers Einfluss brachte sie in die Umlaufbahn des Sloan-Kettering-Instituts, dessen Motto seit langem lautet: "Millionen für die Forschung, aber keinen Pfennig für eine Heilung". Charles McCabe, der respektlose Chronist des *San Francisco Chronicle,* schrieb am 27. September 1971: "Man kann sich fragen, ob die Mitarbeiter der American Cancer Society oder von Krebsforschungsstiftungen und anderen heiligen Organisationen wirklich an einer Heilung von Krebs interessiert sind. Oder wenn sie wollen, dass ein Problem, das sie mästet, weiter besteht. "

Zum neuen Bobst-Lasker-Vorstand der American Cancer Society gehörten die üblichen Mitglieder der Rockefeller-Kohorte, Anna Rosenberg, Eric Johnston, langjähriger Chef der Handelskammer und jetzt Chef der Motion Picture Association, ein PR-Sprecher der Hollywood-Tycoons ; John Adams, ein Partner bei Lazard Brothers und Direktor von Standard Brands; General William Donovan, der Wall-Street-Anwalt, der vom britischen Geheimdienst zum Leiter des neuen Office of

Strategic Services, dem [10]Spionagenetzwerk des Landes, auserkoren wurde; wurde er dann als US-Botschafter nach Thailand geschickt, um die Operationen des globalen Drogenhandelsnetzwerks zu überwachen, das von Emerson Foote, Laskers Schützling aus der Werbebranche, Ralph Reed, dem Präsidenten der American Express Company, Harry von Elm, dem Superbanker, der Präsident von Manufacturers Trust war, und Florence Mahoney, der Erbin des Multi-Millionen-Dollar-Vermögens *der Cox-Zeitungen* und einer alten Freundin von Mary Lasker betrieben wurde.

Im Jahr 1958 waren die Leiter der American Cancer Society Alfred P. Sloan, Präsident; Monroe J. Rathbone, Präsident von Standard Oil; Mrs. Anna Rosenberg Hoffman von der Rockefeller Foundation; General Donovan und Eric Johnston. Senator Ralph Yarborough aus Texas, ein Verfechter der sozialisierten Medizin, gründete eine nationale Gruppe von 26 Beratern zur Krebsbekämpfung unter dem Vorsitz von Benno Schmidt, Direktor der J.H. Whitney Investment Bank. Die anderen Mitglieder waren Laurance Rockefeller, Dr. Sidney Farber, ehemaliger Präsident der American Cancer Society, G. Keith Funston, Präsident der Munitionsfirma Olin, und Mathilde J. Krim, eine ehemalige zionistische Terroristin.

Interessant ist die Enthüllung der intimen Beziehungen, die sich in den letzten Tagen des Zweiten Weltkriegs zwischen hochrangigen Nazifunktionären und den Gründern des zionistischen Terrornetzwerks Haganah und Irgun Zvai Leumi entwickelten. Die Zionisten versuchten, die Briten aus Palästina zu vertreiben; die Nazis befanden sich ebenfalls im Krieg mit England, wodurch die kurioseste politische Allianz des 20. Jahrhunderts entstand. Einer der Hauptbefürworter der Zusammenarbeit mit der Abwehr, dem deutschen Geheimdienst, war ein gewisser Yitzhak Shamir, heute Premierminister von

---

[10] OSS, Office of Strategic Services, der Vorläufer der CIA. Hinweis.

Israel[11]. Nach dem Krieg beschäftigten die Zionisten viele ehemalige Nazis, um ihnen zu helfen, ihre militärische Opposition gegen die Briten aufzubauen. Der Anführer dieser Allianz war der Veteran der ehemaligen Stern-Terrorbande, jetzt Irgun Zvai Leumi, kein anderer als Menachem Begin. Einer von Begins Schützlingen war eine junge Frau namens Matilda J., wie sie in Terroristenkreisen genannt wurde. Sie wurde in der Schweiz geboren, nachdem ihr Vater Italien wegen "schlechter wirtschaftlicher Bedingungen" verlassen hatte - keine politische Ideologie also. Die heutige Frau Krim wird in der *aktuellen Biographie* als "Genetikerin" und "Philanthropin" beschrieben. Sie war viele Jahre lang als Biologin bei der American Cancer Society tätig. In ihrer Jugend schloss sie sich der Irgun Zvai Leumi an und heiratete als Zeichen der Solidarität einen Terroristenkollegen. Sie wurde schnell ein Liebling von Begin und ließ sich von ihrem Mann scheiden. Es war in Begin, als ein lächelnder Mike Wallace in der Sendung "Sixty Minutes" fragte: "Haben Sie wirklich den Terrorismus in die Nahostpolitik eingeführt? Begin antwortete mit Nachdruck: "Nicht nur im Nahen Osten, sondern überall auf der Welt. Er bezog sich dabei auf die globalen terroristischen Operationen des Mossad, der israelischen Geheimdienstgruppe, die vollständig von der CIA mit Geldern der amerikanischen Steuerzahler finanziert wird.

Anschließend ging Mathilde J. an das Weizmann-Institut in Israel. Eines Tages wurde sie einem der reichsten Regisseure Amerikas, dem Filmmagnaten Arthur Krim, vorgestellt. Sie heirateten, was sie zur amerikanischen Staatsbürgerin machte. Krim ist seit vielen Jahren der Hauptlobbyist in Washington für die großen Filmgesellschaften; er ist auch der Haupt-Fundraiser für das zionistische Agitprop-Netzwerk. Als Geldbeschaffer war er auch ein enger Freund von Präsident Lyndon B. Johnson. Krim und seine Frau waren Johnsons Gäste im Weißen Haus, als die Israelis das U.S.S.-Schiff U.S.S. Liberty angriffen und viele der

---

[11] Das Buch wurde im Jahr 1988 geschrieben.

Besatzung töteten. Als andere US-Schiffe Flugzeuge schickten, um der Liberty zu helfen, wies das Weiße Haus die Flugzeuge sofort an, umzukehren. Die Israelis konnten ihren Angriff noch mehrere Stunden lang fortsetzen, in dem verzweifelten Versuch, die Liberty zu versenken und die Funkbeweise zu vernichten, die sie gesammelt hatten und die darauf hinwiesen, dass die Israelis den Sechstagekrieg begonnen hatten. Obwohl allgemein angenommen wird, dass Krim den amerikanischen Flugzeugen den Befehl zur Umkehr gab, wurde nie eine Untersuchung durchgeführt.

Johnson ist jetzt tot, und sie sind die einzigen lebenden Zeugen dieses schrecklichen Beispiels von Hochverrat durch das Weiße Haus. Die CIA hatte seit vierundzwanzig Stunden gewusst, dass ein Angriff auf Liberty geplant war, in der Hoffnung, die Vereinigten Staaten auf der Seite Israels in den Krieg zu bringen; falsche Beweise waren bereits platziert worden, um zu zeigen, dass der Angriff von den "Ägyptern" kommen würde.

Mathilde Krim ist heute Direktorin der Rockefeller Foundation; sie und ihr Mann sind Direktoren des African-American Institute.

Arthur Krim unterstützt seit langem linke Anliegen in New York, die New York School of Social Research, das Henry Street Settlement und die Field Foundation. Krim ist Präsident von United Artists (jetzt Orion Films). Als persönlicher Anwalt von Armand Hammer, der dafür bekannt ist, ein Freund des blutrünstigen Terroristen Lenin zu sein, ist Krim auch Direktor von Hammers zwei Hauptfirmen, Iowa Beef und Occidental Petroleum. Krim war auch Vorsitzender der demokratischen Finanzkommission; er ist Vorstandsvorsitzender der Columbia University und Direktor der Lyndon B Foundation. Johnson-Stiftung.

Im Jahr 1976 stellten Kritiker fest, dass mindestens achtzehn Mitglieder des Vorstands der American Cancer Society Führungskräfte der Banken waren. Die CHA gab in diesem Jahr 114 Millionen Dollar aus, hatte aber ein Vermögen von 181 Millionen Dollar. Am 31. August 1976 befanden sich 42% der

Barmittel und Anlagen von CHA, etwa 75 Millionen Dollar, in Banken, mit denen diese Führungskräfte verbunden waren. Das ACS-Budget von 1975 gab an, dass 570 für die Verwaltung bestimmt waren; der für die Forschung bereitgestellte Betrag war geringer als die Gehälter der 2900 Mitarbeiter. Die American Cancer Society kontrollierte in allen Belangen das National Cancer Institute, eine Regierungsbehörde. Der ehemalige Direktor des NCI, Frank J. Rauscher, wurde der erste Vizepräsident des CHA und verdoppelte sein Gehalt auf 75.000 Dollar pro Jahr. Ein CHA-Sprecher gab zu, dass 70% des Forschungsbudgets 1976 an "Personen oder Institutionen" gingen, mit denen die Vorstandsmitglieder verbunden waren. Pat McGrady, der 25 Jahre lang ACS-Wissenschaftsredakteur war, sagte dem Schriftsteller Peter Chowka: "Die Medizin ist käuflich geworden, gleich nach dem Gesetz. Der ACS-Slogan, die Kontrolle von Krebs mit einem Check-up und einer Kontrolle. Das ist ein Schwindel, denn wir kontrollieren den Krebs nicht. Dieser Slogan wird der wissenschaftlichen, medizinischen und klinischen Kompetenz von CHA gerecht. Niemand in den wissenschaftlichen und medizinischen Abteilungen ist in der Lage, echte Wissenschaft zu betreiben. Sie sind wunderbare Profis, die wissen, wie man Geldmittel beschafft. Sie wissen nicht, wie man Krebs vorbeugen oder Patienten heilen kann, im Gegenteil, sie verschließen die Tür für innovative Ideen. CHA-Gelder gehen an die Wissenschaftler, die die beste Show abziehen, um Zuschüsse zu bekommen, oder die Freunde in den Zuschussgremien haben. "

Dies ist wahrscheinlich die zuverlässigste Zusammenfassung darüber, was mit Ihren Spenden an die American Cancer Society gemacht wird. Wie wir bereits angedeutet haben, sind es die Massen, die den Großen Reichen Almosen geben, die es verstehen, diese Gelder unter sich, ihren Freunden und ihren bevorzugten steuerbefreiten Organisationen zu verteilen, die in vielen Fällen Zufluchtsorte für die unfähigsten Mitglieder ihrer Familien sind. CHA-Regisseure kommen aus den "besten Leuten" von New York City, aus dem Jetset, aus der hippen Park-Avenue-Crowd, die vom Romanautor Tom Wolfe als "radical chic" karikiert wurde. Es gab eine Zeit, da war Black Power in Mode; heute sind es Homosexualität und Krebs. Diese Gruppe wird ständig als besessen von "Mitgefühl und Fürsorge" dargestellt, was immer mit dem Geld anderer Leute gemacht wird. Ihr eigenes Portemonnaie bleibt versiegelt. Dies wird durch die blutenden Herzen der nationalen Nachrichtensendungen veranschaulicht, die uns jede Nacht mit ihrer Version der Obdachlosen, der Hungernden in Afrika oder jedem anderen Ort, an dem sie ein fotogenes Opfer finden können, auf dem Fliegen herumkrabbeln, verwöhnen. Diese "Journalisten", die jährlich Millionen von Dollars erhalten, haben noch nie die Münze auf die Opfer geworfen. In der Politik wird ihre Moral von dem fetten alternden Playboy Senator Teddy Kennedy vorgelebt, in Hollywood von der ebenso fetten Elizabeth Taylor.

Mathilde Krim ist nun das führende Genie hinter der neuen American Foundation for AIDS Research. Dank ihrer mächtigen Kontakte in Hollywood war es ihr ein Leichtes, Elizabeth Taylor und andere Stars zu überreden, Millionen für ihr Lieblingsprojekt zu sammeln. Sie rekrutierte auch ihre alte Freundin Mary Lasker als erstes Vorstandsmitglied der Stiftung. Mary Lasker bezahlte das heutige "Werbegenie" Jerry della Femina, um eine geschmackvolle nationale Werbekampagne für die Verteilung und Verwendung von Kondomen zu kreieren.

Das Memorial Sloan Kettering Cancer Center ist nach wie vor die "angesagteste" Wohltätigkeitsorganisation unter den New Yorker Prominenten; sie ist sicherlich die einflussreichste. Sie ist in der noblen Upper East Side als "The Society of Memorial Sloan Kettering Cancer Center" gelistet. Seit vielen Jahren betreibt sie einen beliebten Secondhand-Laden in der Third Avenue, der mit Spenden von wohlhabenden Familien gefüllt wird. Wie viele andere junge Schriftsteller und Künstler kaufte der jetzige Autor dort jahrelang seine Kleidung, die in den teuersten Läden New Yorks etikettiert wurde.

Da der "Kampf gegen Krebs" vollständig vom Medizinmonopol der Rockefellers kontrolliert wird, werden regelmäßig Subventionen gewährt, die nichts als Betrug sind. Laut einer Person vergibt die ACS nur dann einen Forschungszuschuss, wenn der Empfänger ein Papier unterschreibt, in dem er sich verpflichtet, kein Heilmittel für Krebs zu finden. Obwohl nur die Spitze des Eisbergs aufgedeckt wurde, gibt es reichlich Beweise dafür, dass die meisten Krebsforschungen gefälscht und mit falschen Ergebnissen gespickt sind. In einem der öffentlichkeitswirksamsten Vorfälle gab das National Cancer Institute 980.000 Dollar an einen Forscher der Boston University, der zum Rücktritt gezwungen wurde, nachdem ihm vorgeworfen wurde, seine Forschungsdaten gefälscht zu haben; ein anderer bekannter Vorfall am Memorial Centre deckte auf, dass Mäuse unterschiedlich gefärbt wurden, um bestimmte Krebstests zu "verifizieren". Dr. William Summerlin von Sloan Kettering gab zu, die Mäuse angemalt zu haben, um ihnen den Anschein einer erfolgreichen Hauttransplantation zu geben.

Das National Bureau of Standards berichtet, dass die Hälfte oder mehr der numerischen Daten, die von Wissenschaftlern in Zeitschriftenartikeln veröffentlicht werden, unbrauchbar sind, weil es keinen Beweis dafür gibt, dass die Forscher genau das gemessen haben, was sie zu messen glaubten. Durch diese Statistiken alarmiert, leiteten die Beamten eine Umfrage ein; 31 Autoren von wissenschaftlichen Berichten erhielten Fragebögen, in denen sie um ihre Rohdaten gebeten wurden. Die 21, die geantwortet haben, gaben an, dass ihre Daten "verloren" oder "versehentlich zerstört" worden sind. Was für ein Verlust für den Berufsstand der Forscher!

Die Zuverlässigkeit der Forscher des Landes wurde durch ein vernichtendes Exposé in "Sixty Minutes" am 17. Januar 1988 mit dem Titel "The Facts Were Fiction" untergraben. Das Thema der Präsentation war "einer der größten Wissenschaftler der Nation". Er behauptete, in einer staatlichen Einrichtung umfangreiche Forschungen über mentale Retardierung durchgeführt zu haben, wobei die Aufzeichnungen eindeutig zeigten, dass er nur an Goldfischen gearbeitet hatte. Der "Sixty Minutes"-Bericht schätzte, dass zwischen zehn und dreißig Prozent aller in den Vereinigten Staaten durchgeführten Forschungsprojekte aufgrund der Bedingungen, die erforderlich sind, um das Subventionsrennen zu gewinnen, völlig falsch sind. Überraschende" Ergebnisse müssen behauptet werden, bevor ernsthaft über Förderanträge nachgedacht wird, die für sich genommen keine unbedeutenden Beträge darstellen; sie belaufen sich oft auf Zuschüsse von mehreren Millionen Dollar. Ein Forscher, der für "Sixty Minutes" interviewt wurde, sagte: "Ich würde es mir zweimal überlegen, bevor ich glaube, was ich in medizinischen Fachzeitschriften lese... es sind unehrliche und betrügerische Informationen. Der Geist hinter all dieser Täuschung ist die Weigerung der sehr Reichen, zuzulassen, dass ihre Profite durch echten medizinischen Fortschritt gefährdet werden. Je falscher die Forschung also ist, desto unwahrscheinlicher ist es, dass ein derzeit auf dem Markt befindliches Medikament, das 100 Millionen Dollar oder mehr pro Jahr einbringt, vom Markt genommen wird. Die Großfälschungen in der US-Forschung sind fast ausschließlich auf den Druck des Rockefeller-Medizinmonopols und der von ihm kontrollierten Pharmafirmen zurückzuführen, die routinemäßig aufwendige und gefälschte "Tests" bei der Food and Drug Administration zur Zulassung neuer Produkte einreichen und dabei schädliche Nebenwirkungen, oft einschließlich Leber- und Nierenschäden oder Tod, verheimlichen. Die Kontrolle der Universitäten durch das Medizinmonopol schafft einen Nährboden für die Entstehung neuer roboterhafter Lakaien, die bereit sind, sich in jeder Hinsicht zu bücken, um ein Stipendium oder einen Job zu bekommen, der wenig oder keine Leistung erfordert. Eine lange Geschichte der manipulierten Forschung ist ein "Panama" oder eine ideale Kontrolle, um diese Lakaien bei der Stange zu halten.

Es ist erschreckend, wenn man bedenkt, dass solch manipulierte Forschung in der Regel die Grundlage für die Akzeptanz oder Ablehnung neuer Medikamente ist, während sie gleichzeitig das Establishment schützt, das immer mehr Profite aus Allheilmitteln und Verfahren einstreicht, die längst veraltet und diskreditiert sind. Doch dies ist der Kontext und die *Begründung für* [12]Präsident Reagans mutigen neuen Haushalt für 1989, der 64,6 Milliarden Dollar für "Forschung und

---

[12] Im Text auf Französisch, Anmerkung des Herausgebers.

Entwicklung" vorsieht. Dies ist zwar nur ein Anstieg von 4% gegenüber 1988, bedeutet aber einen Anstieg von 52% seit dem Amtsantritt von Reagan.

Das Budget für die National Institutes of Health wurde auf 6,2 Milliarden Dollar verdoppelt; die Krebsforschung erhält 1,5 Milliarden Dollar, die AIDS-Forschung 2 Milliarden Dollar. Mathilde Krim muss sehr glücklich sein.

Kritiker wiesen darauf hin, dass Memorial Sloan Kettering praktisch keine Forschung zur Krebsprävention betrieben hatte, sondern nur zu den von ihr bevorzugten "Behandlungsmethoden". Die Grundprämisse ihrer Forscher, dass die Zelle allein für die Vermehrung von Krebszellen verantwortlich ist, ist wahrscheinlich falsch; sie ist jedoch die Basis ihrer gesamten Arbeit, einschließlich der Förderung der Chemotherapie. Tatsächlich reagiert die Zelle wahrscheinlich auf eine Infektion oder äußeren Druck, und der Fehler liegt nicht in der Zelle. Der Ansatz von Sloan Kettering verspricht eine "Wunderwaffe"[13], die die Zelle mit Hilfe von Medikamenten oder einer Chemotherapie wieder auf einen gesunden Stand bringt. Chemotherapeutische Medikamente enthalten alkylierende Wirkstoffe, die das Zellwachstum tatsächlich hemmen. Dies sind Alkaloide, die die Mitose oder Zellteilung hemmen. Sloan Kettering umgeht auch die Möglichkeit, das Immunsystem zu stimulieren, um auf das Krebswachstum zu reagieren, was die normale Methode des Körpers zur Bekämpfung der Krankheit ist. Diese Einrichtung erhält jährlich 70 Millionen Dollar von verschiedenen steuerbefreiten Stiftungen, unter anderem von der Alfred P. Sloan Foundation, was bedeutet, dass der amerikanische Steuerzahler diese gesamte Forschung subventioniert. Einhundertdreißig Vollzeit-Wissenschaftler forschen am Zentrum; die 345 Ärzte des Zentrums sind ebenfalls stark in die Forschung eingebunden.

---

[13] Verweis auf die "magische Kugel", die laut den offiziellen Medien den Tod von Präsident Kennedy verursachte.

Und was sind die Ergebnisse all dieser Aktivitäten? Fortgesetzte Anwendung der inzwischen überholten Techniken des "cut, slash and burn", die noch an die "mad scientist"-Praktiken des vor vielen Jahren verstorbenen Dr. J. Marvin Sims und Dr. James Ewing erinnern. Obwohl sie sich der rituellen Einhaltung dieser kostspieligen, schmerzhaften und sinnlosen Prozeduren verschrieben haben, vertreten die "Wissenschaftler" von Sloan Kettering eine starke Meinungslinie, die die verschiedenen ganzheitlichen Verfahren, die auf Diät, Ernährung und Vitaminen basieren, anprangert.

Dr. Muriel Shimkin von den National Institutes of Health schrieb 1973 im offiziellen Krebshandbuch des Instituts, dass "die Behandlung von Krebs allein durch Ernährung eine Quacksalberei ist. "Doch die Amerikanische Krebsgesellschaft, die mit zunehmenden Beweisen für das Gegenteil konfrontiert wurde, gab 1984 einen speziellen Bericht heraus, der zu folgendem Programm riet: ''1. Vermeiden Sie Fettleibigkeit. 2. Reduzieren Sie die Gesamtfettaufnahme auf 30% der Gesamtkalorien. 3. Essen Sie mehr ballaststoffreiche Lebensmittel. 4. Essen Sie Lebensmittel, die reich an Vitamin A und C sind. 5. Nehmen Sie Kreuzblütler, grünes Gemüse usw. in den Speiseplan auf. 6. Konsumieren Sie Alkohol in Maßen. 7. Mäßiger Konsum von salzigen, rauchigen und nitrithaltigen Lebensmitteln. Dies ist eine sehr vernünftige Diät, aber sie wurde weder von der CHA noch von den NIH gefördert, noch nehmen viele Ärzte diesen Ratschlag in ihre Empfehlungen für ihre Patienten auf.

Die American Cancer Society hat immer ein einziges Mantra über Laetrile gehabt. Dr. Lewis Thomas, langjähriger Leiter von Sloan Kettering, sagte am 2. April 1975 vor dem Scientific Editors Seminar der American Cancer Society: "Laetrile hat absolut keinen Wert im Kampf gegen Krebs. "Dies widersprach der Arbeit der Wissenschaftler des Zentrums, deren tatsächliche Ergebnisse unterdrückt worden waren. Dr. Thomas stellte 1975 erneut fest: "Es hat sich nach zwei Jahren der Prüfung gezeigt, dass Laetril keinen Wert im Kampf gegen Krebs hat". "Auch Dr. Robert Good, Präsident von Sloan Kettering, erklärte im Januar 1974: "Derzeit gibt es keinen Beweis dafür, dass Laetril irgendeine Wirkung auf Krebs hat. Lloyd Schoen und Elizabeth Srockett, die beide unabhängig voneinander am Zentrum arbeiteten, hatten herausgefunden, dass Ananasenzyme in Kombination mit Laetrile in 50% ihrer Versuche an 34 Labortieren eine vollständige Tumorregression bewirkten.

Einer der berühmtesten Nutznießer der Laetrile-Behandlung war der Schauspieler Steve McQueen. Er war von seinen Ärzten als ein Fall im Endstadium aufgegeben worden, als er Laetrile ausprobierte. Er reagierte gut, bis ein Arzt ihn zu einer Operation wegen eines Tumors überredete; er starb dann an einer Embolie auf dem Operationstisch. Das Establishment behauptet, dass dies beweist, dass die Laetrile-Behandlung wertlos ist.

Harold Manner vom Krebszentrum fand außerdem heraus, dass eine Kombination aus Laetril, Enzymen und Vitamin A eine ähnlich positive Wirkung auf krebskranke Mäuse hatte. Dr. Kinematsu Suiguira, der seit 1917 am Memorial arbeitete, nachdem er zuvor am Harriman Institut an Krebs gearbeitet hatte, hatte ebenfalls eindrucksvolle Ergebnisse vorgelegt, die bewiesen, dass Laetril bei Labortieren gegen Krebs wirksam war. Am 13. Juni 1973 wurden die Ergebnisse von Krebstests mit Laetrile, die von Dr. Kinematsu Suiguira über einen Zeitraum von neun Monaten durchgeführt wurden, veröffentlicht: "Die Ergebnisse zeigen deutlich, dass Amygdalin die Entwicklung von Lungenmetastasen bei Mäusen signifikant hemmt. Obwohl dies vom Sloan Kettering Institut am 10. Januar 1974 bekannt gegeben wurde, bezeichnete Dr. Robert Good, Präsident von Sloan Kettering, die Nachricht dieser Ergebnisse als "verfrühtes Durchsickern". Dr. Ralph Moss, der damalige Direktor für Öffentlichkeitsarbeit des Krebszentrums, sah in Suiguiras Arbeit einen echten Durchbruch und eine willkommene Abkehr von der singulären Erfolglosigkeit von Sloan Kettering in seiner Arbeit über Krebs. Am 17. November 1977 hielt er eine Pressekonferenz im New Yorker Hilton Hotel ab. Anstatt Lob für die Bekanntmachung des Erfolgs des Zentrums zu erhalten, wurde er am nächsten Tag gefeuert. Er fuhr fort, ein ausgezeichnetes Buch zu schreiben, *Das Krebs-Syndrom*, das viele der seltsamen Ereignisse enthüllt, die bei Sloan Kettering aufgetreten sind. Sein Buch ist sehr sachlich und ohne Groll gegen diejenigen geschrieben, die ihn rausgeschmissen hatten.

Da Elmer Bobst eine entscheidende Rolle bei Nixons Aufstieg zur Präsidentschaft gespielt hatte, fiel es ihm nicht schwer, ihn davon zu überzeugen, einen neuen und kostspieligen "Krieg gegen den Krebs" zu genehmigen. Auf Bobsts Betreiben hin unterzeichnete Nixon 1971 den National Cancer Act, der das National Cancer Institute in Bethesda in eine neue monolithische Regierungsbürokratie verwandelte. In den nächsten 15 Jahren sollte die NCA mehr als 10 Milliarden Dollar für verschiedene Krebsbekämpfungsprogramme ausgeben, von denen keines einen Effekt auf die Heilung oder Prävention von Krebs hatte. 1955 hatte das NCI mit einem Zuschuss von 25 Millionen Dollar ein National Chemotherapy Service Centre eingerichtet, um den Einsatz der Chemotherapie zu fördern. Eine ganzseitige Anzeige in der *New York Times* vom 9. Dezember 1969 verkündete, dass "eine Heilung für Krebs in greifbarer Nähe ist". Der Artikel versprach, dass eine Heilung von Krebs bis 1976 eine "deutliche Möglichkeit" sei. Der Vorsitzende des Nationalen Gremiums für Krebs des Präsidenten legte einen Bericht vor, in dem er zugab, dass die ersten fünf Jahre des nationalen Krebsbekämpfungsprogramms ein Misserfolg gewesen waren; die Zahl der Krebserkrankungen war in jedem Jahr seines Bestehens gestiegen. Im Jahr 1985 lag die Zahl der jährlichen Todesopfer bei 485.000.

Über 43.000 Menschen überfluteten Nixon mit Anfragen an das NCI, Laetrile zu testen. Benno Schmidt wählte dann eine Gruppe von Wissenschaftlern aus, die die Tests durchführen sollten; alle waren dafür bekannt, dass sie fanatisch gegen Laetrile waren. Als er nach den wissenschaftlichen Ergebnissen fragte, sagte er: "Ich konnte niemanden dazu bringen, mir seine Arbeit zu zeigen. "Wenn ihre Tests gezeigt hätten, dass Laetril keinen Wert hat, wären sie nur zu gerne bereit gewesen, ihre Ergebnisse zu veröffentlichen. Der Kampf gegen Laetrile wurde im Rahmen einer nationalen Kampagne fortgesetzt. Ein Lobbyist, Charles Ofso, hatte einen Vollzeitjob in Sacramento, Kalifornien, um gegen Letrile zu lobbyieren; er bekam 25.000 Dollar im Jahr. Apothekenbesitzer, die letrile-freundliche Bücher ausstellten, wurden darüber informiert, dass sie in Zukunft keine Rezepte mehr von AMA-Mitgliedern erhalten würden, bis die Bücher entfernt würden. Seit 1963 übt die Federal Trade Commission Druck auf Verlage aus, die Laetrile-freundliche Bücher herausgeben. Staatliche Gesetze verbieten nicht nur den zwischenstaatlichen Versand von Laetrile, sondern sogar von Büchern, die es empfehlen!

Nach der Chiropraktik war Laetril das bedeutendste Ziel der kriminell-syndikalistischen Operation der Coordinating Conference of Health Information, der Verschwörung, die von der American Cancer Society, der American Medical Association und der Food and Drug Administration ins Leben gerufen wurde. Es war vor allem ein Zensur- und Einschüchterungskrieg, der darauf abzielte, jede öffentliche Diskussion über Laetrile zu verhindern. Fernsehsendungen, die Foren zu Laetrile enthielten, um beide Seiten der Kontroverse zu diskutieren, wurden plötzlich abgesetzt.

Tests, die die Wirksamkeit von Laetrile zeigten, wurden unterdrückt; sie gelangten nie an die Öffentlichkeit. Die Verzweiflung der Kampagne gegen Laetrile hat nur finanzielle Gründe; sie stellt die größte Bedrohung für die Profite des Rockefeller-Medizinmonopols dar. Krankenhausbehandlungen bei Krebs kosten mehrere tausend Dollar. Trotz der 70 Millionen Dollar, die das Krebszentrum jedes Jahr für "Forschung" ausgibt, verlangt das Memorial Hospital 470 Dollar pro Tag für ein Bett; ein zehntägiger Aufenthalt kostet fast 5.000 Dollar, plus weitere 4.000 Dollar für Behandlung und medizinische Versorgung.

Die Aufzeichnungen über die "cut, slash and burn"-Behandlungen wurden regelmäßig verzerrt und gefälscht. Dr. Hardin James, Professor für medizinische Physik an der Universität von Kalifornien in Berkeley, der 1969 auf der CHA-Konferenz der wissenschaftlichen Redakteure sprach, enthüllte, dass die schlimmsten Fälle von Krebs im Allgemeinen als "inoperabel" bezeichnet und absichtlich unbehandelt gelassen wurden. Veröffentlichte Studien über Krebsheilungen oder Remissionen waren die "liebenswerten" Fälle, die eine hohe Heilungsrate hatten. Dennoch stellte Dr. James fest, dass "die

Lebenserwartung dieser unbehandelten Fälle tatsächlich länger war als die der behandelten Fälle. "

Trotz der Enthüllungen von Dr. James wählten die Krankenhäuser weiterhin aus, welche Krebsfälle sie behandeln würden; sogar das angesehene Krebszentrum stellte fest, dass es seine Politik ist, bestimmte unheilbare Fälle nicht zu akzeptieren; die Patienten werden höflich in ein Hospiz geschickt, wo sie in Ruhe sterben können. Für die Sterbenden mögen solche Touren sogar ein Geschenk des Himmels gewesen sein, denn die Behandlung, die sie im Memorial Hospital erhalten hätten, hätte Graf Dracula vor Neid erblassen lassen. Dr. Ralph Moss verriet einige der dort verwendeten Operationstechniken. Er sagte, dass Krebserkrankungen im Kopf- und Halsbereich durch eine Operation behandelt werden, die "Kommando" genannt wird, basierend auf einer Kampftechnik, die von den Kommandos während des Zweiten Weltkriegs verwendet wurde und die darin bestand, den gesamten Kiefer zu entfernen. Bauchspeicheldrüsenkrebs wurde behandelt, indem man die meisten Organe in der Nähe der befallenen Drüse entfernte; die Überlebensrate blieb trotz dieser drastischen Behandlung gleich, kaum drei Prozent. 1948 erfand Dr. Alex Brunschweig eine Operation, die er "Totalexenteration" nannte und bei der Enddarm, Magen, Blase, Leber, Harnleiter, alle inneren Geschlechtsorgane, Beckenboden und -wand, Bauchspeicheldrüse, Milz, Dickdarm und viele Blutgefäße entfernt wurden. Dr. Brunschweig selbst nannte diese Aushöhlungstechnik ein "brutales und grausames Verfahren" *(New York Times,* 8. August 1969).

Die Krönung der Operationen des "verrückten Wissenschaftlers" war die sogenannte Hemikorporektomie. Sie wurde von Dr. Theodore Miller im Krebszentrum konzipiert und bestand darin, alles unter dem Becken zu zerschneiden. Diese Techniken erinnern mehr als nur an einige der Verfahren, die von kommunistischen Revolutionären in Lateinamerika angewandt wurden; die sandinistischen Revolutionäre ließen sich von der poetischen Maxime ihrer Führer inspirieren, dass "die Freiheit nicht mit Blumen, sondern mit Kugeln gewonnen wird, und deshalb verwenden wir die Methode: Schneide die Weste, schneide den Kürbis, und schneide die Blumen". Beim Schneiden der Weste wurde dem Opfer der Kopf mit einer Machete abgetrennt und die Arme an den Schultern abgetrennt; beim Schneiden des Kürbisses wurde dem Opfer der obere Teil des Kopfes abgetrennt; beim Schneiden der Blumen mussten beide Beine an den Knien gespalten werden, so dass das Opfer ausblutete. "

Die Aufzeichnungen über das Mad-Scientist-Syndrom würden mehrere Bücher füllen. Ein Sonderbericht des Kongresses verfolgte etwa 31 Experimente mit menschlichen Versuchskaninchen" über einen Zeitraum von 30 Jahren. Die Kommission unter dem Vorsitz von Woodward D. Markey, D.Ma., sagte, ihre Ergebnisse "schockieren das Gewissen und stellen einen schwarzen Fleck in der Geschichte der medizinischen Forschung dar". Der Bericht zeigte, dass von 1945 bis 1947 im Rahmen des Manhattan-Projekts Wissenschaftler regelmäßig Plutonium in achtzehn Patienten injizierten; von 1961 bis 1965 erhielten am MIT[14] zwanzig ältere Patienten Injektionen mit Radium oder Thorium oder wurden mit diesen Substanzen gefüttert. Von 1946 bis 1947 erhielten an der Universität von Rochester sechs Patienten mit gesunden Nieren Injektionen von Uransalzen, "um die Konzentration zu bestimmen, die wahrscheinlich Nierenschäden verursacht"; von 1953 bis 1957 erhielten am Massachusetts General Hospital in Boston zwölf Patienten Injektionen von Uran, um die Dosis zu bestimmen, die wahrscheinlich Nierenschäden verursacht. Von 1963 bis 1971 wurden 67 Insassen des Staatsgefängnisses von Oregon und 64 Insassen des Staatsgefängnisses von Washington einer Röntgenuntersuchung der Hoden unterzogen, um die Auswirkungen der Strahlung auf die menschliche Fruchtbarkeit zu ermitteln.

Von 1963 bis 1965 wurde in der National Reactor Test Station der Idaho Atomic Energy Commission siebenmal absichtlich

---

[14] Massachusset Institute of Technology, Ndt.

radioaktives Jod verschüttet, und sieben Menschen tranken absichtlich Milch von Kühen, die auf jodverseuchtem Land weideten. Von 1961 bis 1963 wurden an der University of Chicago und am Argonne National Laboratory in Illinois 102 menschliche Probanden mit Fallout vom Testgelände in Nevada, simulierten radioaktiven Fallout-Partikeln und Lösungen von radioaktivem Cäsium und Strontium gefüttert. In den späten 1950er Jahren erhielten zwölf Patienten in den New Yorker Krankenhäusern Presbyterian und Montefiore Injektionen mit radioaktiven Kalzium- und Strontiumpartikeln zur Krebsbehandlung. Im Staatsgefängnis von Oregon wurden Radiumdosen von 600 Röntgen bei einmaliger Exposition an den Fortpflanzungsorganen verabreicht, während die sichere Dosis bei 5 Röntgen pro Jahr lag. Ein Jahrzehnt lang wurden Wissenschaftler mit radioaktivem Material gefüttert, damit andere Wissenschaftler ihre Instrumente zur Messung dieser Dosen kalibrieren konnten.

Egal, wie viel Auftrieb die verrückten Ärzte durch diese Erfahrungen bekommen haben mögen, die Krebsrate blieb gleich oder stieg an.

Der Kongressabgeordnete Wydner wies darauf hin, dass "mir Informationen zur Kenntnis gebracht wurden, die zeigen, dass vor zwanzig Jahren, im Jahr 1957, der gleiche Anteil an Krebsfällen, nämlich einer von drei, auf dem Weg der Besserung war. Das wirft die Frage auf, warum trotz all des Geldes und der Anstrengungen, die in die Krebsforschung gesteckt werden, ... die Heilungsrate gleich geblieben ist. Trotz dieser Kritik hat das NCI weiterhin Milliarden von Dollar für wertlose Programme verschwendet. Es wurde berichtet, dass George R. Pettit von der Universität von Arizona in Tempe sechs Jahre und 100.000 Dollar damit verbrachte, im Rahmen eines NCI-Programms Chemikalien aus einer Viertelmillion Schmetterlingen zu extrahieren; es gab keine erkennbaren Ergebnisse. Andere Forscher stellten weiterhin fest, dass der Krieg gegen den Krebs ein profitabler Krieg war.

Die *Saturday Review* berichtete in ihrer Ausgabe vom 2. Dezember 1961, dass ein großer finanzieller Unterstützer der American Cancer Society in Massachusetts verärgert war, dass er den Landesdirektor nie in seinem Büro antreffen konnte. Schließlich wurde ihm gesagt, dass der Regisseur, James V... Lavin, war wahrscheinlich in seinem anderen Büro auf der anderen Straßenseite, wo er ein privates Fundraising-Unternehmen betrieb, die James C. Lavin Company; er vertrat eine ausgewählte Gruppe von Kunden. Von dieser Enthüllung pikiert, hat der Vizepräsident der American Cancer Society, Lane W. Adams, schrieb *am* 6. Juni 1962 einen Brief an die *Saturday Review*, in dem er enthüllte, dass das Arrangement, mit dem die James C. Lavin Company als private Fundraising-Gesellschaft gegründet worden war, ein "Schwindel" war. Lavin organisierte private Fundraising-Veranstaltungen, während er Geschäftsführer der Massachusetts American Cancer Society war, war der nationalen Gesellschaft bekannt. Adams gab an, dass Lavins Gehalt 17.000 Dollar betrug, plus weitere 10.000 Dollar pro Jahr, die an seine Gesellschaft gezahlt wurden. Saul Naglin von der Lavin Society war für einige Jahre der Controller des Massachusetts-Zweiges der ACS. Die jährlichen Gemeinkosten der Niederlassung in Massachusetts beliefen sich 1960 auf 548.000 Dollar, bei einem Gesamteinkommen von 1,1 Millionen Dollar.

Adams Brief rühmte sich auch, dass "wir geholfen haben, die Forschung von Dr. Sterling Schwartz zu unterstützen, der ein menschliches Gehirnextrakt für Leukämie in Menschen injiziert, Dr. Chester Southam, der lebende Krebszellen unter die Haut von Menschen injiziert. Adams, der seit 1948 für die American Cancer Society arbeitet, leitet heute die nationalen Büros in der 90 Park Avenue in New York City. Er wurde mit dem Albert Lasker Public Service Award der CHA ausgezeichnet und ist außerdem Vizepräsident der Zion First National Bank in Salt Lake City sowie Direktor von Paul Revere Investors und des Energy Fund. Lavins Anwalt, James Mountzos, hat als Sekretär der Massachusetts CHA gedient und war auch im nationalen Vorstand tätig.

Im Jahr 1978 hatte die American Cancer Society Einnahmen in Höhe von 140 Millionen Dollar, von denen weniger als 30% in die Krebsforschung flossen und 56% zur Deckung der Verwaltungskosten verwendet wurden. Die Gesellschaft hatte eine Investition von 200 Millionen Dollar. Vor der Übernahme von Bobst-Lasker im Jahr 1944 hatte das Unternehmen nie mehr als 600.000 Dollar pro Jahr eingenommen; im Jahr darauf waren es bereits 5 Millionen Dollar. 1982 gab Allan Sonenshein eine Warnung heraus: "Vorsicht, die American Cancer Society kann gefährlich für Ihre Gesundheit sein! 1955 übernahm die CHA in einem Kraftakt die gesamte Forschung vom National Research Council und landete einen großen Coup, indem sie einen neuen wissenschaftlichen Beirat schuf, der amerikanische Krankenhäuser und Universitäten repräsentierte. Dr. Samuel Epstein stellte in seinem Buch *"The Politics of Cancer"* fest, dass "zusätzlich zu der Tatsache, dass sie nicht in die Krebsprävention involviert sind, mit Ausnahme, bis zu einem gewissen Grad, des Tabaks, hochrangige Regierungsbeamte (CHA) in der Gesellschaft den Ruf erlangt haben, gleichgültig, wenn nicht sogar aktiv feindselig, gegenüber den regulatorischen Erfordernissen zur Prävention der Exposition gegenüber krebserregenden Chemikalien in der allgemeinen Umwelt und am Arbeitsplatz zu sein. Epstein wies darauf hin, dass CHA sich gegen die Regulierung von potentiell krebserregenden Substanzen wie Red Dye #2, TRIS und DES ausspricht. CHA weigerte sich, den Clean Water Act zu unterstützen und gab Krebsopfern die Schuld. Die EPA hatte berichtet, dass Schadstoffe in Innenräumen sechstausend Krebstodesfälle pro Jahr verursachen und dass 38 Millionen Amerikaner Wasser trinken, das gefährliche Mengen an Blei und anderen giftigen Stoffen, einschließlich Chlornebenprodukten, enthält. DES, Diethylstilbestrol, war von den 1940er bis in die frühen 1970er Jahre als synthetisches weibliches Hormon weit verbreitet und wurde häufig von Ärzten verschrieben, um Fehlgeburten zu verhindern; es wurde nicht auf mögliche Nebenwirkungen getestet, und niemand wusste, welche das waren. Schließlich zeigte eine Studentin am University of Chicago Medical Center, dass es nicht nur unwirksam bei der Verhinderung von Fehlgeburten ist, sondern auch Nebenwirkungen haben kann. Diese Entdeckung hat seine Verwendung nicht gestoppt. Im Jahr 1972 begannen seine Langzeitwirkungen zu erscheinen, mit Brustkrebs, Vaginalkrebs bei den Töchtern von DES-behandelten Patienten und anderen genitalen Missbildungen und

Anomalien. Es wurde auch mit Leberschäden in Verbindung gebracht.

Lee Edson stellt in *"The Cancer Rip-off[5]"* fest, dass 74 private Unternehmen, die dem National Institute of Health in Bethesda nahestehen, der Regierung 144% Gemeinkosten plus 9% Gewinn für die Forschung an Viren in Rechnung stellten. Nixon hatte seinen Protegé, Dr. Frank Rauscher, an die Spitze des NCI gesetzt; er war ein Virologe, der begann, die Chemotherapie als Antwort auf Krebs zu propagieren. Dr. Rauscher sagte, dass das Chemotherapieprogramm des NCI "Krebspatienten im ganzen Land und auf der ganzen Welt eine effektive Behandlung geboten hat. Diese Behauptung wurde schnell von Dean Burk, dem Leiter der zyklochemischen Abteilung des NCI, in Frage gestellt, der darauf hinwies, dass "praktisch alle Chemotherapeutika, die jetzt von der FDA für die Verwendung oder Prüfung bei Krebspatienten zugelassen sind, hochtoxisch, sogar immunsuppressiv und hochgradig krebserregend bei Ratten und Mäusen sind und selbst Krebs in einer Vielzahl von Organen erzeugen. Trotz dieser Kritik wurde Dr. Rauscher zum Leiter des National Cancer Advisory Council des Präsidenten ernannt.

Die Nebenwirkungen der Chemotherapie sind von vielen Betroffenen anschaulich beschrieben worden, schreckliche Übelkeit, Haarausfall, plötzlicher Gewichtsverlust und viele andere ungünstige Faktoren. Ein Buch von M. Morra, *Choices; Realistic Alternatives in Cancer Treatment,* Avon, 1980, berichtet wohlwollend über alle Schneid- und Verbrennungstechniken des Establishments. Morra erwähnt die Diät nur im Zusammenhang mit der Übelkeit aufgrund der Chemotherapie; er rät nüchtern: "Lassen Sie jemand anderen kochen, damit der Geruch des Essens keine Übelkeit hervorruft".

---

[15] *Der Krebs-Betrug.*

Morra gibt keine Ratschläge, wie man geruchsneutrale Speisen serviert.

Seit der erste Wohltäter von Memorial Sloan Kettering, James Ewing, im Jahr 1913 Radium injizierte, ist es die Behandlung der Wahl in diesem Krebszentrum geblieben. Die *New York Times* berichtete am 4. Juli 1979, dass 70% der Krebspatienten im Memorial mit Strahlentherapie behandelt werden, was 500.000 Dollar pro Jahr kostet. Heute werden dort 11.000 Operationen und 65.000 Radiumbehandlungen pro Jahr durchgeführt. Im Jahr 1980 kaufte Memorial für 4,5 Millionen Dollar eine komplett neue Ausrüstung für die Radiumbehandlung. Dennoch ist die Radiumbehandlung aufgrund ihrer Auswirkungen nach wie vor eine Horrorvorstellung.

Im Jahr 1937 diagnostizierte Dr. Percy Furnivall, ein prominenter Chirurg am London Hospital, seinen eigenen Tumor als Krebs. Am 26. Februar 1938 veröffentlichte er im *British Medical Journal* ein leidenschaftliches Plädoyer, das auf seinen Erfahrungen beruhte: "Die Tragödien, die mit der Radiumbehandlung verbunden sind, sind häufig, und die Öffentlichkeit, die die Radiumbehandlung von Krebs umgibt, ist eine Schande für den Gesundheitsminister und für die Interessengruppen, die fantastische Preise für diese den Körper zerstörende Substanz verlangen. Ich wünsche meinem ärgsten Feind nicht die langwierige Hölle, durch die ich sechs Monate lang mit Radiumneuritis und Myalgie gegangen bin. Diese Schilderung meines eigenen Falles ist ein Plädoyer für eine sehr sorgfältige Abwägung aller Faktoren vor der Entscheidung, welche Form der Behandlung am besten geeignet ist. Er starb kurz darauf, aber sein Plädoyer hatte keinen Einfluss auf die Fortsetzung der Radium-Behandlung gegen den Krebs.

Der verstorbene Senator Hubert Humphrey, der an Krebs starb, wird oft als Werbung für die Radiumbehandlung zitiert. Jane Brody zitiert in ihrem Buch "*You Can Fight Cancer and Win*" der *New York Times,* das in Zusammenarbeit mit dem Vizepräsidenten der Amerikanischen Krebsgesellschaft, Herrn Holleb, 1977 geschrieben wurde, Hubert Humphrey als "einen berühmten Nutznießer der modernen Strahlentherapie". Es wird nicht erwähnt, dass "dieser berühmte Begünstigte" vor seinem

Tod von der Strahlentherapie völlig desillusioniert war. 1973 wurde bei ihm Blasenkrebs entdeckt; er wurde mit Röntgenstrahlen behandelt und 1976 erklärte sein Arzt, Dr. Dabney Jarman, triumphierend, dass "für uns der Senator geheilt ist". *(New York Times,* 6. Oktober 1976). Humphreys Zustand verschlechterte sich weiter und er unterzog sich weiteren Chemotherapien, bis er sich strikt weigerte, zur weiteren Behandlung ins Memorial Cancer Center zurückzukehren.

In der *Daily News vom* 14. Januar 1978 zitiert, beschrieb er die Chemotherapie als "Tod in der Flasche".

Im Februar 1988 veröffentlichte die *Washington Post* einen Artikel mit dem Titel "Cancer Treatment Toxic": "Es bleibt uns wenig erspart, wenn wir sehen, wie sich gesunde Menschen vor unseren Augen in zitternde, zittrige, ekelerregende Pakete des Elends verwandeln. Die Erfolge, wenn auch in geringer Zahl, waren spektakulär. "

Ein Faktor, der bei der Entstehung von Krebs konsequent ignoriert wurde, ist die Rolle von ungewöhnlichem Stress. Wir alle sind in unserem Leben mit täglichen Belastungen konfrontiert, die wir so gut wie möglich bewältigen. Ungewöhnlicher und langanhaltender Stress belastet unser System jedoch mehr, als wir verkraften können. Das gilt besonders heute, wo finstere, verborgene Kräfte unsere gesamte Kommunikation mit ihrer obskuren Propaganda vergiften, während sie gleichzeitig sicherstellen, dass sie nur "Mitgefühl und Fürsorge" repräsentieren. Im Jahr 1926 stellte ein Schriftsteller namens Morley Roberts eine erstaunliche Theorie über Krebs auf. Als englischer Wissenschaftler gehörte Roberts keiner bekannten Denkschule an, und aufgrund seiner Unabhängigkeit wurde seine Arbeit weitgehend ignoriert. Seine Theorie des organischen Materialismus macht die folgenden Punkte:

"Malignität und Evolution": Malignität ist die Umleitung von Energie von der hochgradigen Differenzierung zur Proliferation von niedriggradigen Epithelien, die Irritationen widerstehen können, sich aber nur schwer differenzieren. Beim Epitheliom, einer häufigen Krebsform, handelt es sich um die Vermehrung von Zellen des einfachsten Typs im Körper, die wie die Zellen der äußeren Haut, der Epidermis, eine relativ kurze Lebensdauer haben und sich nicht differenzieren können. Ein Organismus mit Krebs ist nicht in der Lage, sich zu differenzieren, um die Bedingungen seiner Existenz zu erfüllen, weil seine Energie für die Vermehrung von minderwertigen Zellen abgezweigt wurde. Krebs ist die Vermehrung von Kolonien von niedriggradigen Zellen im Körper. Sie wandern durch den Körper auf der Suche nach einem Platz für sie, obwohl sie keine Funktion haben. Wo immer sie sich versammeln, entziehen sie den höherwertigen Zellen die Nahrung, wo sie sich zu Zellkolonien sammeln, die die Organe des Körpers bilden. Diese Organe werden erstickt und verhungern, was schließlich zum Absterben des Körpers führt. Der moderne Staat ist ein bösartiger Organismus, der sich der Vermehrung minderwertiger Einheiten auf Kosten der höheren, differenzierteren Typen verschrieben hat. Die produktivsten Organismen werden stark belastet, um eine große Anzahl von unproduktiven und wenig differenzierten Wucherungen zu unterstützen. Der immer größer werdende Druck auf die produktiven Mitglieder des Staates führt zu ihrem vorzeitigen Tod, so wie die Vermehrung der minderwertigen Zellen im Krebsorganismus die differenzierteren Zellen abtötet. Roberts fragt: "Können wir noch weiter gehen und sogar sagen, dass die allgemeine Tendenz zur Bösartigkeit das Ergebnis soziologischer Verfeinerungen ist, die eine größere Rolle für Epithelien fordern? "

Morley Roberts entwickelte eine Theorie der Entwicklung des Organismus, nach der sich um die Kolonien von Ausscheidungszellen primitiver Organismen andere Zellen zu sammeln beginnen und diese Zellkolonien schließlich Sekrete abgeben, die für den Organismus giftig sind. Zur Selbstverteidigung erbricht der Organismus Befestigungen oder andere Zellkolonien um die bösartige Präsenz, die mit der Zeit zu einem Teil des Organismus werden und deren Sekrete für den Organismus nützlich sind. Roberts nennt dies eine Theorie über die Entwicklung der Organe des Körpers.

Die Rolle der Ernährung bei Krebs ist noch nicht ernsthaft durch den Milliarden-Dollar-Schwindel des National Cancer

Institute und der Rockefeller erforscht worden. Dennoch schrieb 1887 ein Arzt aus Albany, New York, Ephraim Cutter, M.D., ein Buch mit dem Titel *Diet in Cancer, in dem* er erklärte: "Krebs ist eine Krankheit der Ernährung. "

Hippokrates erfand das Wort diaitia, was "eine Lebensweise" bedeutet, also das, was eine Diät ist. In der klassischen Welt bezog sich der Begriff "Fleisch" auf die tägliche Mahlzeit und umfasste Hafer, Gerste, Roggen, Weizen, Früchte und Nüsse.

In den Bibelübersetzungen herrscht Verwirrung über die Bedeutung des Wortes "Fleisch". In der Genesis heißt es: "Siehe, ich habe euch gegeben alles Kraut, das Samen trägt, das auf der ganzen Erde ist, und alle Bäume, die Früchte tragen, die Samen tragen; sie sollen euch zum Unterhalt dienen. "Hippokrates' Rat an die Ärzte war, dass sie zuerst wissen sollten, welche Nahrung einem Patienten gegeben wird und wer sie gibt.

Die aktuelle Kontroverse um Laetril dreht sich um die Tatsache, dass es sich um eine Substanz namens Nitrilosid handelt. 1952 entdeckte der Biochemiker Dr. Ernest A. Krebs, Jr. dass Krebs durch einen Mangel an Nitrilosiden verursacht wird, die natürlicherweise in mehr als zwölfhundert Nahrungsmitteln und Pflanzen vorkommen. Tiere suchen normalerweise instinktiv nach Kräutern und anderen Pflanzen, die Nitriloside enthalten, aber wenn der Mensch das gleiche tut, werden sie von den Bundesagenten angegriffen. Einige Forscher glauben, dass die schädlichen Auswirkungen von Karzinogenen, Strahlung und Sonnenbrand auf den Menschen auf seine schlechte Ernährung zurückzuführen sind. Diese Ernährungsexperten behaupten, dass Kohlenteer keinen Krebs verursacht und dass die Sonne keinen Hautkrebs verursacht.

Vielmehr sind diese Erkrankungen auf die Wirkung der Sonne auf die Haut einer Person zurückzuführen, die zu viel Zucker, Fette und Milchprodukte konsumiert. Die Sonnenstrahlen schaffen einen sauren Zustand, der dazu führt, dass diese Substanzen an die Hautoberfläche aufsteigen und eine Irritation verursachen, die dann zu einem Katalysator werden kann. Es sollte beachtet werden, dass Menschen in tropischen Ländern, die starkem Sonnenlicht ausgesetzt sind, selten

Hautkrebs bekommen, weil sie wenig Fleisch und Fett essen. Nach der atomaren Bombardierung der japanischen Zivilbevölkerung wurde außerdem festgestellt, dass diejenigen, die noch ihre traditionelle Ernährung mit braunem Reis, Meersalz und Miso-Gemüse zu sich nahmen, durch die gleiche Menge an atomarer Strahlung wenig geschädigt wurden, die diejenigen tötete, die einer moderneren Ernährung mit Fetten und Fleisch folgten.

Einige Experten bemerken, dass sie Krebs an dem besonderen Geruch eines Menschen in seinen frühen Stadien erkennen können, dem Geruch der Zersetzung. Andere bemerken, dass Krebs durch einen grünlichen Fleck auf der Haut erkannt werden kann. Die Epidemie von Prostatakrebs bei amerikanischen Männern scheint das Ergebnis einer reichhaltigen Ernährung zu sein, mit häufigem Verzehr von Eiern, Fleisch und Milchprodukten und Gebäck aus raffiniertem Mehl. Eine vorgeschlagene Abhilfe ist eine Diät auf der Basis von Obst und Reis, dieselbe Diät, die zur Senkung des Blutdrucks empfohlen wird und die seit vielen Jahren an der Duke University vorgestellt wird. Rindfleisch wäre besonders gefährlich für Prostata- und Dickdarmkrebs. Ernährungswissenschaftler glauben, dass Krebs einen umgekehrten Evolutionsprozess darstellt, bei dem sich die Zellen auflösen oder in eine ursprünglichere Art von Pflanzenleben zurückverwandeln. In gewisser Weise stimmt dies mit Morley Roberts' Theorien überein.

Es ist anzumerken, dass nur vier Prozent der medizinischen Fakultäten des Landes einen Ernährungskurs anbieten. Dies spiegelt die Besessenheit des Rockefeller-Medizinmonopols von Medikamenten und sein Engagement für die allopathische Medizinschule wider, im Gegensatz zur homöopathischen oder ganzheitlichen Medizin.

Der Nobelpreisträger James Watson sagte auf einem Krebssymposium am MIT, dass "der amerikanischen Öffentlichkeit eine üble Krebsware verkauft worden ist ... eine einschläfernde Orgie", wie die *New York Times* am 9. März 1975 berichtete. Im Januar 1975 wurde Dr. Charles C. Edwards, ein Forscher, schrieb an den Sekretär des HEW, dass der Krieg gegen Krebs politisch motiviert sei und auf finanziellen

Zuwendungen basiere. Der bedeutende französische Onkologe Dr. Lucien Israel erklärte: "Radium ist in vielen Fällen eine unbewährte Methode. In der Tat gibt es keine schlüssigen Studien" zur Strahlentherapie. Israel nennt es "palliativ zur Schmerzlinderung usw.". "Die medizinische Gemeinschaft", sagt er, "wurde durch neuere Studien verwirrt, die gezeigt haben, dass Metastasen in Fällen, die eine Bestrahlung erhalten haben, häufiger vorkommen". Kurz gesagt: Strahlung erhöht die Ausbreitung von Krebs. Es ist seit langem bekannt, dass das Schneiden eines Tumors dazu führt, dass er sich im Körper ausbreitet. Eine explorative Operation, um festzustellen, ob Sie Krebs haben, garantiert normalerweise den Tod.

Dennoch unterstützt die American Cancer Society weiterhin alle Methoden der Krebsbehandlung, die an Boden verlieren. Seit 20 Jahren wiederholt sie unverblümt ihre berühmten "Sieben Warnsignale des Krebses"... [16]s, die die Chemikalien in der Umwelt ignorieren und die Warnungen der FDA über Kohlenteer und Haarfärbemittel nicht beachten. Im Jahr 1976 gab die ACS eine Pressemitteilung mit dem Titel "Urgent Message; Mammography; Benefits and Risks" heraus. Dr. John Bailar von der Harvard School of Public Health und Herausgeber des renommierten NCI Cancer Journal war entsetzt. Er schrieb einen Brief an den amtierenden Direktor des NCI, Dr. Guy Newell: "Ich bin gerade auf ein Problem aufmerksam geworden, das den Keim einer großen Katastrophe in sich trägt. Die Notfallmeldung selbst ist reiner Quatsch, die Aussage ist grob falsch dargestellt und stellt somit eine große Gefahr für die Mehrheit der Frauen dar, die eine Mammographie vermeiden sollten. Trotzdem wurde das CHA-Pamphlet an alle New Yorker Krankenhäuser und 15.000 Ärzte verteilt. Trotz der bekannten Risiken der Exposition von Frauen gegenüber wiederholten Röntgenstrahlen, betont die CHA weiterhin jährliche Mammographien als eine der am meisten angepriesenen

---

[16] Die sieben Warnzeichen von Krebs.

Techniken zur "Kontrolle" von Krebs. Jane Brodys Buch "*You Can Fight Cancer and Win*" empfiehlt dieses und viele andere CHA-Ziele.

Auch die American Cancer Society befürwortet die radikale Mastektomie, also die vollständige Entfernung der Brust bei weiblichem Brustkrebs. Diese Technik, die als besonders brutal und ineffektiv gilt, ist verpönt und wird in den meisten europäischen Ländern, insbesondere in England, Frankreich und Skandinavien, sowie im benachbarten Kanada schon lange nicht mehr angewendet. Als Rose Kuttner 1975 ihr maßgebliches Buch "*Brustkrebs*" veröffentlichte, in dem sie die radikale Mastektomie kritisierte, weigerte sich die CHA, es aufzuführen oder zu empfehlen.

Elmer Bobsts Ziel war es, das Nationale Krebsinstitut "autonom" zu machen, so wie es das Federal Reserve System ist. Dieses Ziel konnte er aufgrund seiner langjährigen persönlichen Beziehung zu Präsident Richard Nixon erreichen. Als Leiter der American Cancer Society hatte er die Absicht, sie vom Einfluss Washingtons "unabhängig" zu machen und sie gleichzeitig der American Cancer Society in New York völlig unterzuordnen. Der Abgeordnete David Obey, ein Demokrat aus Wisconsin, merkte an, dass "die Amerikanische Krebsgesellschaft möchte, dass das Nationale Krebsinstitut in Bezug auf die Finanzierung stark und in Bezug auf das Personal schwach bleibt, so dass es seine Ausgaben ohne zu viel Einmischung steuern kann". Eine sehr kluge Beobachtung. Eine der Direktorinnen ist Mary Lasker, die auch sechsunddreißig Jahre nach Laskers Tod von Beobachtern in Washington als die mächtigste Frau der amerikanischen Medizin bezeichnet wird. Die National Institutes of Health kauften das Bethesda Visitation Convent von der katholischen Kirche für 4,4 Millionen Dollar; es beherbergt nun das Mary Lasker Centre. Durch den Zugang zu Finanzmitteln unterhält die ACS hauptamtliche Lobbyisten in Washington, D.C., die von Colonel Luke Quinn geleitet und von Mike Gorman unterstützt werden. Die Pharmaceutical Manufacturers Association, mit dem Washingtoner Lobbyisten Lloyd Cutler, arbeitet ebenfalls mit Mary Lasker zusammen.

Was auch immer sonst über die American Cancer Society gesagt werden kann, es besteht kein Zweifel, dass sie gut von der Realität isoliert bleibt. Ein bedeutender Journalist aus Washington, Daniel S. Greenberg, schrieb 1975 in der *Columbia Journalism Review*, dass die Krebsraten für die meisten Krebsarten seit den 1950er Jahren statisch waren; einige Raten sind sogar zurückgegangen, wahrscheinlich weil der Einsatz von toxischer Chemotherapie die Sterblichkeitsraten erhöht hat. Ein Forscher sagte Greenberg, dass es seit 1945 kaum eine Verbesserung gegeben habe. Dr. Frank Rauscher forderte Greenberg 1975 auf dem ACS Scientific Writers' Seminar heraus und sagte, dass diese Zahlen veraltet seien; als jedoch die neuen Zahlen veröffentlicht wurden, bestätigten sie Greenbergs Schlussfolgerungen. Das klang falsch gegen die jährlichen Versprechen von "Durchbrüchen", wenn die zweieinhalb Millionen "Freiwilligen" durch Amerika schwärmen, ihre Schalen schütteln und um die Reichen betteln. Seit fast fünfzig Jahren machen sie die gleichen Versprechungen und kassieren das gleiche oder sogar mehr Geld. Laurance Rockefeller notierte im *Reader's Digest* vom Februar 1957 einen erheiternden Kommentar: "Es liegt zum ersten Mal ein Geruch von Endsieg in der Luft", als er den "Fortschritt gegen den Krebs" beschrieb. Der Direktor von Sloan Kettering, C. P. Dusty Rhodes, wurde in der Denver Post vom 3. Oktober 1953 zitiert: "Ich bin überzeugt, dass wir innerhalb des nächsten Jahrzehnts, oder vielleicht sogar noch später, eine Chemikalie haben werden, die gegen Krebs so wirksam ist wie Sulfanilamid und Penicillin gegen bakterielle Infektionen. Nun, vielleicht mehr. "Viren sind die Hauptursache für die meisten Arten von Krebs", sagte der Nobelpreisträger Dr. Wendell F. Stanley 1956 in einer Rede auf der WADA-Jahrestagung. "Wir haben seit 30 Jahren nichts mehr davon gehört.

Ein Arzt, Dr. Cecil Pitard, wurde darüber informiert, dass er Krebs im Endstadium hatte und nur noch wenige Wochen zu leben hatte. Bei dem Arzt in Knoxville, Tennessee, wurde in der Mayo-Klinik ein Lymphom diagnostiziert. Lymphdrüsenkrebs entsteht, wenn der Körper nicht mehr in der Lage ist, sich selbst zu entgiften oder zu reinigen. Bei Tonsillektomien kommt es häufig zu einer Schädigung des Lymphsystems, die zu einer

Entzündung der Lymphdrüsen und schließlich zu Lymphdrüsenkrebs führt. Da er nichts zu verlieren hatte, experimentierte Dr. Pitard an sich selbst mit dem bakteriellen Antigen gegen Grippe, Staphylococcus-Lysat und Natriumbutyrat, einem Lebensmittel auf Fettsäurebasis, das in Milch und Butter vorkommt. Er erkannte bald, dass er vollständig geheilt war. Dennoch ignorierte das Krebsinstitut seinen Bericht und wurde noch aggressiver in seiner Kampagne gegen "unbewiesene Heilmittel". In den meisten Fällen, wie dem von Dr. Pitard, spotten die Krebsprofiteure über die Tatsache, dass er wahrscheinlich fehldiagnostiziert wurde und nie Krebs hatte, oder dass er in "Spontanremission" ging, was ihre am häufigsten wiederholte Reaktion ist. Sie scheinen sich dafür zu interessieren, wie man eine "Spontanremission" bekommt, denn sie reden schon seit einem halben Jahrhundert darüber, und trotzdem haben wir nichts über das 70 Millionen Dollar pro Jahr teure Forschungsprogramm von Sloan Kettering zur Spontanremission gehört.

Nachdem Dr. Ralph Moss von Sloan Kettering gefeuert wurde, weil er die positiven Ergebnisse der Letrilexperimente enthüllt hatte, machte er die Tatsache öffentlich, dass das Institut auf vielen anderen erfolgreichen Ergebnissen der Krebsbehandlung saß, darunter mehr als tausend Fälle von positivem Ansprechen auf die Coley-Behandlung seit 1906. Moss berichtete, dass Dr. James Ewing, "Coleys Nemesis und Erzrivale, das Memorial Hospital zu einem medizinischen Arm des Radium Trusts gemacht hat. Dr. William E. Koch, Professor für Physiologie am Detroit Medical College und an der University of Michigan, sagte mit der Entwicklung von Glyoxylid, das den Körper zur Oxidation von Toxinen anregt, eine Behandlung für die Pathologie der freien Radikale voraus. Obwohl seine Behandlung nie wissenschaftlich widerlegt wurde, wurde Koch, der 1915 mit Oxidationsstudien begann und diese Behandlung seit 1918 anwendet, sechzehn Jahre lang vom Medizinmonopol verfolgt. Er wurde schließlich des Landes verwiesen und starb 1967 in Brasilien. Die FDA begann 1920, ihn zu schikanieren; die Wayne County Medical Society bildete 1923 ein "Cancer Committee", das aus Ärzten bestand, die Kochs Behandlung verurteilten. Er stimulierte die

Zelloxidationsbehandlung durch eine sorgfältig geplante Diät, die das System reinigte, aber diese bewährte Behandlung wird bis heute von Krebsprofiteuren als "Scharlatanerie" denunziert. Koch hat versucht, seine Arbeit in Mexiko und Brasilien fortzusetzen, aber die FDA hat sich geweigert, ihre Verfolgung aufzugeben. Er wurde 1942 und 1946 verklagt; die FDA erwirkte schließlich 1950 eine dauerhafte Verfügung gegen Kochs Behandlung. Mehrere Ärzte, die mit der Koch-Behandlung erfolgreich Krebs behandelt hatten, wurden aus der Ärztekammer ausgeschlossen. Es war noch erlaubt, einen Patienten zu töten, aber es war unverzeihlich, ihn zu heilen.

Ein anderer unabhängiger Arzt, Dr. Max Gerson, entdeckte, dass eine vegetarische Ernährung mit rohem, salzfreiem Obst und Gemüse ein Heilmittel für Migräne und Lupus ist. Er setzte seine Studien fort, bis er entdeckte, dass eine Entgiftung des Körpers Krebs heilen kann. 1958 veröffentlichte er seine Erkenntnisse in seinem Buch "A Cancer Therapy", das sich auf eine fettarme, salzfreie und eiweißarme Ernährung konzentriert. Im Jahr 1964 wurde er eingeladen, vor einem Unterausschuss des Senats auszusagen, der einen 227-seitigen Bericht mit der Dokumentennummer 89471 erstellte. Kopien dieses Berichts wurden nie vom Senat verteilt; er wurde nicht in medizinischen Fachzeitschriften veröffentlicht, und Dr. Gerson erhielt nie einen Pfennig von einer Wohltätigkeitsorganisation wie der American Cancer Society, um seine Erkenntnisse zu beweisen oder zu widerlegen, obwohl diese Gruppen behaupteten, ein Heilmittel für Krebs zu "suchen".

Ein weiterer berühmter Fall ist der von Harry Hoxsey, der fünfunddreißig Jahre lang eine pflanzliche Behandlung, basierend auf indischen Heilmitteln, gegen Krebs einsetzte. In einem aufsehenerregenden Gerichtsverfahren gewann Hoxsey einen Verleumdungsprozess gegen Morris Fishbein; der gute Doktor musste im Kreuzverhör zugeben, dass er, der berühmteste Arzt der Vereinigten Staaten, nie einen Tag in seinem Leben Medizin praktiziert hatte.

Dr. Robert E. Lincoln entdeckte die Bakteriophagen-Methode zur Krebsbekämpfung, bei der sich Viren parasitär festsetzen und bestimmte Bakterien zerstören. Er erregte nationale

Aufmerksamkeit, als er den Sohn von Senator Charles Tobey mit dieser Methode heilte. Tobey war fassungslos, als er erfuhr, dass Dr. Lincoln aus der Massachusetts Medical Society ausgeschlossen wurde, weil er Menschen mit Krebs heilte. Er leitete eine Untersuchung des Kongresses, in der sein Sonderberater im Justizministerium, Benedict Fitzgerald, am 28. April 1953 schrieb: "Die angeblichen Machenschaften von Dr. J. J. Moore (zehn Jahre lang Schatzmeister der American Medical Association) könnten die AMA und andere in eine Verschwörung von alarmierendem Ausmaß verwickeln. Dahinter und über allem steht das seltsamste Konglomerat aus korrupten Motiven, Intrigen, Egoismus, Eifersucht, Obstruktion und Verschwörung, das ich je gesehen habe. Die Untersuchung, die ich bisher durchgeführt habe, sollte diese Kommission davon überzeugen, dass es tatsächlich eine Verschwörung gibt, um den freien Verkehr und die Verwendung von Medikamenten im zwischenstaatlichen Handel zu verhindern, die einen (soliden) therapeutischen Wert hätten. Öffentliche und private Gelder wurden wie Konfetti auf ein Volksfest geworfen, um Kliniken, Krankenhäuser und wissenschaftliche Forschungslaboratorien zu schließen und zu zerstören, die nicht mit den Ansichten der Ärzteverbände übereinstimmen. Wie lange wird das amerikanische Volk dies akzeptieren? "

Fünfunddreißig Jahre später hat sich nichts geändert. Das Ergebnis der Tobey-Anhörungen ist aufschlussreich. Senator Tobey starb plötzlich an einem Herzinfarkt, wie es in Washington passiert, wenn ein Politiker gefährliches Terrain betritt. Senator John Bricker aus Ohio folgte ihm im Ausschuss. Bricker wurde viele Jahre lang von Millionen von Amerikanern als engagierter Konservativer angesehen. In der Tat war er der Anwalt einer Reihe von großen Arzneimittelherstellern und Bankern, den führenden Figuren des Establishments. Er feuerte schnell den Sonderberater Benedict Fitzgerald und die Anhörungen wurden eingestellt.

Dr. Robert Lincoln hatte die Dreistigkeit, die Massachusetts Medical Society wegen Verleumdung zu verklagen; auch er starb, bevor der Fall vor Gericht ging.

Dr. Andrew C. Ivy, Vizepräsident der Universität von Illinois, begann mit einem Präparat, das er Krebiozen nannte. Mit diesem Präparat gelang es ihm, Krebs zu heilen; die WADA veröffentlichte schnell einen Bericht über Krebiozen, der zu dem Schluss kam, dass es "keinen Nutzen" habe. Es fand ein 289-tägiger Prozess statt, an dessen Ende Dr. Ivy von allen Vorwürfen gegen ihn freigesprochen wurde. Dr. Peter de Marco, ein Absolvent der Hahnemann School of Medicine, behandelte mehr als 800 Patienten erfolgreich mit PVY, Procain-Polyvinylpyrrolidon; seine Approbation als Arzt in New Jersey wurde widerrufen.

Eine der beliebtesten Empfehlungen der American Cancer Society ist der Pap-Test zur Krebsvorsorge, trotz seiner vielen Nachteile. Das Magazin *Insight* kritisierte am 11. Januar 1988 viele diagnostische Labors für ihre schlampige Arbeit und zitierte das *Wall Street Journal vom* November 1987, in dem es hieß: "Pap-Tests haben eine falsch-negative Rate von 20 bis 40 Prozent; ein falsch-negatives Ergebnis bedeutet den Tod durch Krebs. Pikiert durch diese Enthüllung einer Methode, die die CHA jahrelang krampfhaft beworben hatte, berief Dr. Harmon J. Eyre, Präsident der Amerikanischen Krebsgesellschaft, eine gemeinsame Pressekonferenz von CHA, WADA und NCI ein, um ihre gemeinsame Empfehlung zu erneuern, dass alle Frauen zwischen 20 und 60 Jahren einen jährlichen Pap-Abstrich haben sollten. Auf dieser Pressekonferenz, über die die PA am 20. Januar 1988 berichtete, wurde Eyre mit den Worten zitiert: "Einer der Hauptgründe für die Einberufung der Pressekonferenz war der Versuch, der Verwirrung über den Wert des Pap-Tests angesichts der jüngsten Publicity über den Prozentsatz falsch negativer Ergebnisse bestimmter Labore entgegenzuwirken. "Obwohl Eyre öffentlich erklärte, dass er Pap-Tests voll und ganz unterstütze, ging er nicht auf das Problem der falsch-negativen Ergebnisse oder die schreckliche Bedrohung ein, die sie für viele Frauen darstellen.

Einige Frauengruppen sind alarmiert, dass das Medizinmonopol viele Frauen unnötigerweise zum Tode verurteilt. Die *Washington Post* berichtete am 16. Februar 1988 über eine Studie zur Frauengesundheit, bei der 300 Frauen fettarme Tests verlangten, bei denen der Fettgehalt der Nahrung um 40 bis 20% reduziert werden sollte, um so Brustkrebs zu reduzieren. Sie beantragten beim NCI eine Finanzierung, aber das NCI Board of Scientific Advisors lehnte eine Finanzierung des Projekts ab. Die Frauensprecherin betonte, dass "das NCI sich der Bekämpfung von Brustkrebs verschrieben hat und nicht der Prävention. "

Was hätte die mächtigste Frau der amerikanischen Medizin dazu gesagt? Mary Lasker begnügte sich damit, mit dem Geld, das ihr Mann als der berühmteste Hausierer der Nation verdiente, die Rolle der gnädigen Lady Bountiful zu spielen. Bei den Science Writers Seminars der American Cancer Society, die jedes Jahr während der strengen Wintermonate in einem exotischen Hotel stattfinden, stellte *Science* am 18. Mai 1973 fest, dass diese Frühjahrsseminare, die seit 1949 jährlich stattfinden, immer in warmen Gefilden abgehalten werden, kostenlose Junkets für die Wissenschaftsautoren auflagenstarker Zeitungen und Zeitschriften. *Science* stellte fest, dass diese Seminare, die die ACS etwa 25.000 Dollar kosten, etwa 300 positive Berichte generieren und der ACS ermöglichen, etwa 85 Millionen Dollar an zusätzlichen Spenden zu sammeln. Dies ist wahrscheinlich eine der besten Investitionen, die man tätigen kann. 1957 überreichte die Schriftstellerin Han Suyin, die einen exquisiten Pelzmantel trug, den Herausgebern von *Science* einen begeisterten Bericht über das Gute, das die Chemiehersteller für die Gesundheit unserer Bürger tun. Der Fairness halber muss man sagen, dass Han 1957 den Love Canal noch nicht entdeckt hatte. Das Seminar traf sich kürzlich (1973) im fabelhaften Rio Rico Inn bei Tucson, Arizona. Nicht nur, dass den selbstgefälligen Schreibern alle Spesen bezahlt werden, als Extra gibt es am Ende eines jeden "Arbeitstages" eine Happy Hour an der Bar, wo die Journalisten in gemütlicher Atmosphäre zu Abend essen können. Die Happy Hour wird von der gütigen Mary Lasker bezahlt. Die *Saturday Review* berichtete am 10. April 1965, dass der ACS eine außergewöhnlich effiziente Öffentlichkeitsarbeit betreibt. Das Geheimnis der Öffentlichkeitsarbeit ist es, kostenlosen Platz in großen Publikationen zu bekommen, anstatt Werbung zu kaufen. Die Verbindung zu Lasker sorgte auch dafür, dass große New Yorker

Agenturen, wie McCann Erickson, kostenlos Werbekampagnen für die ACS erstellten.

Es ist ironisch, dass Albert Lasker, der Mitbegründer der American Cancer Society, wie wir sie kennen, und ihrer Tochtergesellschaft, dem National Cancer Institute, einen Großteil seines Vermögens auf der Förderung des Rauchens aufbaute. Nachdem er an Krebs gestorben war, kam die American Cancer Society widerwillig zu dem Schluss, dass "Rauchen schlecht für die Gesundheit ist". Die steigende Zahl der Todesfälle durch Lungenkrebs zwang die Zigarettenhersteller, über Alternativen nachzudenken, darunter auch Filter. Am [1]. Januar 1954 schaltete Kent-Zigaretten in 80 Zeitungen eine Anzeige, in der es hieß, dass WADA-Tests bewiesen hätten, dass Kent-Filter den Teer am effektivsten aus Zigaretten entfernen würden. Da dieser Nachweis mit den meisten anderen Behauptungen der WADA vergleichbar war, sah sich die WADA gezwungen, beim Hersteller Lorillard Protest einzulegen. Das *Time-Magazin* kommentierte am 12. April 1954: "Die WADA, normalerweise einschläfernd, verbot die Werbung für Kent-Zigaretten. Als der Surgeon General 1964 seinen Bericht über die schädlichen Auswirkungen des Rauchens veröffentlichte, versetzte er die Industrie in Panik, obwohl frühere Studien dies schon längst angekündigt hatten. Im Juni 1954 legten Dr. Daniel Horn und Edward Cuyler Hammond der WADA-Konvention einen Bericht vor, der das Rauchen mit Lungenkrebs in Verbindung brachte. Horn und Hammond leiteten die Statistikabteilung der CHA. American Tobacco, eine von Laskers Hauptbeteiligungen, verlor nach dieser Präsentation fünf Punkte an einem Tag. Hammond war ein renommierter Epidemiologe, der als Berater für die NIH, die US Navy, die USAF und das Brookhaven Lab tätig war. Er war Vizepräsident der CHA und Leiter der Forschungsabteilung. Obwohl er umfangreiche Forschungen über die Auswirkungen des Rauchens durchführte, weigerte er sich stets, diese Informationen mit anderen Organisationen zu teilen. 1971 erhielt er eine Einladung, sich einer Gruppe von Wissenschaftlern anzuschließen, um über das Rauchen zu diskutieren; er lehnte mit der Begründung ab, dass die ACS-Politik seit 1952 darin bestand, Daten nicht mit anderen Forschern zu teilen. *Current*

*Biography* berichtete 1957, dass Hammond vier Packungen Zigaretten pro Tag rauchte; seine Frau rauchte drei Packungen pro Tag. Beide starben an Lungenkrebs.

Trotz der ACS-Enthüllungen führten die Tabakinteressen, die eng mit dem Rockefeller-Medizinmonopol verbunden waren, ein entschlossenes Nachhutgefecht gegen die Kampagne gegen Lungenkrebs. Eine der am besten vernetzten Lobbyistinnen Washingtons, Patricia Firestone Chatham, Witwe des Abgeordneten R. T. Chatham, Präsident der Textilfirma Chatham Mills, blockierte fünf Jahre lang, von 1964 bis 1969, den Warnhinweis auf Zigarettenpackungen "Rauchen kann Ihre Gesundheit gefährden". Sie lebt in einer 2-Millionen-Dollar-Villa in Georgetown, dem ehemaligen Wohnsitz von James Forrestal.

Der Aufruhr um Lungenkrebs und Rauchen ignoriert die relevante Tatsache, dass Naturvölker seit Jahrtausenden Tabak ohne unangenehme Nebenwirkungen geraucht haben. In Virginia, der Heimat des Schriftstellers, rauchten die Indianer bereits Tabak, als Captain John Smith in Jamestown landete. Dr. Richard Passey, Forscher am Chester Beattie Research Institute in London, erforscht das Tabakproblem seit zwanzig Jahren. Er fand keinen signifikanten Zusammenhang zwischen traditionell luftgetrocknetem Tabak und Lungenkrebs.

Die amerikanische und englische Tabakindustrie, die von den Rothschilds dominiert wird, verwendet jedoch Zucker in ihrem Tabak, um ihn zu süßen und zu trocknen. England verwendet 17% Zucker, die Vereinigten Staaten 10%. England hat die höchste Lungenkrebsrate der Welt. Dr. Passey kam zu dem Schluss, dass die Zugabe von Zucker zum Tabak eine krebserregende Substanz im Nikotinteer erzeugt; im luftgetrockneten Tabak wird dieses Karzinogen nicht aktiviert. Er fand keinen Lungenkrebs in der Sowjetunion, China und Taiwan, die alle luftgetrockneten Tabak produzieren.

Das Magazin *"Esquire"* veröffentlichte einen längeren Artikel über die Arbeit der Janker-Klinik in Bonn, der enthüllte, dass die Klinik seit 1936 76.000 Fälle von Krebs behandelt hat, wobei 70% der Patienten eine vollständige oder teilweise

Remission erreichten. Der *Esquire-Journalist* war fassungslos, als er erfuhr, dass "das Nationale Krebsinstitut sich weigert, Isophosphamid, A. Mulsin, Wobe-Enzyme und andere effektive Janker-Techniken zu verwenden, weil es sich weigert, ausreichende Dosen zu verwenden". Die American Cancer Society ist sogar noch rigider. Es ist stolz darauf, die Janker-Techniken außerhalb der Vereinigten Staaten zu halten. Der *Esquire-Reporter* beklagt weiter, dass "die American Cancer Society ein großer Teil des Problems geworden ist. Sie vermeidet es, Innovationen in Chemie und Forschung zu fördern, und betreibt stattdessen Propaganda (Zigaretten sind schädlich, die sieben Gefahrenzeichen, prominente Radio- und TV-Spots), und sie verurteilt und eliminiert praktisch unorthodoxe Methoden, die sie übrigens nicht einmal gründlich zu untersuchen pflegt. "

Der Reporter war sich nicht bewusst, dass die American Cancer Society ein Interesse an etablierten Formen der Krebsbehandlung hat; zum Beispiel hält sie fünfzig Prozent der Patentrechte an 5 FU, (5 Fluorouracil), einem der giftigen Medikamente, die derzeit als "akzeptables" Krebsmedikament in Mode sind. 5FU und eine nachfolgende Entwicklung, 5- 4-FU, werden von Hoffman LaRoche Laboratories hergestellt.

Der Knight Ridder News Service berichtete 1978, dass die CHA sich geweigert hatte, zu Pestiziden, die im Verdacht standen, Krebs zu verursachen, Stellung zu beziehen. Der CHA-Vorstand und die mit ihm verbündete Organisation Sloan Kettering haben viele Mitglieder, die die größten Chemieunternehmen der Vereinigten Staaten leiten. Der Krieg gegen die Umweltverschmutzung wird keine Mitglieder gewinnen. CHA wurde gebeten, zu anderen gefährlichen Stoffen Stellung zu nehmen, wie z. B. dem roten Farbstoff Nr. 2, dem Flammschutzmittel TRIS, das in Kinderkleidung verwendet wird (es wurde inzwischen verboten), und synthetischen Formen von Östrogen. Die ACS weigerte sich jedoch erneut, zu diesen Stoffen Stellung zu nehmen. Um seinem schädlichen Einfluss entgegenzuwirken, plante das Komitee für Wahlfreiheit in der Medizin 1984 eine Klage vor dem Ständigen Ausschuss für Menschenrechte der UNO, in der es das medizinische Establishment der USA beschuldigte, gegen die UNO-

Menschenrechtserklärung und den Internationalen Pakt über Menschenrechte von 1966 zu verstoßen. In der Erklärung, die er vorbereitet hatte, hieß es: "Amerikaner sind unnötig abgeschlachtet und kriminalisiert worden, weil eine Vielzahl nützlicher Produkte, Medikamente und metabolischer Ernährungsansätze in der Medizin von Eigeninteressen überrollt wurden. Der Ausschuss bezeichnete die aktuelle Situation als "Medigate".

Das Scheitern bei der Senkung der Krebssterblichkeitsrate ist eine düstere Anklage gegen die unüberwindbaren Hindernisse, die das ACS einem praktikablen Ansatz für dieses Problem in den Weg gestellt hat. John Bailar von der Harvard School of Public Health wies in einer Rede vor der American Association for the Advancement of Science im Jahr 19867 darauf hin, dass "das nationale Krebsbekämpfungsprogramm, das von der Regierung in den letzten fünfzehn Jahren eingeführt wurde, die Sterblichkeitsrate für die wichtigsten Krebsarten nicht reduzieren konnte und daher als Fehlschlag betrachtet werden muss. Es hat nicht die Ergebnisse gebracht, die es eigentlich bringen sollte. Bailar war gut qualifiziert, diese Beobachtung zu machen; er war 25 Jahre lang Redakteur des NCI Journals gewesen. Unterstützt wurde er von einem Fakultätsmitglied der School of Public Health, Dr. John Cairns, der sagte: "In den letzten zwanzig Jahren hat die Krebserkrankung zugenommen; seit den 1950er Jahren hat es keine nennenswerten Fortschritte bei der Krebsbekämpfung gegeben."

Dr. Hardin James sprach 1969 vor dem ACS-Panel. Der Professor für medizinische Physik an der University of California in Berkely sagte, seine Studien hätten eindeutig bewiesen, dass unbehandelte Krebsopfer tatsächlich bis zu viermal länger leben als solche, die behandelt werden. Bei einer typischen Krebsart leben Menschen, die eine Behandlung abgelehnt haben, durchschnittlich zwölfeinhalb Jahre. Diejenigen, die eine Operation und andere Arten der Behandlung akzeptierten, leben im Durchschnitt nur drei Jahre. Ich führe dies auf die traumatische Wirkung der Operation auf den natürlichen Abwehrmechanismus des Körpers zurück. Der Körper hat eine Art natürliche Abwehr gegen alle Arten von Krebs.

Im Februar 1988 veröffentlichte das National Cancer Institute seinen Abschlussbericht, der den "Krieg gegen den Krebs" zusammenfasste, in der *Washington Post vom* 9. Februar 1988. Darin heißt es, dass in den letzten fünfunddreißig Jahren die Krebsinzidenz und die Sterblichkeitsrate insgesamt gestiegen sind, trotz "Fortschritten" in der Erkennung und Behandlung. Vielleicht liegt das Problem darin, dass, wie in anderen Kriegen, die wir im 20. Jahrhundert geführt haben, zu viele von denen, die "auf unserer Seite" sind, in Wirklichkeit für den Feind arbeiten.

# KAPITEL 4

## IMPFUNG

Als einer der wenigen Ärzte, die es wagten, sich gegen das medizinische Monopol auszusprechen, radikalisierte Dr. Robert S. Mendelsohn seine Position gegen die moderne Medizin, indem er sie als eine Kirche mit vier heiligen Wassern definierte. Als erstes nannte er die Impfung. Dr. Mendelsohn bezeichnete die Praxis des Impfens als "fragwürdige Vorsichtsmaßnahme". Andere Ärzte haben sich jedoch deutlicher geäußert. Es ist anzumerken, dass die Rockefellers das ganze 19. Jahrhundert hindurch dafür kämpften, diese vier heiligen Wasser in den gesamten Vereinigten Staaten verbindlich zu machen, wobei sie alle Proteste und Warnungen über ihre Gefahren ignorierten.

Von diesen vier Elementen, die man durchaus als die vier Reiter der Apokalypse bezeichnen könnte, da auch sie dafür bekannt sind, Tod und Zerstörung mit sich zu bringen, ist die Praxis der Immunisierung in ihren langfristigen Auswirkungen wohl die schädlichste. Diese Praxis steht im direkten Widerspruch zu den Erkenntnissen der Experten der modernen Ganzheitsmedizin, dass der Körper eine natürliche Immunabwehr gegen Krankheiten hat. Die Kirche der modernen Medizin behauptet, dass wir nur durch das Weihwasser der Impfung von der Gefahr einer Infektion freigesprochen werden können, indem ein fremder Infektionskörper in das System injiziert wird, der dann ein medizinisches Wunder vollbringt und lebenslange Immunität verleiht, daher der Begriff "Immunisierung". Die größte Ketzerei, die ein Arzt begehen kann, ist es, öffentlich irgendwelche Zweifel an einem der vier heiligen Wasser zu äußern, aber dasjenige, das am tiefsten in der modernen medizinischen Praxis verwurzelt ist, sind zweifellos die vielen Impfprogramme. Sie sind auch die systematisch profitabelsten Operationen des medizinischen Monopols. Doch ein Arzt, Dr. Henry R. Bybee aus Norfolk, Virginia, sagte öffentlich: "Meine ehrliche Meinung ist, dass der Impfstoff die Ursache für mehr Krankheiten und Leiden ist als alles, was ich nennen könnte. Ich glaube, dass Krankheiten wie Krebs, Syphilis, Fieberbläschen und viele andere Leiden die direkte Folge von Impfungen sind. Doch im Bundesstaat Virginia und in vielen anderen Staaten werden Eltern gezwungen, ihre Kinder dieser Prozedur zu unterziehen, während die Ärzteschaft nicht nur ihre Vergütung für diesen Dienst erhält, sondern auch prächtige und zukünftige Patienten macht. "

Der heutige Autor erinnert sich noch gut an die 1920er Jahre, als er als Kind in Virginia für einige Wochen zur Schule ging, ohne sich der von den staatlichen Behörden angeordneten Pflichtimpfung unterzogen zu haben. Jeden Morgen begann der Lehrer den Unterricht mit der Frage: "Clarence, hast du heute deinen Impfpass dabei? Dies war natürlich die dringendste Angelegenheit im Bildungssystem, die Vorrang vor Themen wie Unterricht und Studium hatte. Jeden Morgen musste ich antworten: "Nein, ich habe es heute nicht mitgebracht. Die anderen Kinder würden sich umdrehen und diesen gefährlichen Klassenkameraden anstarren, der eine schreckliche Krankheit auf sie übertragen könnte. Meine Mutter war examinierte Krankenschwester und sie hat mich nie dazu ermutigt, mich impfen zu lassen. Ich glaube, sie wusste mehr über die möglichen Auswirkungen als die Ärzte. Nachdem ich die gefürchtete Tortur ein paar Wochen vor mir hergeschoben hatte, wurde ich endlich zum Arzt gebracht, wie ein Tier, das zur Betäubung auf das Brett getrieben wird, und ich erhielt meine Spritze. Natürlich machte mich das extrem krank, da mein Körper die Infektion bekämpfte, aber die Klasse war von der Gefahr befreit, und ich wurde als Mitglied der Gesellschaft ordnungsgemäß gekennzeichnet akzeptiert. In *Der Fluch von Kanaan*[17] habe ich über den Gebrauch unserer Kinder für rituelle Opferpraktiken geschrieben, eine Praxis, die mit der Zerstörung des Baalskultes vor etwa fünftausend Jahren geendet zu haben scheint. Leider scheint der Baalskult im aktuellen Establishment, das oft als *Bruderschaft des Todes* bezeichnet wird, fest verankert zu sein. Es ist beunruhigend zu sehen, wie Pädagogen jedes neue Vergehen an Kindern in unseren Schulen enthusiastisch begrüßen und gegen jede Erwähnung von Moral oder Religion wettern, während sie Sechsjährige feierlich über die Vorteile eines "alternativen Lebensstils" in ihren sexuellen Vorlieben indoktrinieren. Das aktuelle Ziel der National Education Association scheint zu sein, dass die Lehrer vor Beginn der täglichen Aktivitäten Kondome im Klassenzimmer verteilen.

Die Dringlichkeit meiner Impfung bestand nicht darin, dass in der Stadt Roanoke zu dieser Zeit eine Epidemie wütete, noch gab es eine in den sechzig Jahren, die folgten. Die Dringlichkeit bestand darin, dass kein Kind vom Baalskult verschont bleiben sollte und auch nicht auf die Opferung auf dem Altar der Pädophilen verzichten sollte. Das Medizinmonopol konnte es sich nicht leisten, auch nur einen einzigen Schüler dem für die Zwangsimpfung zu entrichtenden Geldangebot zu entgehen, dem Tribut der Sklaven an ihre Herren.

Aus London kommt eine alarmierende Beobachtung von einem Praktiker mit ausgezeichnetem Ruf und langer Erfahrung. Dr. Herbert Snow, Chefchirurg des Londoner Krebskrankenhauses, äußerte sich besorgt: "In den letzten Jahren sind viele Männer und Frauen in der Blüte ihres Lebens plötzlich gestorben, oft nach der Teilnahme an einem Festmahl oder Bankett. Ich bin überzeugt, dass etwa 80% dieser Todesfälle auf die durchgeführte Impfung zurückzuführen sind. Es ist bekannt, dass es schwere und dauerhafte Herzerkrankungen verursacht.

---

[17] *Der Fluch von Kanaan*, Omnia Veritas Ltd, www.omnia-veritas.com.

Der Gerichtsmediziner tarnt sie immer als "natürliche Ursachen".
"

Sie werden solche Warnungen nicht in medizinischen Lehrbüchern oder Gesundheitsratgebern finden. In der Tat könnte dieser Autor es in einem kleinen Band gefunden haben, der in den Stapeln der Library of Congress vergraben ist. Dennoch sollte eine solch beunruhigende Beobachtung eines etablierten Arztes so weit wie möglich verbreitet werden, und sei es nur, um sicherzustellen, dass diejenigen, die ihre Prämisse widerlegen können, sich daran halten. Zumindest kann er vom Establishment nicht als Scharlatan angegriffen werden, denn Dr. Snow versucht nicht, einen Ersatz für die Impfung zu verkaufen, sondern warnt lediglich vor deren Gefahren.

Ein anderer Praktiker, Dr. W. B. Clarke aus Indiana, stellt fest, dass "Krebs bis zur Einführung der obligatorischen Pockenimpfung praktisch unbekannt war. Ich habe mindestens zweihundert Fälle von Krebs behandeln müssen, und ich habe noch nie einen Fall von Krebs bei einer Person gesehen, die nicht geimpft war. "

Wir haben endlich die Lösung, nach der die American Cancer Society seit so vielen Jahren mit großem Aufwand gesucht hat. Dr. Clarke hat noch nie einen Fall von Krebs bei einer ungeimpften Person gesehen. Ist das nicht etwas, das man erforschen sollte?

Mit einem solchen Schwung könnte die ACS bei Spendenaktionen wieder die Telefone der Banken klingeln lassen, um eine positive Forschung über den möglichen Zusammenhang zwischen Impfung und Krebsinzidenz zu initiieren. So oder so, wir vermuten, dass das ACS diesen Weg nicht einschlagen wird. Es wäre auch gut in Stein gemeißelt über dem imposanten Eingang des Memorial Sloan Kettering Cancer Center: "Ich habe noch nie einen Fall von Krebs bei einer Person gesehen, die nicht geimpft wurde. "Es ist jedoch unwahrscheinlich, dass die Hohepriester der modernen Medizin auf eines der vier Gebote verzichten könnten. Eine empörte Öffentlichkeit wird darauf drängen müssen, dass das moderne Ritual, unsere Kinder dem Baal zu opfern, aufgegeben wird - ein fünftausend Jahre altes Ritual, das in seiner modernen Version "Zwangsimpfung" heißt.

In dem Land, das Freiheit ausstrahlt oder ausstrahlen soll, ist es umso erstaunlicher, dass jeder Bürger gezwungen ist, sich einem Zwangsimpfungsritual zu unterziehen. Auch hier sprechen wir von einer Zivilisation, die heute von zwei Geißeln heimgesucht wird, der Geißel des Krebses und der Geißel von AIDS, aber die Zwangsimpfung bietet keinen Schutz gegen die Geißeln, die uns bedrohen. Es heißt: Auf Wiedersehen Keuchhusten, auf Wiedersehen Diphtherie und hallo AIDS. Das Medizinmonopol sucht verzweifelt nach einer Art "Immunisierung" gegen diese Geißeln, und zweifellos wird es schließlich eine Art "Impfstoff" finden, der noch schrecklicher sein wird als die Krankheit. Von Anfang an haben uns unsere bedeutendsten medizinischen Experten stolz darüber informiert, dass AIDS unheilbar ist, was kaum die Herangehensweise ist, die wir von denen erwarten, die verlangen, dass wir ihre Unfehlbarkeit in allen medizinischen Angelegenheiten akzeptieren.

Ein anderer bekannter Arzt, Dr. J.M. ...Dr. J.M. Peebles, aus San Francisco, schrieb ein Buch über den Impfstoff, in dem er feststellt..: "Die Praxis der Impfung, die bei jeder Gelegenheit von der Ärzteschaft durch politische Absprachen in den Vordergrund gedrängt und vom Staat zur Pflicht gemacht wird, ist nicht nur zur größten Bedrohung und Gefahr für die Gesundheit der heranwachsenden Generation geworden, sondern auch zum höchsten Niedertrampeln der individuellen Freiheiten des amerikanischen Bürgers. Die Zwangsimpfung, die die natürlichen Kanäle des menschlichen Systems mit brutal entnommener Lymphe unter dem seltsamen Vorwand vergiftet, sie würde die Pocken verhindern, ist einer der dunkelsten Flecken, die das letzte Jahrhundert entstellt haben. "

Dr. Peebles verweist auf die Tatsache, dass der Pockenimpfstoff eine der "eigenartigsten Erfindungen oder Entdeckungen der Aufklärung" war. Wie ich jedoch in *Der Fluch von Kanaan*[18] *dargelegt habe,* war das Zeitalter der Aufklärung nur die letzte Manifestation des Programms des Baalskultes und seiner Kinderopferrituale, das uns in der einen oder anderen Form nun schon seit fast fünftausend Jahren begleitet. Wegen dieses Zwecks wird das Medizinische Monopol auch als "Gesellschaft für verkrüppelte Kinder" bezeichnet.

Die vielleicht eloquenteste Bemerkung in Dr. Peebles' Kritik ist sein Hinweis auf "durch die Haut entnommene Lymphe". Könnte es einen Zusammenhang zwischen der Injektion dieser Substanz und der Ausbreitung einer bisher unbekannten Form von Krebs, dem Lymphdrüsenkrebs, geben?

Diese Art von Krebs ist nicht nur eine der häufigsten Varianten der Krankheit, sondern auch eine der am schwierigsten zu behandelnden, da sie sich schnell im ganzen System ausbreitet. Die Diagnose Lymphdrüsenkrebs bedeutet heute praktisch ein Todesurteil.

Wenn wir davon ausgehen, dass Ärzte wie Dr. Snow und Dr. Peebles behaupten, dass es sicher ist, wenn sie über das Impfen sprechen, brauchen wir nur einen Blick auf die Gerichtsakten vieler Fälle im ganzen Land zu werfen. Wyeth Laboratories war der Beklagte in einem Fall, in dem ein Geschworenengericht in Wichita, Kansas, kürzlich einem achtjährigen Mädchen 15 Millionen Dollar Schadenersatz zusprach. Sie erlitt einen dauerhaften Hirnschaden, nachdem sie einen Impfstoff gegen Diphtherie, Keuchhusten und Tetanus erhalten hatte. Michelle Graham wurde im Alter von drei Monaten geimpft und erlitt einen schweren Hirnschaden, der sie dauerhaft behindert zurückließ. Ihre Anwälte haben bewiesen, dass der Schaden ausschließlich auf den Impfstoff zurückzuführen ist, obwohl die Anwälte von Wyeth versucht haben, dies zu bestreiten.

---

[18] *The Curse of Canaan*, veröffentlicht von Omnia Veritas Ltd, www.omniaveritas.com.

Aufgrund der finanziellen Aussichten fordern die Ärzte, dass Kinder jedes Jahr früher geimpft werden. Das Impfkomitee der American Academy of Pediatrics hat kürzlich gefordert, das Alter für die Grippeimpfung von Kindern von bisher 24 auf 18 Monate zu senken. Sie werben für eine neue Version des Grippeimpfstoffs, die Berichten zufolge an Kindern in Finnland getestet wurde.

In einem Artikel, der am 4. März 1977 in *Science* veröffentlicht wurde, warnen Jonas und Darrell Salk, dass "Impfstoffe mit lebenden Influenza- oder Polio-Viren jeweils die Krankheit hervorrufen können, die sie verhindern sollen ... das lebende Masern- und Mumps-Virus kann Nebenwirkungen wie Enzephalitis (Hirnschäden) hervorrufen. "

Wenn Impfstoffe eine so klare und gegenwärtige Gefahr für die Kinder darstellen, die gezwungen sind, sich ihnen zu unterwerfen, müssen wir die Kräfte untersuchen, die sie zwingen, sich ihnen zu unterwerfen. In den Vereinigten Staaten werden Impfstoffe aktiv und kontinuierlich als die Lösung für alle Infektionskrankheiten von Regierungsbehörden wie dem Center for Disease Control in Georgia, von HEW, USPHS, FDA, AMA und WHO beworben. Es ist mehr als interessant, dass die Bundesbehörden so leidenschaftliche Befürworter der Impfpflicht sind und dass sie unter die "Schwanzgabeln" der großen Pharmakonzerne fallen, deren Produkte sie in den Jahren ihres Dienstes an der Öffentlichkeit so eifrig gefördert haben. Es waren diese Bundesagenten, die die Verfahren entwarfen, die die Staaten dazu zwangen, die verpflichtende Impfgesetzgebung zu erlassen, die von den Anwälten des medizinischen Monopols entworfen worden war, um "das Gesetz des Landes" zu werden. In den dunklen Zeiten der Vergangenheit, als die Amerikaner ihre nun untergegangenen Freiheiten noch mehr schützten, gab es sporadischen Widerstand gegen die Drohung, dass eine diktatorische Zentralregierung jedem Kind in den Vereinigten Staaten diese Art von Zwang auferlegen wollte. Im Jahr 1909 führte der Senat des Commonwealth of Massachusetts Bill 8, "An Act to Prohibit Compulsory Vaccinations" ein. Abschnitt 1: Es ist ungesetzlich, dass ein Schulausschuss, ein Gesundheitsausschuss oder ein öffentliches Gremium, das in diesem Staat nach politischen oder anderen Vorschriften handelt, durch einen Beschluss, eine Anordnung oder ein Verfahren jeglicher Art die Immunisierung eines Kindes oder einer Person jeglichen Alters erzwingt, indem es die Immunisierung zu einer Voraussetzung für den Besuch einer öffentlichen oder privaten Schule macht, entweder als Schüler oder Lehrer. "

Diese Gesetzgebung wurde wahrscheinlich von einem Arzt verfasst, der mit den Gefahren des Impfens vertraut war. Selbst im Jahr 1909 war das medizinische Monopol stark genug, um dieses Gesetz zu begraben. Es kam nie zu einer Abstimmung. Das Risiko, dass eine einzige staatliche Legislative ihre kriminelle Verschwörung vereiteln würde, veranlasste das Rockefeller-Syndikat jedoch, sich auf die Entwicklung eines Instruments zur Kontrolle über jede staatliche Legislative in den Vereinigten Staaten zu konzentrieren. Zu diesem Zweck gründete sie den Council of State Governments in Chicago. Seine Ukas werden regelmäßig an jede staatliche Legislative ausgegeben, und seine totalitäre Kontrolle ist so, dass keine Legislative jemals versagt hat, seinen Diktaten zu folgen.

Edward Jenner (1796-1839) "entdeckte", dass der Pockenimpfstoff im 18. Jahrhundert die Menschen gegen die Geißel der Pocken impfen sollte. Tatsächlich waren die Pocken bereits im Rückgang begriffen, und einige Behörden glauben, dass sie bis zum Ende des Jahrhunderts verschwunden sein würden, was auf eine Reihe von Faktoren zurückzuführen ist. Nachdem sich der Einsatz des Pockenimpfstoffs in England durchgesetzt hatte, brach eine Pockenepidemie aus, an der 22.081 Menschen starben. Die Pockenepidemien verschlimmerten sich in jedem Jahr, in dem der Impfstoff eingesetzt wurde. Im Jahr 1872 wurden 44.480 Menschen durch den Impfstoff getötet. England verbot den Impfstoff schließlich 1948, obwohl er einer der meistgepriesenen "Beiträge" des Landes zur modernen Medizin war. Dies kam nach vielen Jahren der Zwangsimpfung, in denen diejenigen, die sich weigerten, sich den Gefahren zu unterwerfen, ins Gefängnis geworfen wurden.

Japan führte 1872 eine Pflichtimpfung ein. Im Jahr 1892 gab es 165.774 Pockenfälle, die zu 29.979 Todesfällen führten.

Japan wendet immer noch die Impfpflicht an; als militärisch besetzte Nation kann man seiner jetzigen Regierung jedoch kaum vorwerfen, sich dem Rockefeller-Medizinmonopol zu unterwerfen.

Auch Deutschland hat eine Impfpflicht eingeführt. Im Jahr 1939 (d.h. während des Nazi-Regimes) stieg die Diphtherierate astronomisch auf 150.000 Fälle an. Norwegen, das nie eine Impfpflicht eingeführt hat, hatte im gleichen Zeitraum nur 50 Fälle. Polio nahm in Staaten, die eine Impfpflicht einführten, um 700% zu. Der viel zitierte Autor über medizinische Probleme, Morris Beale, der jahrelang seine informative Publikation, *Capsule News Digest,* vom Capitol Hill aus herausgab, setzte in den Jahren 1954 bis 1960 eine dauerhafte Belohnung von 30.000 Dollar aus, die er jedem zahlen würde, der beweisen könnte, dass der Polio-Impfstoff nicht tödlich und ein Betrug war. Es gab nie einen Abnehmer.

Medizinhistoriker kamen schließlich zu dem widerstrebenden Schluss, dass die große Grippe-"Epidemie" von 1918 allein auf den weit verbreiteten Einsatz von Impfstoffen zurückzuführen war. Dies war der erste Krieg, in dem die Impfung für alle Soldaten Pflicht war. Der *Boston Herald* berichtete, dass siebenundvierzig Soldaten in einem Monat durch die Impfung getötet wurden. Infolgedessen füllten sich die Militärkrankenhäuser nicht mit Kampf-, sondern mit Impfstoffopfern. Der Ausbruch wurde "Spanische Grippe" genannt, ein bewusst irreführender Name, der den Ursprung verschleiern sollte. Diese Grippe-Epidemie forderte 20 Millionen Opfer; überlebt haben diejenigen, die den Impfstoff verweigert hatten. In den letzten Jahren wurden die jährlich wiederkehrenden Grippeepidemien als "Russische Grippe" bezeichnet. Aus irgendeinem Grund protestieren die Russen nie, vielleicht weil die Rockefellers regelmäßig nach Moskau reisen, um die Parteilinie zu definieren.

Die Gefahren der Impfung waren bereits bekannt. Die Zeitschrift *Plain Talk* stellt fest, dass "während des französisch-preußischen Krieges jeder deutsche Soldat geimpft wurde. Das Ergebnis war, dass 53.288 ansonsten gesunde Männer an den Pocken erkrankten. Die Sterblichkeitsrate war hoch. "

In dem, was heute als das "Große Schweinegrippe-Massaker" bekannt ist, wurde US-Präsident Gerald Ford beauftragt, die Öffentlichkeit zu einer nationalen Impfkampagne zu bewegen. Die treibende Kraft hinter diesem Projekt war ein $135 Millionen Windfall-Profit für die großen Arzneimittelhersteller. Sie hatten einen Impfstoff gegen die "Schweinegrippe", den verdächtige Schweinezüchter nicht anrühren wollten, aus Angst, er würde ihre Ernte vernichten. Die Hersteller hatten nur versucht, 80 Millionen Dollar von den Schweinebauern zu bekommen, und als sie in diesem Verkauf feststeckten, wandten sie sich dem anderen Markt zu, dem menschlichen Markt. Der Anstoß für den nationalen Schweinegrippe-Impfstoff kam direkt vom Center for Disease Control in Atlanta, Georgia. Vielleicht zufällig bereitete Jimmy Carter, ein Mitglied der Trilateralen Kommission, zu dieser Zeit seine Präsidentschaftskampagne in Georgia vor. Der scheidende Präsident, Gerald Ford, hatte alle Vorteile einer massiven Bürokratie, um ihn in seiner Kampagne zu unterstützen, während der ineffektive und wenig bekannte Jimmy Carter keine ernsthafte Bedrohung für die Wahl darstellte. Plötzlich kam aus Atlanta der Plan des Center for Disease Control für eine nationale "Schweinegrippe"-Impfkampagne. Die Tatsache, dass es keinen einzigen bekannten Fall dieser Grippe in den Vereinigten Staaten gab, hielt das Medizinmonopol nicht davon ab, seinen Plan umzusetzen. Schweinehalter waren schockiert, als der Impfstoff an einigen Schweinen demonstriert wurde, die zusammengebrochen und verendet waren. Man kann sich die quälenden Vorträge in den Zentralen der großen Pharmafirmen vorstellen, bis ein kluger junger Mann bemerkte: "Nun, wenn die Schweinezüchter es nicht in ihre Tiere spritzen wollen, ist unser einziger anderer Markt, es in Menschen zu spritzen". "

Die von Ford gesponserte Schweinegrippe-Kampagne wäre beinahe vorzeitig gestorben, als ein gewissenhafter Beamter, Dr. Anthony Morris, ehemals von HEW und dann aktiver Direktor des Office of Viruses bei der Food and Drug Administration, sagte, dass es keinen authentischen Schweinegrippe-Impfstoff geben könne, weil es nie einen Fall von Schweinegrippe gegeben habe, an dem man ihn testen könne. Dr. Morris machte daraufhin seine Aussage öffentlich, dass "die Impfstoffe gegen die

Schweinegrippe zu keinem Zeitpunkt wirksam waren". Er wurde schnell gefeuert, aber der Schaden war angerichtet.

Schadensbegrenzung wurde von diesem großen Menschenfreund, Walter Cronkite, und dem Präsidenten der Vereinigten Staaten betrieben, die sich zusammentaten, um dem medizinischen Monopol zu Hilfe zu kommen. Walter Cronkite nahm Präsident Ford in seine Informationssendung auf, um die amerikanische Bevölkerung zu drängen, sich gegen die Schweinegrippe impfen zu lassen. Die CBS hat nie einen Grund gefunden, eine wissenschaftliche Analyse oder Kritik des Schweinegrippe-Impfstoffs zu veröffentlichen, von dem bekannt ist, dass er viele giftige Gifte enthält, darunter fremde virale Proteinpartikel, Formaldehyd, Rückstände von Substanzen aus Hühnerembryonen und Eiern, Saccharose, Thimerosal (ein giftiges Quecksilberderivat), Polysorbat und etwa achtzig weitere Substanzen.

In der Zwischenzeit wurde in den virologischen Labors, nachdem Dr. Anthony Morris fristlos entlassen wurde, ein spezielles Team von Arbeitern geschickt, um die vier Räume zu reinigen, in denen er seine wissenschaftlichen Tests durchgeführt hatte. Das Labor war gefüllt mit Tieren, deren Aufzeichnungen seine Behauptungen bestätigten, was etwa drei Jahre konstanter Forschung darstellt. Alle Tiere wurden sofort geschlachtet und Morris' Aufzeichnungen wurden verbrannt. Sie gingen nicht so weit, das ganze Gebiet zu versalzen, weil sie dachten, ihre Arbeit sei getan.

Am 15. April 1976 verabschiedete der Kongress das Public Law 94-266, das 135 Millionen Dollar an öffentlichen Mitteln zur Finanzierung einer nationalen Schweinegrippe-Impfkampagne bereitstellte. HEW sollte den Impfstoff landesweit kostenlos an staatliche und lokale Gesundheitsämter zur Impfung verteilen. Die Versicherungsagenturen gaben daraufhin eine Warnung heraus, dass sie Pharmafirmen nicht gegen mögliche Klagen aufgrund der Ergebnisse der Schweinegrippeimpfung versichern würden, da keine Studien durchgeführt worden seien, die die Auswirkungen vorhersagen könnten. Um die Versicherungsgesellschaften zu besiegen, bat CBS Gerald Ford, einen leidenschaftlichen Appell an 215

Millionen Amerikaner zu richten, wegzulaufen, solange noch Zeit sei, und zum freundlichen örtlichen Gesundheitsamt zu eilen, um die Schweinegrippe-Impfung kostenlos zu bekommen. Dies war vielleicht die beste Stunde von CBS in seiner brillanten Karriere des "öffentlichen Dienstes".

Kaum war die Kampagne gegen die Schweinegrippe vorbei, begannen die Berichte über Opfer zu strömen. Innerhalb weniger Monate wurden Ansprüche in Höhe von 1,3 Milliarden Dollar von Opfern eingereicht, die durch den Schweinegrippe-Impfstoff gelähmt wurden. Medizinische Autoritäten nahmen die Herausforderung an; sie verteidigten das medizinische Monopol, indem sie die neue Epidemie "Guillain-Barre-Syndrom" nannten. Seitdem häufen sich die Spekulationen, dass die darauf folgende AIDS-Epidemie, die kurz nach Gerald Fords öffentlichen Beteuerungen begann, lediglich eine virale Variante des Schweinegrippe-Impfstoffs war. Und was ist mit dem Urheber des großen Schweinegrippe-Massakers, Präsident Gerald Ford? Als logischer Verantwortlicher für das Desaster sah sich Ford einer Flut von öffentlicher Kritik ausgesetzt, was natürlich zu seiner Wahlniederlage führte (er war zuvor ernannt worden, als Agenten internationaler Drogengeschäfte Richard Nixon aus dem Verkehr zogen). Der unbekannte Jimmy Carter, der nur den streng geheimen Mitgliedern der Trilateralen Kommission bekannt war, wurde durch die Wutausbrüche gegen Gerald Ford an die Macht gebracht. Carter entpuppte sich als nationale Katastrophe, fast so schlimm wie die Schweinegrippe-Epidemie, während Gerald Ford sich aus dem politischen Leben zurückzog. Er verlor nicht nur die Wahl, sondern war dazu verdammt, die letzten Jahre seines Lebens unermüdlich im warmen Sand des Golfplatzes von Palm Springs zu verbringen.

Auf dem jährlichen ACS Science Writers' Seminar warnte Dr. Robert W. Simpson von der Rutgers University, dass "Immunisierungsprogramme für Influenza, Masern, Mumps und Polio tatsächlich Menschen mit RNA aussäen können, um Proviren zu bilden, die dann im ganzen Körper latent werden. Sie können dann durch eine Vielzahl von Krankheiten aktiviert werden, darunter Lupus, Krebs, Rheuma und Arthritis. "

Dies ist eine bemerkenswerte Bestätigung der Warnung, die Dr. Herbert Snow aus London vor mehr als fünfzig Jahren ausgesprochen hat. Er hatte beobachtet, dass die Langzeitwirkung des Impfstoffs, wenn er im Herzen oder anderen Teilen des Körpers gelagert wird, schließlich zu tödlichen Herzschäden führen würde. Der Impfstoff wird zu einer Zeitbombe im System, die sich als so genannte "langsame Viren" entwickeln, die 10 bis 30 Jahre brauchen können, um virulent zu werden. Wenn dies geschieht, wird das Opfer von einem tödlichen Angriff getroffen, oft ohne Vorwarnung, sei es ein Herzinfarkt oder eine andere Krankheit.

*Health Freedom News,* in seiner Juli/August 1986 Ausgabe, stellt fest, dass "der Impfstoff mit Hirnschäden in Verbindung gebracht wird. Es sind 150 Klagen gegen TPD-Impfstoffhersteller anhängig, die 1,5 Milliarden Dollar Schadenersatz fordern. "

Als der jetzige Autor ein Teenager in Virginia war, wurde jeder Sommer zu einem Alptraum für besorgte Eltern, als Epidemien von Polio, allgemein bekannt als Kinderlähmung, über die Nation hinwegfegten. Den ganzen Sommer über tranken wir Flasche um Flasche Eislimonade, um unsere Schokoriegel-Snacks zu überbrücken, ohne das Gefühl zu haben, dass wir unsere Systeme auf die Vermehrung des Polio-Virus vorbereiteten. Das berühmteste Polio-Opfer war der Gouverneur von New York, Franklin D. Roosevelt. Im Jahr 1931, während der jährlichen Polio-Epidemie, genehmigte Roosevelt offiziell ein "Immunserum", den Vorläufer der Polio-Impfstoffe der 1950er Jahre. Gesponsert wurde sie von Dr. Lindsley R. Williams, dem Schwiegersohn des Investmentbanking-Geschäftsführers Kidder Peabody. Die Rockefeller- und Carnegie-Stiftungen hatten sich für den Bau eines neuen medizinischen Gebäudes eingesetzt, das den Namen New York Medical Academy tragen sollte. Wie so oft, stellten sie nicht die Mittel zur Verfügung, sondern planten die Inszenierungskampagne, bei der die Öffentlichkeit aufgefordert wurde, Millionen von Dollar beizusteuern. Dr. Williams wurde später zum Direktor der Akademie ernannt, obwohl seine medizinischen Fähigkeiten in New York ein Witz sind. Williams nutzte diese Position, um zum Apostel der sozialisierten Medizin in den Vereinigten Staaten zu werden, ein Ziel, das das Rockefeller-Medizinmonopol herbeisehnte und das schließlich erreicht wurde, als viele Jahre später das Medicare-Programm verabschiedet wurde. In Wirklichkeit repräsentierte Williams, wie Dr. Emanuel Josephson betonte, die politische und kommerzielle Vorherrschaft der Ärzteschaft innerhalb eines sozialisierten Systems.

Roosevelt kündigte daraufhin seine Kandidatur für die Präsidentschaft der Vereinigten Staaten an, eine Position, für die er physisch disqualifiziert schien. Aufgrund seiner Behinderung war er seit vielen Jahren nicht mehr in der Lage zu stehen oder zu gehen. Er führte seine Geschäfte vom Rollstuhl aus. Es schien unglaublich, dass er eine nationale Kampagne für das Präsidentenamt führen konnte. Um diese Zweifel zu zerstreuen, schrieb Dr. Williams einen Artikel, der im *Collier's* Magazine, dem damals zweitgrößten Magazin der Vereinigten Staaten, veröffentlicht wurde. In diesem Artikel bescheinigte Dr. Williams, dass Gouverneur Franklin D. Roosevelt körperlich und geistig fit sei, um Präsident der Vereinigten Staaten zu werden. Es wurde daraufhin gefordert, dass in einer zukünftigen Roosevelt-Administration eine neue Kabinettsposition, die des Gesundheitsministers, speziell für Dr. Williams geschaffen werden sollte.

Das Polio-"Immunserum" war als gefährlich und wertlos bekannt, als Roosevelt es genehmigte. Die U.S. Public Health Service's National Institutes of Health hatten drei Jahre lang mit diesem identischen Serum an Affen experimentiert. Das Institut sagte, dass eine Studie über das Serum auf Empfehlung von Dr. Simon Flexner, dem Direktor des Instituts, durchgeführt wurde. Das Serum wurde daraufhin eingesetzt, und viele Kinder starben an den Folgen. Der Gesundheitskommissar des Staates New York, Dr. Thomas Parran (später zum U.S. Surgeon General ernannt), der seine Ernennung der Empfehlung von Dr. Williams an Gouverneur Roosevelt verdankte, weigerte sich, Anhörungen zur Validierung des Serums abzuhalten, während Roosevelt weiterhin von der "Wohltätigkeit" seiner Warm Springs

Foundation und seinen jährlichen Jubiläumsbällen zur Feier der Polioepidemie profitierte.

Im Jahr 1948 war ein Dr. Sandier, damals Ernährungsexperte am U.S. Veteran's Administration Hospital in Osteen, North Carolina, alarmiert über die enormen Mengen an stark gesüßten Getränken, Bonbons und anderen Süßigkeiten, die Kinder während der heißen Sommermonate zu sich nahmen, gerade als die Kinderlähmung jedes Jahr epidemisch wurde. Er führte Tests durch, die ihn zu dem Schluss brachten, dass der Zuckerkonsum von Kindern in direktem Zusammenhang mit der Virulenz von Polio-Epidemien stand. Er gab dann eine dringende Warnung an die Eltern heraus, den Konsum jeglicher raffinierter Zuckerprodukte, insbesondere Süßigkeiten, Softdrinks und Eiscreme während der Sommermonate zu verbieten. Das Ergebnis von Dr. Sandlers Kampagne war, dass die Zahl der Poliofälle in North Carolina in einem einzigen Jahr um 90% sank, von 2.498 im Jahr 1948 auf nur 229 im Jahr 1949. Ermutigt durch die Wirkung von Dr. Sandlers Warnkampagne auf ihre Sommerverkäufe in North Carolina, starteten die Vertreiber von Erfrischungsgetränken und die Hersteller von Süßigkeiten im folgenden Jahr eine landesweite Werbeaktion mit kostenlosen Proben und anderen Werbeaktionen. Bis 1950 stieg die Zahl der Poliofälle wieder auf das Niveau von 1948 an. Was ist mit Dr. Sandier passiert? Eine Durchsicht der Publikationen in North Carolina erwähnt ihn oder sein Programm nicht mehr.

Herbert M. Shelton schrieb 1938 in seinem Buch "*Exploitation of Human Suffering*[19]", dass "der Impfstoff Eiter ist - entweder septisch oder inert - wenn er inert ist, nimmt er nicht - wenn er septisch ist, erzeugt er eine Infektion. Das erklärt, warum manche Kinder eine zweite Impfung bekommen müssen, weil der erste Impfstoff nicht "gewirkt" hat - er war nicht giftig genug und hat den Körper nicht infiziert. Shelton sagt, dass die

---

[19] *Die Ausnutzung von menschlichem Leid.*

Impfungen     Schlafkrankheit,     Kinderlähmung,
Halbseitenlähmung oder Tetanus verursachen.

U.S. Surgeon General Leonard Scheele betonte auf der
WADA-Jahrestagung 1955, dass "keine Impfstoffcharge als
sicher bewiesen werden kann, bevor sie nicht an Kinder
verabreicht wurde. James R. Shannon vom National Institute of
Health sagte, dass "der einzige sichere Impfstoff einer ist, der nie
verwendet wird.

Mit der Einführung des Polio-Impfstoffs von Dr. Jonas Salk
in den 1950er Jahren wurde den amerikanischen Eltern
versichert, dass das Problem gelöst sei und ihre Kinder nun sicher
seien. Spätere Klagen gegen die Pharmafirmen haben nicht viel
Aufsehen erregt. Im Fall "David v. Wyeth Labs", ein Rechtsstreit
über Sabins Impfstoff gegen Polio Typ 3, wurde zugunsten des
Klägers David entschieden. Ein Rechtsstreit gegen Lederle Labs
bezüglich des Orimune-Impfstoffs wurde 1962 für 10.000 $
beigelegt. In zwei Fällen, die Quadrigen von Parke-Davis
betrafen, wurde das Produkt als fehlerhaft befunden. 1962 stellte
Parke-Davis die gesamte Produktion von Quadrigen ein. Der
Arzt Dr. William Koch stellte fest, dass "die Injektion
irgendeines Serums, eines Impfstoffs oder sogar von Penicillin
einen sehr deutlichen Anstieg des Auftretens von Polio zeigte,
mindestens 400%. "

Das Centre for Disease Control blieb nach dem großen
Schweinegrippe-Massaker für einige Zeit außer Sichtweite, aber
es ist mit einem neuen nationalen Programm, das das
Bewusstsein für die Gefahren einer anderen Geißel schärfen soll,
die nach einem Ausbruch im Bellevue Stratford Hotel in
Philadelphia als "Legionärskrankheit" tituliert wurde, lebendiger
denn je aufgetaucht. Offenbar vermehrte sich dieser Virus in den
Klima- und Heizungsanlagen einiger älterer Hotels in
Großstädten, wahrscheinlich weil die Luftkanäle nie gereinigt
wurden. In wenigen Einzelfällen hat sie zum Tod der Betroffenen
geführt. Aus irgendeinem Grund waren diese Opfer meist ältere
Legionäre, die an einer Kundgebung in einem dieser Hotels
teilgenommen hatten. Als die alten Hotels nach und nach durch
neue, modernere Motels ersetzt wurden, starb die
Legionärskrankheit still und leise aus, ohne dass das Centre for

Disease Control einen weiteren 135-Millionen-Dollar-Coup für das Rockefeller-Medizinmonopol durchführen konnte.

Die Polio-Impfung wird nun von der amerikanischen Öffentlichkeit als Realität akzeptiert, die sich über das allmähliche Verschwinden der jährlichen Schreckenskampagne zu Beginn eines jeden Sommers freut. In der *Washington Post* *vom* 26. Januar 1988 erschien jedoch ein Artikel, der einige rätselhafte Überlegungen auslöste. Auf einer nationalen Konferenz in Washington wurde bekannt gegeben, dass alle Fälle von Kinderlähmung seit 1979 durch den Polio-Impfstoff verursacht worden waren. Wir zitieren: "In der Tat sind alle Fälle in Amerika durch den Impfstoff verursacht worden. Es gibt keinen Beweis dafür, dass das natürlich vorkommende (oder Wildtyp-) Poliovirus seit 1979 einen einzigen Fall von Polio in den Vereinigten Staaten verursacht hat". Als Reaktion auf diese unangenehme Tatsache berief das Institute of Medicine im Auftrag des U.S. Public Health Service ein Komitee in Washington ein, um den aktuellen Einsatz des Polio-Impfstoffs zu überprüfen. Sie dachten, sie würden vielleicht dafür stimmen, es zu verhindern? Das wäre eine logische Schlussfolgerung. Leider spielt die Logik bei solchen Überlegungen keine Rolle. Die *Post* berichtete, dass "keine radikale Veränderung erwartet wird. Der Status quo ist sehr attraktiv", sagte der Konferenzvorsitzende Dr. Frederick Robbins von der Case Western Reserve University in Cleveland.

Diese Geschichte wirft mehr Fragen auf, als sie beantwortet. Es zeigt auch die große Kluft zwischen dem medizinischen und dem Laienverstand. Ein Laie würde sagen: "Wenn alle Polio-Fälle in den Vereinigten Staaten seit 1979 durch den Polio-Impfstoff verursacht wurden, ist das nicht ein guter Grund, damit aufzuhören? Eine solche Argumentation wird von unseren überqualifizierten Fachleuten immer als "vereinfachend" bezeichnet. Schließlich müssen wir an die Volkswirtschaft denken und an die Arzneimittelhersteller, die sich darauf vorbereiten, ständig einen Impfstoff für eine verschwundene Epidemie zu produzieren. Denken Sie an die Arbeitslosigkeit und den Rückgang der Dividenden für die Aktionäre des Medizinmonopols. Schließlich geht der größte Teil ihres

Einkommens an "wohltätige Zwecke". Wenn Sie die Logik dieser Argumentation nicht erkennen, werden Sie nie einen Job im amerikanischen Gesundheitswesen finden.

# KAPITEL 5

## FLUORIDIERUNG

D er zweite Punkt auf Dr. Robert Mendelsohns Liste der vier heiligen Wasser der Kirche der modernen Medizin ist die Fluoridierung des Trinkwassers der Nation. Obwohl auch Dr. Mendelsohn sie wegen ihres "zweifelhaften Wertes" ablehnt, wagen es nur wenige, sie zu hinterfragen. Man sagt uns, dass es unschätzbare Vorteile für die nächste Generation mit sich bringt, indem es dafür sorgt, dass es auf Dauer keine Karies gibt und keine Zahnpflege nötig ist. Erstaunlicherweise wird die nationale Fluoridierungskampagne von der Zahnärzteschaft des Landes enthusiastisch unterstützt, obwohl zu erwarten ist, dass sie damit in den Ruin getrieben wird. Noch einmal, die Eingeweihten wissen, dass das Fluoridierungsprogramm, weit davon entfernt, Zahnärzte aus dem Geschäft zu drängen, ihnen in der Zukunft tatsächlich eine Menge Arbeit bescheren wird.

Die Hauptquelle der Fluoridierung ist eine giftige Chemikalie, Natriumfluorid, die lange Zeit der Hauptbestandteil von Rattengift war. Ob die Zugabe dieser Verbindung zu unserem Trinkwasser auch Teil eines Rattenbekämpfungsprogramms ist, wurde nie öffentlich diskutiert. Die EPA hat ihre neueste Schätzung veröffentlicht, dass heute 38 Millionen Amerikaner unsicheres Wasser trinken, das gefährliche Mengen an Chlor, Blei und anderen giftigen Substanzen enthält. Fluorid ist nicht als eine der toxischen Substanzen aufgeführt. Die EPA hat, wie andere Regierungsbehörden auch, sorgfältig darauf verzichtet, entweder das öffentliche Trinkwasser auf die Auswirkungen der Fluoridierung zu testen oder beim Rockefeller-Monopol zu wildern, das die nationale Fluoridierungskampagne ins Leben gerufen hat.

Das Nebenprodukt der Aluminiumherstellung, Natriumfluorid, ist schon lange ein Problem. Abgesehen von der begrenzten Verwendung als Rattenvertilgungsmittel waren andere populäre Verwendungen durch seine extrem giftige Natur eingeschränkt. Außerdem war es für die Aluminiumfirmen wegen seiner Langlebigkeit sehr teuer zu entsorgen (es baut sich nicht ab - es ist auch im Körper kumulativ, so dass Sie jeden Tag ein wenig mehr Natriumfluorid zu Ihrem Natriumfluoridvorrat hinzufügen, wenn Sie ein Glas Wasser trinken). Es ist daher kurios, dass historische Aufzeichnungen zeigen, dass der Hauptsponsor und Förderer der Fluoridierung des Trinkwassers der Nation der U.S. Public Health Service war. Das ist so...

Wir erinnern uns an die aufregenden Tage der 1950er Jahre, als Beamte des öffentlichen Gesundheitswesens regelmäßig aus Washington zu Versammlungen geschickt wurden, auf denen Gemeinden ängstlich das Für und Wider der Wasserfluoridierung diskutierten. Ausnahmslos haben diese Beamten besorgte Bürger nicht nur beruhigt, sondern regelrecht gefordert, dass die Gemeinden das Trinkwasser fluoridieren. Obwohl sie die Fluoridierung der Wasserversorgung eindeutig befürworteten, hatte keiner dieser Beamten des öffentlichen Gesundheitswesens jemals Studien über fluoridiertes Wasser durchgeführt oder mit dessen potenziellen Vorteilen oder Gefahren experimentiert. Doch bei ihren aufeinanderfolgenden Treffen in den Vereinigten Staaten standen sie auf, um feierlich zu garantieren, dass es keine Gefahren, keine Nebenwirkungen, sondern nur positive Vorteile für Kinder unter 12 Jahren gibt. Fluoridierung, selbst nach Ansicht ihrer enthusiastischsten Befürworter, bringt niemandem über zwölf Jahren einen Nutzen. Es wurde noch nie ein vernünftiger Grund angeführt, der die Fluoridierung der gesamten Wasserversorgung zum Nutzen einer Minderheit der Bevölkerung rechtfertigt. Wussten diese Beamten, was sie da taten? Natürlich haben sie das nicht. Sie folgten einer Tradition der Bürokratie und nahmen Befehle des

Medizinmonopols entgegen. Wie haben sie diese Aufträge bekommen? Auch das ist eine interessante Geschichte. [20]

Der Leiter der US-Gesundheitsbehörde während der Fluoridierungskampagne war ein Mann namens Oscar Ewing. Als Absolvent der Harvard Law School war Ewing während des Ersten Weltkriegs ein Luftfahrtunternehmer. Danach trat er in die einflussreiche Anwaltskanzlei Sherman, Hughes and Dwight ein, eine angesehene Kanzlei an der Wall Street. Der "Hughes" war kein anderer als Charles Evans Hughes, der aktuelle Kandidat für das Präsidentenamt der Vereinigten Staaten. Hughes verlor seinen Wahlkampf gegen Woodrow Wilson, weil Woodrow Wilson in seinem Schriftsatz sagte: "Er hielt uns aus dem Krieg heraus. "Sobald er wiedergewählt war, erklärte Wilson den Krieg. Hughes wurde dann Oberster Richter des Obersten Gerichtshofs. Das Kabinett bestand damals aus Ewing und Hughes.

Am Ende des Zweiten Weltkriegs hatte Ewing selbst einen Sonderstaatsanwalt für das Justizministerium ernannt, dessen einziger Zweck es war, zwei Rockefeller-Monopolverfahren zu führen, die Regierungsverfahren gegen zwei Radiosender, William Dudley Pelley und Robert Best. Diese beiden Schriftsteller, langjährige America-First-Aktivisten, hatten sich dafür eingesetzt, die Vereinigten Staaten aus einem Krieg herauszuhalten, der sich als sehr profitabel herausgestellt hatte. Nun mussten sie für ihre Bedrohung der Monopole bestraft werden.

---

[20] Der U.S. Public Health Service macht weiterhin Propaganda (auf Kosten der Steuerzahler) für die Ausweitung der Fluoridierung. Die *Washington Post* berichtete am 20. April 1988: "Der öffentliche Gesundheitsdienst schätzt, dass durch die Wasserfluoridierung jedes Jahr 2 Milliarden Dollar eingespart werden. "Unser Gesundheitsamt hat keine statistischen Beweise, die diese Behauptung stützen. Behaupten Beamte des öffentlichen Gesundheitswesens, dass die Aluminiumhersteller durch die Wasserfluoridierung 2 Milliarden Dollar pro Jahr sparen?

Ewing ließ sie verurteilen und ins Gefängnis schicken. Für diesen Dienst wurde er später zum Vorsitzenden des Nationalen Demokratischen Komitees ernannt. Im Jahr darauf, 1946, ernannte ihn Präsident Truman zum Leiter der Federal Security Agency. In dieser Funktion war er nominell für einen anderen Rundfunksprecher, Ezra Pound, verantwortlich, der als politischer Gefangener im St. Elizabeth's Hospital, einer psychiatrischen Einrichtung des Bundes, die ebenfalls zum Netzwerk der Federal Security Agency gehörte, festgehalten wurde. Pound ist seit mehr als 13 Jahren ohne Gerichtsverfahren inhaftiert. Lange nach Ewings Abreise ließ die Regierung alle Anklagen gegen Pound fallen und er wurde freigelassen.

Allerdings wurde Ewing nicht zum Direktor der Federal Security Agency ernannt, nur um Ezra Pound zu verfolgen. Ernstere Ziele waren in Sicht. Der Kongressabgeordnete Miller beschuldigte Ewing, 750.000 Dollar erhalten zu haben, damit er sein profitables Büro an der Wall Street verließ, um die Federal Security Agency zu leiten. Das Honorar war aus den Zinsen der Rockefellers bezahlt worden. Das Ziel war die Durchführung einer nationalen Fluoridierungskampagne. Ewing wurde zum Leiter der Federal Security Agency ernannt, weil ihn diese Position zum mächtigsten Bürokraten in Washington machte. Diese Agentur umfasste den U.S. Public Health Service, die Social Security Administration und das Office of Education. Als Leiter der FSA war er verantwortlich für die umfangreichen Ausgabenprogramme der Regierung nach dem Krieg, für das Gesundheits-, Bildungs- und Sozialwesen. Von dieser Position aus setzte sich Ewing für eine stärkere Kontrolle der Regierung über die US-Bürger ein. Ihm ging es vor allem um die zunehmende Kontrolle über die medizinische Ausbildung, die seit 1898 einen Schwerpunkt von Rockefellers Interessen darstellte. Am 17. Februar 1948 forderte Ewing öffentlich staatliche Zuschüsse für medizinische Stipendien und verlangte, dass medizinische Schulen durch staatliche Zuschüsse betrieben werden sollten, mit der unvermeidlichen Kontrolle, die dies mit sich bringen würde. Am 30. März 1948 leitete Ewing eine Kinderkonferenz, um alle Bundesbehörden zu koordinieren, die sich mit der Jugend der Nation befassten. Er wurde auch der nationale Führer einer Kampagne gegen Krebs, das Ergebnis seiner langen Verbindung mit dem medizinischen Monopol - er war Sekretär des riesigen Merck Drug Company von seinem One Wall Street Büros gewesen.

Einer von Ewings ersten Schritten als Leiter der Gesundheitsbehörde war es, den langjährigen Surgeon General Thomas Parran zu entlassen und ihn durch einen Freund Ewings, Dr. Leonard Scheele vom National Cancer Institute, zu ersetzen. 1948 schloss sich Ewing der American Cancer Society in einer nationalen Kampagne gegen Krebs an, ein unverhohlener Versuch, den Kongress zu zwingen, mehr als die damals bescheidenen Ausgaben von 14,5 Millionen Dollar pro Jahr für verschiedene krebsbezogene Spielereien auszugeben. Am 1. Mai 1948 berief Ewing einen nationalen Gesundheitskongress in Washington, D.C., ein, an dem rund 800 Delegierte teilnahmen. Der Konvent stimmte mit überwältigender Mehrheit Ewings Antrag zu, die Vereinigten Staaten in die Weltgesundheitsorganisation der Vereinten Nationen aufzunehmen. Ewing setzte sich auch energisch für eine nationale Krankenversicherung oder sozialisierte Medizin ein, aber trotz seiner großen Macht in Washington konnte er den hartnäckigen Widerstand von Morris Fishbein und der American Medical Association nicht überwinden. Dann gab er einen offiziellen Bericht der Bundesbehörde für Sicherheit heraus, *The Nation's Health,* ein 186-seitiger Bericht, der ein intensives 10-Jahres-Programm forderte, um sein Ziel einer sozialisierten Medizin in den Vereinigten Staaten zu erreichen. Der Höhepunkt seiner politischen Macht kam, als er 1948 Harry Trumans erfolgreiche Kampagne für die Präsidentschaft leitete (Truman war zuvor als Thronfolger nach dem seltsamen Tod von Franklin D. Roosevelt nachgefolgt (siehe Dr. Emanuel Josephsons Buch mit diesem Titel). Ewing hatte bereits im Alleingang Trumans Nominierung als Kandidat für das Amt des Vizepräsidenten auf dem Kongress in Chicago 1944 gesichert - was Truman wohl so sicher ins Weiße Haus brachte, wie es Bobst später mit Richard Nixon tun würde. Trumans Wahl im Jahr 1948 versicherte Ewing, dass er in Washington alles haben konnte, was er wollte. Was er wollte, und wofür er bezahlt wurde, war die nationale Fluoridierung unseres Trinkwassers.

Oscar Ewing ist ein Name, der den Amerikanern heute völlig unbekannt ist.

Er hinterließ keine Denkmäler, denn er war die Verkörperung des rücksichtslosen und engagierten sowjetischen Bürokratenstils des 20. Jahrhunderts, der nur seinen Herren Rechenschaft schuldig war und die gesichtslosen Massen, über die er diktatorische Macht ausübte, verachtete. Er übte die absolute Kontrolle über die wichtigsten Bestandteile der neuen sozialistischen Bürokratie aus, die Roosevelt in Washington aufgebaut hatte, und er bereitete diese Ämter auf den Kabinettsstatus vor. Unter seinen vielen bürokratischen Mandaten hatte vielleicht keines eine direktere Wirkung auf alle Amerikaner als die Fluoridierung unserer Wasserversorgung.

Der Kongressabgeordnete Miller sagte, dass "der Hauptbefürworter der Wasserfluoridierung der U.S. Public Health Service ist. Es ist Teil von Mr. Ewings Bundessicherheitsbehörde. Herr Ewing ist einer der bestbezahlten Anwälte bei der Aluminum Company of America. Es ist kein Zufall, dass Washington, D.C., wo Oscar Ewing König war, eine der ersten amerikanischen Großstädte war, die ihre Wasserversorgung fluoridierte. Zur gleichen Zeit wurden Mitglieder des Kongresses und andere Politiker in Washington von Ewings Dienern privat gewarnt, vorsichtig zu sein und kein fluoridiertes Wasser zu sich zu nehmen. Daraufhin wurden in allen Büros des Kapitols Flaschen mit Wasser aus Bergquellen aufgestellt, die seither auf Kosten der Steuerzahler ständig aufrechterhalten werden. Ein Senator ging sogar so weit, eine kleine Flasche Quellwasser mitzunehmen, wenn er in Washingtons angesagtesten Restaurants speiste, und versicherte seinen Tischnachbarn, dass "kein Tropfen fluoridiertes Wasser jemals zwischen meine Lippen kommen wird". Sie sind die Hüter unserer Nation.

Auch ohne staatliche Zusätze wie Chlor und Fluor kann das Wasser selbst eine ernsthafte Gesundheitsgefahr darstellen. Amerikanische Pioniere erkrankten häufig an einer Krankheit, die sie "Milchkrankheit" nannten und die offenbar von ihrem Wasser herrührte. Dr. N. M. Walker warnt, dass das System im Durchschnitt über eine Lebensdauer von siebzig Jahren etwa

4500 Gallonen Wasser mit etwa 300 Pfund Kalk aufnimmt. Diese Zugabe von Kalk bewirkt eine fortschreitende Verknöcherung der Skelettstruktur. Im Jahr 1845 warnte ein englischer Arzt vor der Gefahr der Verknöcherung beim Trinken von Natur- oder Quellwasser.

Als der Kongressabgeordnete Miller dem Kongress mitteilte, dass Oscar Ewing die Fluoridierung förderte, weil er der Anwalt der Aluminum Company of America, ALCOA, gewesen war und ein "Honorar" von 750.000 Dollar angenommen hatte, um ihn zu diesem "Regierungsdienst"-Programm zu überreden, Man hätte gedacht, dass diese öffentliche Enthüllung von Ewings Motiven ihn in Verlegenheit gebracht und ihn vielleicht dazu veranlasst hätte, beiseite zu treten und jemand anderen die Kampagne des U.S. Public Health Service, dem amerikanischen Volk die Fluoridierung aufzuzwingen, übernehmen zu lassen. Das wäre eine Untertreibung der Arroganz und des Selbstbewusstseins des Bürokraten des 20. Jahrhunderts. Er ignorierte die Bemerkungen des Kongressabgeordneten Miller und verstärkte den Druck des U.S. Public Health Service, die Fluoridierung durchzusetzen. Er hatte die Unterstützung seiner Untergebenen, weil der U.S. Public Health Service nie im Dienste der Öffentlichkeit stand. Im Gegenteil, seine Beamten waren immer im Stiefel des medizinischen Monopols, befriedigten dessen neueste Launen und hielten jene Ideale des öffentlichen Dienstes aufrecht, die so viele schöne Anwesen im modischen Vorort von Leesburg für diejenigen kauften, die zur richtigen Zeit am richtigen Ort waren. Politische Macht übersetzt sich in Geld; Geld für diejenigen, die politische Ziele nutzen, um sie zu verkaufen.

Nachdem er die Installation von Natriumfluorid-Anlagen in den meisten Großstädten des Landes beaufsichtigt hatte - ein Interesse, für das sich die Chase Manhattan Bank entscheidend einsetzte - zog sich Oscar Ewing 1953 nach Chapel Hill, N.C., zurück. Dort war er für den Bau eines 7800 Hektar großen Komplexes von Bürogebäuden unter dem Namen Research Triangle Corporation verantwortlich (das Dreieck ist ein wichtiges freimaurerisches Symbol). Diese Büros wurden bald an eine Vielzahl von Bundes- und Landesbehörden vermietet, von denen viele, nicht überraschend, bereits Geschäfte mit ihm gemacht hatten, als er noch ihr Chef in Washington war. Ein ehemaliger Leiter des Demokratischen Nationalkomitees hat in der Regel keine Schwierigkeiten, Räume an Regierungsbehörden zu vermieten.

Ewings ehemaliger Partner, Charles Evans Hughes, Jr., wurde Generalstaatsanwalt der Vereinigten Staaten, während sein Vater noch Präsident des Obersten Gerichtshofs war. Später wurde er Direktor der New York Life Insurance Co., einer von J. P. Morgan kontrollierten Gesellschaft, deren Büro sich in der One Wall Street befand. Dies war auch die frühere Geschäftsadresse von Oscar Ewing.

Fluoride sind seit langem eine Quelle der Verunreinigung in den Vereinigten Staaten. Große Mengen dieser Chemikalie werden auch von Chemiegiganten, der American Agricultural Products Corporation und Hooker Chemical, produziert. Hooker Chemical wurde Teil des Rockefeller-Netzwerks, als Blanchette Hooker durch die Heirat mit John D. Rockefeller III in die Rockefeller-Familie eintrat. Im Werk von American Agricultural in Florida fallen bei der Herstellung von Düngemitteln aus Phosphatgestein große Mengen an Fluoridabfällen an.

Ein Teil dieser fluorierten Abfälle wurde in Pestiziden verwendet, bis das Landwirtschaftsministerium die Verwendung als zu gefährlich für die Öffentlichkeit verbot. Der Abfall wurde dann ins Meer gekippt, obwohl das Landwirtschaftsministerium dies ausdrücklich verboten hatte. Hooker Chemical ist den meisten Amerikanern durch den chemischen Sondermüll bekannt, der am Love Canal gefunden wurde.

Studien der National Academy of Sciences zeigen, dass US-Industrien wie Hooker Chemical jedes Jahr 100.000 Tonnen Fluoride in die Atmosphäre pumpen; sie injizieren jedes Jahr weitere 500.000 Tonnen Fluoride in die Wasserversorgung der Nation (zusätzlich zu der Menge an Fluoriden, die zur "Behandlung" unseres Trinkwassers verwendet werden). In diesem wissenschaftlichen Bericht werden die Auswirkungen dieser Fluoride auf das menschliche System genauer analysiert. Sein gefährlichster Effekt ist, dass es die Aktivität der DNA-Reparatur-Enzyme verlangsamt, die für das Immunsystem lebenswichtig sind. Fluoride haben diesen Effekt sogar bei Konzentrationen von nur einem Teil pro Million, der Standarddosis, die der U.S. Public Health Service für unser Trinkwasser festgelegt hat. In dieser Konzentration verursachen Fluoride nachweislich schwere Chromosomenschäden. Die von unseren gewissenhaften Beamten empfohlene Dosis von einem Teil pro Million hat sich in Laborexperimenten auch als geeignet erwiesen, normale Zellen in Krebszellen zu verwandeln. Studien der American Academy of Sciences aus dem Jahr 1963 zeigten, dass diese "niedrigen" Fluoridkonzentrationen zu einem deutlichen Anstieg von Melanomtumoren führten, und zwar von 12 auf 100% bei Labortieren. Sie griffen auch in die körpereigene Produktion wichtiger Neurotransmitter ein und senkten deren Spiegel im Gehirn. Diese Neurotransmitter haben die lebenswichtige Funktion, vor epileptischen Anfällen zu schützen, was die Möglichkeit einer signifikanten Zunahme von Schlaganfällen und Hirnschäden durch Fluoride im Wasser eröffnet. Zu den Nebenwirkungen von Fluoriden, die in Labortests festgestellt wurden, gehören plötzliche Stimmungsschwankungen, starke Kopfschmerzen, Übelkeit, Halluzinationen, unregelmäßige Atmung, nächtliches Zittern, Schädigung des Fötus und verschiedene Formen von Krebs.

Die Einwände der Regierung gegen diese Laborergebnisse wurden von dem Bürokraten schlechthin, Dr. Frank J. Rauscher, Direktor des Nationalen Krebsinstituts, erhoben, als er sagte, dass "Wissenschaftler innerhalb und außerhalb des nationalen Krebsbekämpfungsprogramms wieder einmal festgestellt haben, dass die Fluoridierung des Trinkwassers nicht zur Ausbreitung von Krebs bei Menschen beiträgt. "Diese Behauptung, für die er keinen wissenschaftlichen Nachweis anbot, wurde von einem langjährigen Experten in der Fluoridierungskontroverse, Dr. John Yiamouyiannis, Dean Burk und anderen Wissenschaftlern heftig bestritten. In seinem maßgeblichen Buch "*Fluoride: The*

*Aging Factor"*, [21]das noch nie durch eine wissenschaftliche Studie widerlegt wurde, stellt Dr. Yiamouyiannis fest, dass zwischen dreißig- und fünfzigtausend Todesfälle pro Jahr in direktem Zusammenhang mit der Fluoridierung stehen, von denen zehn- bis zwanzigtausend auf fluorinduzierte Krebserkrankungen zurückzuführen sind.

Obwohl einige Gemeinden inzwischen ihre Zustimmung zur Fluoridierung ihrer öffentlichen Trinkwasserversorgung widerrufen haben, geht die nationale Kampagne unvermindert weiter. Kein Regierungsbeamter hat jemals zugegeben, dass die Ewing-Bestechung, die die Fluoridierung des Trinkwassers des Landes erlaubte, gefährlich sein könnte. Westdeutschland verbot die Fluoridierung am 18. November 1971, was überraschend ist, wenn man bedenkt, dass es eine militärisch besetzte Nation ist, die vom streng geheimen German Marshall Fund und der John J. McCloy Foundation geführt wird. Offenbar konnten sie die deutschen Wissenschaftler nicht mehr zum Schweigen bringen, die bewiesen haben, dass die Fluoridierung eine tödliche Gefahr für die Bevölkerung darstellt. Schweden folgte Westdeutschland mit dem Verbot der Fluoridierung, und die Niederlande verbot sie offiziell am 22. Juni 1973 auf Anordnung ihres höchsten Gerichts.

Es ist interessant, den Prozess zu betrachten, durch den Regierungsbürokraten zu der empfohlenen Dosierung für die Fluoridierung des öffentlichen Trinkwassers kamen, die eine Verdünnung auf ein Millionstel ist.

Umfangreiche Studien mussten durchgeführt, Überlegungen von namhaften Wissenschaftlern über viele Jahre angestellt werden, bis man schließlich zu dem Schluss kam, dass dies die richtige Dosierung ist. In der Tat wurden keine solchen Studien jemals durchgeführt. Offenbar wurde die eine Portion pro Million willkürlich gewählt. Es war bekannt, dass zehn Portionen

---

[21] *Fluor, ein Alterungsfaktor.*

pro Million viel zu hoch waren. Nachdem man mehrere Jahre lang die Dosierung von einer Portion pro Million verwendet hatte, erkannten die Regierungsbürokraten, dass sie einen schrecklichen Fehler gemacht hatten. Die Dosierung war mindestens doppelt so stark, wie sie hätte sein müssen. Die Sterblichkeitsrate älterer Menschen durch Nieren- und Herzerkrankungen begann in den ersten Städten, die mit der Fluoridierung ihres Wassers begannen, stetig zu steigen. Ein Kritiker glaubt, dass dies eine bewusste Entscheidung war, die "endgültige Lösung" für das Problem der Sozialversicherungszahlungen. Als Wissenschaftler entdeckten, dass eine Fluoriddosis von einem Teil pro Million normale Zellen in Krebszellen verwandelt, hätte das Fluoridierungsprogramm sofort gestoppt werden müssen. Regierungsbehörden erkannten, dass sie damit Tausenden von Klagen gegen die Regierung Tür und Tor öffnen würden.

Damit geht die schleichende Vergiftung unserer älteren Generation weiter. Oscar Ewing selbst war, als er mehrere Dosierungen zur Auswahl hatte, die von einem Maximum von zehn Teilen pro Million bis zu einem Minimum von 0,5 Teilen pro Million reichten, der Meinung, dass er sicher eine Dosierung im unteren Bereich wählen könne. Es stellte sich heraus, dass er falsch lag. Das medizinische Monopol, vielleicht weil es von der stetigen Zunahme der Todesfälle bei älteren Menschen durch den Konsum von fluoridiertem Wasser profitiert, weigert sich, in dieser Frage nachzugeben. Fluoridierung bleibt eines der vier heiligen Wasser der Kirche der modernen Medizin.

Ewing und seine Lakaien waren sich auch der sowjetischen Studien bewusst, die zeigten, dass Fluoride extrem wichtig für die Aufrechterhaltung des schafsähnlichen Gehorsams in der allgemeinen Bevölkerung waren. Es war bekannt, dass die Züchter von reinrassigen Bullen seit Jahren Fluoriddosen verwenden, um ihre schwieriger zu kontrollierenden Bullen zu beruhigen, so dass sie viel sicherer im Umgang sind. Die Sowjetunion hat ihre Konzentrationslager seit 1940 aufrechterhalten, indem sie der Gefangenenpopulation ihres riesigen Reiches, dem Archipel Gulag, immer höhere Dosen Fluorid verabreichte - das größte Konzentrationslagernetzwerk der Welt und der Neid eines jeden Bürokraten in Washington. Amerikanische Totalitaristen, wie ihre sowjetischen Gegenstücke, wollen auch, dass jeglicher Dissens erstickt wird, jeglicher Widerstand gestoppt wird und die versklavte Bevölkerung immer höhere Steuern zahlt, während sie kein Mitspracherecht in ihrer eigenen Regierung haben. Die Fluoridierungskampagne war ein wichtiger Schritt zu diesem Ziel. Es könnte sich noch als der entscheidende Schritt zur vollständigen Sowjetisierung Amerikas erweisen. Wir wissen, dass das amerikanische Volk in den letzten Jahren mit einer seltsamen Passivität behaftet war, die jede neue Schandtat ignorierte, die ihnen von gefräßigen Bundesagenten zugefügt wurde, die in Horden auf ihr Privateigentum herabstiegen, automatische Waffen schwenkten, die sie nicht zu benutzen brauchten, verängstigte Opfer in Stifte sperrten und sie auf eine Art und Weise entwürdigten, die kein Amerikaner je zu sehen glaubte. Diese Passivität und der Unwille, sich einer Autorität zu widersetzen, ist nur das erste Ergebnis der Fluoridierungskampagne. Es ist seine erste Wirkung auf das zentrale Nervensystem. Leider sind die anderen tödlichen Auswirkungen auf die Nieren, die kumulative Wirkung auf das Herz und andere Organe sowie die weit verbreitete Entwicklung neuer Krebsarten, die sich schnell ausbreiten, noch nicht bekannt. Um das Erreichen dieses Ziels zu beschleunigen, wird amerikanischen Kindern nicht nur fluoridiertes Wasser verabreicht, sondern sie werden auch angewiesen, ihre Zähne mindestens dreimal täglich mit einer hochfluoridierten Zahnpasta zu putzen, die sieben Prozent Natriumfluorid enthält. Studien zeigen, dass Kinder in der Regel etwa zehn Prozent dieser Lösung mit jedem Zähneputzen aufnehmen, so dass sie eine tägliche Dosis von 30 Prozent der siebenprozentigen Lösung in der Zahnpasta erhalten.

Es besteht kein Zweifel, dass dies das sowjetische Ziel beschleunigen wird. Um diesen Skandal zu bekämpfen, plant ein Unternehmer, in naher Zukunft eine nicht fluorierte Zahnpasta auf den Markt zu bringen, die "Morgan's Guaranty Toothpaste" heißen soll - "Sie können unserer Garantie vertrauen, dass diese Zahnpasta keine schädlichen Fluoride enthält. "

Die Quelle eines Großteils dieser Substanz ist die Aluminum Company of America, ein Unternehmen mit einem Umsatz von 5 Milliarden Dollar pro Jahr. Ihr derzeitiger Präsident ist Charles W. Parry, ein Direktor des sogenannten "rechten" Think-Tanks, des American Enterprise Institute, dessen bekanntestes Mitglied Jeane Kirkpatrick ist, und dessen Chef. Der ehemalige Präsident und immer noch Direktor von ALCOA, William H. Krome George, ist ein aktiver Direktor des angesehenen United States Economic and Trade Council der UdSSR, der die Sowjetunion vor dem wirtschaftlichen Vergessen retten will.

George ist auch Direktor einer Reihe von großen Rüstungsunternehmen wie TRW, Todd Shipyards, International Paper und Norfolk and Southern Railway. Der Präsident von ALCOA ist William B. Renner, der ein Direktor der Shell Oil Company ist, einer Firma, die jetzt von Rothschild-Interessen kontrolliert wird. Andere ALCOA-Direktoren sind William R. Cook, Präsident der Union Pacific Railroad, der Basis des Harriman-Vermögens; Alan Greenspan, jetzt Vorsitzender des Federal Reserve Board of Governors, dessen Aktion, die Zinssätze wenige Tage nach seinem Amtsantritt zu erhöhen, den Schwarzen Montag auslöste, den schlimmsten Börsencrash in der amerikanischen Geschichte. Greenspans Name ist den meisten Amerikanern nicht geläufig, obwohl er es sein sollte; er war der Vorsitzende einer Sonderkommission zur sozialen Sicherheit, die eine erschreckende Erhöhung der Quellensteuer für jeden amerikanischen Arbeiter ausarbeitete. Greenspan konnte dies tun, weil er ein hochbezahlter "Berater" der Wall Street war, was bedeutete, dass er mit Zahlen jonglieren konnte, um jedes vom Rockefeller-Monopol gewünschte Ergebnis zu erzielen. Er führte eine fadenscheinige Kampagne, um das amerikanische Volk davon zu überzeugen, dass das Sozialversicherungsprogramm bankrott sei, obwohl es in Wirklichkeit 22 Milliarden Dollar an Reserven hatte, plus 25 Milliarden Dollar, die der Kongress direkt aus dem Steuereinzugssystem geliehen hatte. Greenspan begründete seine Forderung nach einer enormen Erhöhung der Abgeltungssteuer, die nichts anderes als eine Steuer war, auch mit einem prognostizierten Anstieg der Inflationsrate um 9,6%, während es in Wirklichkeit nur ein Anstieg um 3,5% war. Die alarmierte

Öffentlichkeit, erschreckt durch Präsident Reagans absurde Aussagen, dass die Hauptnutznießer des Sozialversicherungssystems die faulen Reichen seien, wurde dazu gebracht, ihre Einwände gegen die Steuererhöhung aufzugeben. Die damals verfügbaren realen Zahlen zeigten jedoch, dass nur 3% der älteren Menschen über ein Einkommen von mehr als 50.000 Dollar pro Jahr verfügten, was in Zeiten der Inflation, die ihrerseits größtenteils durch die Steuerpolitik der Regierung verursacht wurde, an sich schon keine fürstliche Summe war. Greenspan war der Star der großen Sozialversicherungs-"Krise" von 1983, indem er geschickt die Propagandaflut ausnutzte, dass das Sozialversicherungssystem schnell bankrott gehen würde. Seine erste Beobachtung war, dass die Sozialversicherungsfonds im Jahr 1990 von 150 auf 200 Milliarden Dollar in die roten Zahlen kommen würden; gleichzeitig sagte er seinen Firmenkunden, die viel einzahlten, dass sie nur ein Drittel dieses Betrags ausmachen würden. Die letzte Erhöhung war die, die er seinen Kunden ankündigte. Er "prognostizierte" auch, dass der Verbraucherpreisindex bis 1985 auf 9,2% steigen würde; gleichzeitig sagte er seinen Firmenkunden, dass es nur ein Drittel dieses Wertes sein würde. Der tatsächliche Anstieg betrug 3,6%. Diese Leistung brachte Greenspan eine prestigeträchtige Position als Partner bei der J. P. Morgan Company ein. Er ist jetzt Vorsitzender des Board of Governors der Federal Reserve. Die New Republic definierte die Funktion dieses Gremiums am 25. Januar 1988, indem sie klar feststellte: "Das Federal Reserve Board schützt die Interessen der Wohlhabenden. " Diese Aussage wurde bisher von niemandem angefochten. Greenspan ist auch Direktor des riesigen Medienkonglomerats Capital Cities ABC Network sowie Direktor der renommierten rechten Denkfabrik Hoover Institution, die die Macht hinter der "Reagan-Revolution" lieferte und von der trotzkistischen League for Industrial Democracy, einer von Rockefeller finanzierten Agitprop-Gruppe, dominiert wird. ALCOAs Vizepräsident ist Forrest Shumway, der auch Direktor von Transamerica, Ampex Corporation, Garrett Corporation, Mack Trucks, The Wickes Companies, Gold West Broadcasters, United California Bank und Natomas, Inc. ist - eine berauschende Mischung aus Bank-, Schwerindustrie- und

Medienholding-Interessen, die typisch für die heutigen Monopolisten ist; sie haben herausgefunden, dass der beste Modus Operandi darin besteht, Medien, Banken und Rüstungsindustrie in einem gigantischen Paket zu kontrollieren. Die anderen Direktoren von ALCOA sind Paul H. O'Neill, der Mitglied des einflussreichen Board of Visitors der Harvard University ist, Vorsitzender von International Paper und Direktor der National Westminster Bank, einer der "Big Five" Englands. O'Neill war von 1971 bis 1977 Chief Human Resources Officer der US-Regierung; Paul H. Miller, Senior Advisor der angesehenen First Boston Investment Group, Direktor der Celanese Corporation, Cummins Engine, Congoleum Corporation, Seamans Bank for Savings, New York, und Ogilvy & Mather, Inc, einer der führenden Werbefirmen der Nation; Franklin H. Thomas, der symbolträchtige Schwarze, der Amerikaner Er ist auch Direktor von Citicorp, Citibank, Allied Stores und Cummins Engine; Sir Arvi Parbo, ein australischer Tycoon, der Präsident der Western Mining Company ist; er ist auch Direktor der Zürich-Versicherung, des zweitgrößten Unternehmens in der Schweiz, der Münchener Rückversicherung und der Chase Manhattan Bank; Nathan Pearson, der viele Jahre lang der finanzielle Vormund der Mellon-Familie war und ihre großen Investitionen verwaltete; John P. Diesel, Vorsitzender des riesigen Konglomerats Tenneco; er ist auch ein Direktor des Wirtschafts- und Geschäftsrats der USA und der UdSSR mit Armand Hammer und ein Direktor der First City Bancorp, einer der drei Rothschild-Banken in den Vereinigten Staaten; John D. Harper, Direktor von Paribas New York, Metropolitan Life und Präsident von Coke Enterprises und anderen Kraftstoffunternehmen; John A. Mayer, Direktor der H. J. Heinz Company, der Mellon Bank und der Norfolk and Western Railway - sein Sohn John, Jr. ist Geschäftsführer von Morgan Stanley Bankers in England und stellvertretender Vorsitzender von Morgan Guaranty International.

Wir können also sehen, dass der Ursprung der Kontroverse über Natriumfluorid von engen Verbündeten der Chase Manhattan Banks und anderen Rockefeller-Interessen stammt.

Der Betrieb des Aluminium-Trusts hat zu einer neuen Epidemie in den Vereinigten Staaten geführt. Zweieinhalb Millionen Amerikaner leiden derzeit an einer seltsamen, unheilbaren Krankheit namens Alzheimer. Ihre Opfer benötigen mittlerweile mehr als 50 Milliarden Dollar an medizinischer Versorgung pro Jahr, und die Prognose wird aufgrund der fortschreitenden Natur der Krankheit immer schlechter. Es wirkt auf die Neurotransmitter im Gehirn, die, wie bereits erwähnt, durch Fluorid beeinträchtigt werden; der Hauptwirkstoff scheint jedoch die Ansammlung von Aluminiumablagerungen an den Hauptnerven des Gehirns zu sein. Etwa 70% der Kosten für diese Krankheit werden von den Familien der Betroffenen getragen, da die meisten Krankenkassen und privaten Krankenversicherungen die Kostenübernahme ablehnen. Das medizinische Monopol hat verzweifelt versucht, einen anderen Erreger für diese Krankheit zu finden, und gab Millionen aus, um Faktoren wie genetische Veranlagung, das langsame Virus, Umweltgifte und immunologische Veränderungen zu untersuchen, trotz der Tatsache, dass ihre Ursprünge auf die großen Mengen Aluminium zurückgeführt wurden, die die meisten Amerikaner seit den 1920er Jahren mit ihrer Nahrung zu sich genommen haben. Die Alzheimer-Krankheit ist heute für mehr als 100.000 Todesfälle pro Jahr verantwortlich und ist die vierthäufigste Todesursache bei Erwachsenen in den Vereinigten Staaten. Es ist jedoch bezeichnend, dass keine nationale Stiftung wie die American Cancer Society oder die Arthritis Foundation die Ursachen untersucht hat, da das medizinische Monopol die Antwort bereits kennt.

Das zunehmende Auftreten der Alzheimer-Krankheit wurde zunächst als Alterungsphänomen gesehen und dann als vorzeitige Senilität diagnostiziert (sie tritt oft schon Mitte der 50er Jahre auf). Es waren Männer und Frauen, die im Amerika der 1920er Jahre aufgewachsen waren, einer Zeit, in der traditionelles Gusseisen- und Steingut-Kochgeschirr fast durchgängig durch moderneres und scheinbar praktischeres Aluminium-Kochgeschirr ersetzt wurde. Die Eltern der heutigen Autorin wuchsen beide auf Farmen im ländlichen Virginia auf. Ihr Essen wurde in eisernen Töpfen und Pfannen auf Holzöfen zubereitet und stammte fast ausschließlich aus eigenem Anbau.

Amerikaner, die nach 1920 geboren wurden, bereiteten ihr Essen in Aluminiumtöpfen und -pfannen zu, die in der Regel mit Gas und später mit Strom beheizt wurden. Die Mutter des Schriftstellers bemerkte oft, dass gasgekochtes Essen nie so gut schmeckte wie holzgefeuerte Speisen. Denn bei der Verbrennung eines giftigen Brennstoffs werden zwangsläufig bestimmte Giftstoffe in die Luft und in die Nahrung abgegeben. Es wird auch gesagt, dass elektrische Wärme aufgrund der elektrischen Schwingungen, die von der Wärme ausgehen, materielle Auswirkungen auf Lebensmittel hat.

In den 1930er Jahren hatten die amerikanischen Hausfrauen gelernt, dass es potenziell gefährlich war, viele Lebensmittel länger als ein paar Minuten in Aluminiumgläsern zu lassen. Grünzeug, Tomaten und anderes Gemüse würden sich verfärben und innerhalb kurzer Zeit giftig werden.

Tomaten konnten sich in das Innere von Aluminiumtöpfen einbrennen und diese in kurzer Zeit korrodieren; viele Lebensmittel machten die Töpfe schwarz. Seltsamerweise nahm niemand diese offensichtlichen Warnzeichen als Hinweis darauf, dass das Kochen von Speisen in Aluminiumtöpfen, selbst für ein paar Minuten, unglückliche Folgen haben könnte. Es ist inzwischen bekannt, dass das Kochen jeglicher Lebensmittel in einem Aluminiumtopf, insbesondere mit fluoridiertem Wasser, schnell eine hochgiftige Verbindung bildet. Dr. McGuigans Aussage bei einer berühmten Anhörung über die Auswirkungen von Aluminium, dem "Royal Baking Powder"-Fall, enthüllte, dass umfangreiche Forschungen gezeigt hatten, dass kochendes Wasser in Aluminiumtöpfen Hydro-Oxid-Gifte produzierte; Das Kochen von Gemüse in Aluminium produzierte ebenfalls Hydrooxid-Gift; das Kochen eines Eies in Aluminium produzierte Phosphat-Gift; das Kochen von Fleisch in einem Aluminium-Topf produzierte Chlorid-Gift. Jedes Essen, das in einer Aluminiumpfanne gekocht wird, neutralisiert die Verdauungssäfte, was zu Übersäuerung und Geschwüren führt. Vielleicht führte die Verwendung von Aluminiumtöpfen zu einer weit verbreiteten Verdauungsstörung in Amerika, die dann die Einnahme von großen Mengen an Antazida mit noch mehr Aluminium erforderte!

Nach dem Verzehr von Speisen, die in Aluminiumtöpfen und -pfannen über einen Zeitraum von zwanzig bis vierzig Jahren gekocht wurden, begannen viele Amerikaner an schwerem Gedächtnisverlust zu leiden, und ihre geistigen Fähigkeiten verschlechterten sich rapide, bis sie völlig unfähig waren, für sich selbst zu sorgen oder ihre langjährigen Ehepartner zu erkennen. Damals wurde entdeckt, dass Aluminiumkonzentrationen in bestimmten Bereichen des Gehirns dauerhafte Schäden an Gehirnzellen und Nervenverbindungen verursacht hatten; die Schäden waren nicht nur unheilbar, sondern auch progressiv und sprachen auf keine bekannte Behandlung an. Diese Epidemie wurde bald als Alzheimer-Krankheit bekannt. Bei sieben Prozent aller Amerikaner über 65 Jahren ist die Krankheit inzwischen diagnostiziert worden. Viele andere sind nicht diagnostiziert worden; sie werden einfach als senil, inkompetent oder psychisch krank abgetan.

Dr. Michael Weiner und andere Ärzte haben herausgefunden, dass die Epidemie nicht nur durch Aluminiumkochgeschirr verursacht wurde, sondern auch durch die zunehmende tägliche Aufnahme von Aluminium aus vielen gängigen Haushaltsprodukten. Die unersättlichen Vermarkter von Aluminium haben seine Verwendung in vielen Produkten jedes Jahr erweitert, von denen die Verbraucher keine Ahnung haben, dass sie irgendeine Art von Aluminium zu sich nehmen. Duschgels für Frauen enthalten jetzt Aluminiumlösungen, wodurch es direkt in das System eingebracht wird. Die am häufigsten verwendeten Analgetika, wie z. B. gepuffertes Aspirin, enthalten beeindruckende Mengen an Aluminium; Ascriptine A/D (Rorer) enthält 44 mg Aluminium pro Tablette; Cama (Dorsey) enthält 44 mg pro Tablette. Die größte Quelle für Aluminium ist jedoch die tägliche Einnahme von häufig verschriebenen und rezeptfreien Antazida-Produkten gegen Magenbeschwerden.

Amphojel (Wyeth) hat 174 mg Aluminiumhydroxid pro Dosis; Alternagel (Stuart) hat 174 mg Aluminiumhydroxid pro Dosis; Delcid (Merrel National) hat 174 mg Aluminium pro Dosis; Estomil-M (Riker) hat 265 mg Aluminium pro Dosis;

Mylanta II (Stuart) hat 116 mg Aluminium pro Dosis. Eine Studie über heutige Alzheimer-Patienten würde wahrscheinlich herausfinden, dass die meisten von ihnen, auf Anraten ihrer Ärzte, seit Jahren täglich große Mengen dieser Antazida eingenommen haben.

Freiverkäufliche Antidiarrhoika enthalten ebenfalls erhebliche Mengen an Aluminium; Essilad (Central) enthält 370 mg Aluminiumsalze pro ml; Kaopektatkonzentrat (Upjohn) enthält 290 mg Aluminium pro ml.

Aluminiumammoniumsulfat wird von Herstellern von Cerealien und Backpulver häufig als Puffer- und Neutralisationsmittel eingesetzt. Aluminiumkaliumsulfat, bekannt als Aluminium oder Aluminiummehl, wird häufig in Backpulver und Klärungszucker verwendet.

Der jährliche Einsatz von Aluminium und Natriumphosphat hat inzwischen die Menge von 19 Millionen Kilogramm pro Jahr erreicht; es wird in großen Mengen in Backmischungen, Tiefkühlteig, Backmehl und verarbeiteten Lebensmitteln eingesetzt, in durchschnittlichen Mengen pro Produkt von drei bis dreieinhalb Prozent. Jährlich werden etwa 300.000 kg Aluminium- und Natriumsulfate in Haushaltsbackpulvern verwendet, was durchschnittlich 21-26% der Masse dieser Produkte ausmacht.

Aluminiumverpackungen sind heute überall zu finden; Zahnpasta wird in aluminiumbeschichteten Tuben verpackt, viele Lebensmittel- und Getränkeprodukte sind in Aluminium eingeschweißt, und Softdrinks werden heute überall in Aluminiumdosen verpackt. Während die Menge an Aluminium, die an einem bestimmten Tag aus all diesen Quellen aufgenommen wird, verschwindend gering sein kann, ist die Parade an aluminiumbeschichteten oder gemischten Produkten, die täglich erhältlich sind, erschreckend. Seine Wirkung entspricht der eines langsamen Virus, da sich das Metall an lebenswichtigen Punkten im System, insbesondere im menschlichen Gehirn, anreichert. Daher ist die Zahl der Betroffenen wahrscheinlich größer als die Zahl der potenziellen

Opfer, die später von den schrecklichen Symptomen der Alzheimer-Krankheit heimgesucht werden.

# KAPITEL 6

## WO IST DAS AIDS?

D as meistdiskutierte medizinische Phänomen der 1980er Jahre war AIDS, das "erworbene Immundefektsyndrom". Der Name ist interessant. Zunächst einmal heißt es, dass sie "erworben" ist, was ein eigenes Handeln des Betroffenen im Kampf gegen diese Krankheit voraussetzt. Zweitens verursacht oder ist gekennzeichnet durch eine "Immunschwäche", was bedeutet, dass das menschliche System die Fähigkeit verliert, diese feindlichen Präsenzen zu bekämpfen und zu überwinden. Die Folge ist, dass das System zur Beute verschiedener Infektionen wird, von denen einige tödlich sein können. Die Prävalenz dieser Infektionen ist auf zwei dominierende Erkrankungen zurückzuführen, das Kaposi-Sarkom, das sich als große Wunden auf der Haut manifestiert, und eine Form der Lungenentzündung. Es ist anzumerken, dass die Lungenentzündung, die eine tödliche Krankheit war, weitgehend besiegt wurde. Er wurde "der Freund des alten Mannes" genannt, weil er viele alte Menschen mitgenommen hatte, die wahrscheinlich nicht mehr leben wollten.

Die Klasse von Infektionen, die sich durch das, was als AIDS bezeichnet wird, ausgebreitet hat, wurde erstmals vor etwa fünfzig Jahren von Ärzten, Tierärzten und Biologen erkannt. Zu dieser Zeit litten viele Schafe in Irland an einer tödlichen Epidemie namens Maedi-Visma. Biologen stellten fest, dass Maedi-Visma durch eine neue Klasse von Viren verursacht wurde. Wegen der Zeit, die sie brauchten, um virulent zu werden, wurden diese Viren als "Slow-Viren" bezeichnet. Das Auftreten dieser langsamen Viren läutet eine neue Ära in der

Medizingeschichte der Menschheit ein. Vor dieser Zeit waren Menschen nicht von Slow-Viren betroffen, obwohl sie bei Tieren, insbesondere bei Affen und Menschenaffen, nachweislich übertragbar sind. Langsame Viren werden auch als "Retroviren" bezeichnet. Wenn sie in eine infizierte Zelle eindringen, werden sie in die genetische Struktur der Zelle aufgenommen, offenbar während des Prozesses der Zellmitose oder Zellteilung, die ein normaler Prozess des gesunden Wachstums ist. Alle Zellen im menschlichen Körper stehen vor einer von zwei Alternativen: Entweder sie teilen sich und entwickeln sich durch Mitose als Lebensprozess, oder sie durchlaufen eine virale Replikation und den daraus resultierenden Zelltod als Teil eines Krankheitsprozesses. So finden wir im Kern des AIDS-Problems die ultimative Frage von Leben oder Tod des gesamten Organismus. Deshalb gilt AIDS, sobald es das virulente Stadium erreicht hat, als unheilbar und führt zum Tod des Wirtskörpers.

In einem gesunden Körper sterben jede Sekunde etwa zehn Millionen Zellen ab; in derselben Sekunde werden sie normalerweise durch den Körperprozess ersetzt. Ein solcher sofortiger Ersatz kann nicht durch die üblichen Körperprozesse wie genetische Informationstheorien, Chromosomen, Enzyme oder Nervenimpulssignale orchestriert werden. Die Unmittelbarkeit des Prozesses erfordert, dass er durch Bioradiationsphänomene gesteuert wird. Diese werden durch kohärente Emissionen von ultraschwachen Photonen aus lebendem Gewebe unterschiedlicher Wellenlänge ausgelöst. Diese Photonenemissionen steuern in Abhängigkeit von ihren Wellenlängen biologische Funktionen, die in ständiger Aktivität sind, wie z.B. Photoreparatur, Photoaxismus, photoperiodische Uhren, Mitose und multiphotonische Ereignisse. Ultraleichte Photonenemissionen von lebenden Zellen haben eine spektrale Verteilung, die von Infrarot (900 nm) bis Ultraviolett (200 nm) reicht. Diese Photonenintensität korreliert mit den Konformationszuständen der DNA, in denen die Aktivität der spektralen Intensitäten der Biophotonen bei physiologischen Temperaturen etwa 10/40-fache Größenordnungen über denen des thermischen Gleichgewichts beträgt. Das Biomolekül mit der höchsten Informationsdichte, die DNS, scheint die Quelle der regulatorischen Strahlung für Biophotonen zu sein, die als "Exciplex"-Laser funktioniert und mit den Feldern der künstlichen Laser vergleichbar ist.

Das Problem von AIDS bringt uns also zu den grundlegendsten Eigenschaften der Zellfunktion. Die Fähigkeit der lebenden Zelle, auf Mikrowellen ohne erkennbare Temperaturveränderung zu reagieren, deutet offenbar auf einen nicht-thermischen Mechanismus wie einen aktivierten Kristall hin. So kann AIDS uns helfen, den Abstimmungsmechanismus von Zellen zu verstehen, der ihren Gesundheits- oder Krankheitszustand anzeigt, und so unser Verständnis aller Krankheiten, die den Körper betreffen, verbessern. Umfangreiche Untersuchungen an lebenden Zellen, von primitiven Bakterien bis zum Menschen, zeigen, dass diese Zellen natürliche Wechselstromfelder erzeugen, die in Frequenzbereichen unter 100 MHz ein Maximum an elektrischer Schwingung bei oder nahe der Mitose aufweisen. Auch hier lösen regulierte Systeme biologische Aktionen auf eine Weise aus, die noch nicht vollständig verstanden ist. Zum Beispiel könnte der Tod von Rock Hudson, einem der ausschweifendsten homosexuellen Psychopathen Hollywoods, zu dem glücklichen Ergebnis führen, neue Durchbrüche in unserem Verständnis der grundlegendsten zellulären Funktionen zu inspirieren. Unglücklicherweise bestehen die Krebsprofiteure und das Medizinmonopol darauf, AIDS als eine Funktionsstörung der Zelle selbst zu behandeln, was natürlich die "magische Kugel" erfordert, die Chemotherapie, die vom Medizinmonopol zu einem Preis bereitgestellt wird. Tatsächlich greift die Chemotherapie das Immunsystem an und erhöht damit die Sterblichkeit der Krankheit. Der Ansatz des Establishments ist es, das Virus anzugreifen, nicht dem System zu helfen, es zu besiegen, und damit nicht nur das Immunsystem zu umgehen, das bereits von dieser Krankheit angegriffen wird, sondern sogar zu seiner Zerstörung beizutragen.

Es wurde immer wieder behauptet, dass AIDS in Wirklichkeit ein von Menschen gemachtes Virus ist; es scheint vor 1976 unbekannt gewesen zu sein, als leichte Spuren des Virus in afrikanischen Blutbanken entdeckt wurden. Verfügbare Belege deuten darauf hin, dass sie sich dann in Afrika und ab Mitte der 1970er Jahre in den Vereinigten Staaten ausbreitete. Ein möglicher Hinweis auf dieses oder ein anderes geschaffenes Virus erscheint im *WHO Bulletin*, v.47, Seite 251 im Jahr 1972. Es sollte der Versuch unternommen werden, ob Viren tatsächlich selektive Effekte auf die Immunfunktion ausüben können. Es sollte die Möglichkeit in Betracht gezogen werden, dass die Immunantwort auf das Virus selbst beeinträchtigt werden kann, wenn das infizierende Virus die Zelle, die auf das Virus reagiert, mehr oder weniger selektiv schädigt.

Carlton Gadjuske, Direktor des Nationalen Gesundheitsinstituts in Fort Detrick, sagte: "In dieser Einrichtung habe ich ein Gebäude, in dem mehr gute und loyale Kommunisten, Wissenschaftler aus der UdSSR und vom chinesischen Festland, mit Schlüsseln zu allen Laboren, arbeiten als es Amerikaner gibt. Selbst die Abteilung für Infektionskrankheiten der Armee ist überlastet mit ausländischen Mitarbeitern, die nicht immer freundliche Staatsangehörige sind."

Dies nährt Spekulationen, dass ein solches Virus von außerirdischen und unfreundlichen Wissenschaftlern geschaffen worden sein könnte, die im Herzen unserer eigenen Verteidigungslabors arbeiten, entweder um unsere Bevölkerung zu dezimieren oder als weiterer Schritt zur ultimativen Weltherrschaft.

Von 1976 bis 1981 wurde AIDS in der Öffentlichkeit fast ausschließlich als Krankheit von Homosexuellen identifiziert, so dass sich die allgemeine Bevölkerung nicht mit Problemen beschäftigte, die auf eine relativ kleine Gruppe beschränkt waren. Die wenigen Nicht-Homosexuellen, die an AIDS erkrankten, bekamen es von öffentlichen Blutbanken, durch Homosexuelle, die ihr Blut verkauft hatten. AIDS wurde damals von Ärzten, die ihren Patienten mitteilten, dass sie die Krankheit hätten, als "schwuler Krebs" bezeichnet. Es war im Allgemeinen an den großen violetten Flecken zu erkennen, die die Haut verunstalteten, ein Beweis für das Vorhandensein eines Kapsi-Sarkoms. Zu dieser Zeit glaubten viele Ärzte, dass die Krankheit durch die besonderen physischen Faktoren homosexueller

Aktivität verursacht wurde, wobei zahlreiche Beweise auf die Verwendung von fetthaltigen Gleitmitteln beim rektalen Geschlechtsverkehr hinwiesen. Diese Schmierstoffe, die auf diese ungewöhnliche Weise in den Darmbereich eingebracht wurden, boten offenbar einen fruchtbaren Boden für den Angriff der Infektion. Dr. Lawrence Burton, ein führender Onkologe, warf die Frage auf: "Welchen Effekt hat die wiederholte und anhaltende Einführung von Gleitmitteln in die Analhöhle auf das Immunsystem? Es wurde festgestellt, dass dies bei Labortieren eine Immundepression verursacht. Burtons Anwalt, W. H. Moore, schlug vor, dass hydrierte Fette, oral oder anal konsumiert, AIDS verursachen könnten. Dies bringt uns zurück zu der Rolle, die die Ernährung bei jeder Krankheit spielt, wie z. B. bei den Opfern der atomaren Verstrahlung in Japan; diejenigen, die einer traditionellen fettarmen Diät folgten, erlitten weit weniger Todesfälle als diejenigen, die einer modernen fettreichen Diät folgten. Dies bringt uns auch zurück zum Thema der hydrierten Fette und ihrer möglichen schädlichen Wirkung auf das menschliche System, egal ob sie erhitzt werden, wodurch gefährliche chemische Veränderungen entstehen, oder kalt eingenommen werden.

Die erste Reaktion vieler Homosexueller, als sie erfuhren, dass sie AIDS haben, war das, was Psychologen "homosexuelle Wut" genannt haben, eine Demenz, bei der der Patient von einem wahnsinnigen Rachebedürfnis besessen ist. Das Phänomen dieser Art von "AIDS-Demenz" wurde bei etwa 60% der AIDS-Patienten beobachtet, was einige Ärzte in ihrer Annahme bestärkt, dass AIDS nur eine neue Variante der alten Syphilis ist. Syphilis ist oft durch Parese gekennzeichnet, eine Verschlechterung des Gehirns bis hin zur Schizophrenie.

Andere Ärzte haben AIDS-bedingte Demenz mit Toxoplasmose in Verbindung gebracht, einem von Katzen übertragenen Parasiten, der dieselbe Art von Demenz verursacht, die AIDS-Patienten betrifft. Das Problem bei der Verfolgung dieser Spuren ist, dass nicht nur das medizinische Monopol in den Startlöchern steht, um mehr als Milliarden Dollar an Profiten aus dieser neuen Epidemie zu ernten, sondern dass die Verfechter der bürgerlichen Freiheiten AIDS-Untersuchungen verhindern, indem sie die "Privatsphäre" der Opfer verteidigen. Wie andere Gruppen, die die Gesellschaft beleidigt haben oder sich bewusst von der sogenannten "Gesellschaft" abgrenzen, haben Homosexuelle eine fanatische Loyalität zur Gruppe entwickelt. Viele schwule Aktivisten sehen AIDS als eine weitere Darstellung der fundamentalen Unterschiede, die eine unüberwindbare Barriere zwischen ihnen und anderen Menschen schaffen. Als solche nutzen sie es aus und sind möglicherweise nicht bereit, eine Lösung für AIDS zu sehen.

Diese Gruppentreue zeigte sich beredt in der Entschlossenheit vieler AIDS-kranker Homosexueller, so viele Menschen wie möglich anzustecken, nicht nur durch die starke Ausweitung ihrer ohnehin schon umfangreichen sexuellen Kontakte, sondern auch durch die Ansteckung anderer durch Bluttransfusionen. In Los Angeles wurde ein James Markowski, damals unheilbar an AIDS erkrankt, am 23. Juni 1987 verhaftet, weil er sein Blut an Los Angeles Plasma Production Associates verkauft hatte. Er gab zu, dass er so viele Menschen wie möglich infizieren wollte, bevor er starb. Am 7. Januar 1987 richtete ein berüchtigter homosexueller Aktivist, Robert Schwab, der ebenfalls an AIDS erkrankt war, einen öffentlichen Aufruf an alle seine Kollegen, sofort Blut zu spenden, wenn bei "homosexuellen Männern" AIDS diagnostiziert würde. Jede Aktion, die die nationale Aufmerksamkeit auf sich zieht, lohnt sich", sagte er. Wenn das Blutterrorismus einschließt, dann soll es so sein. Es wurde festgestellt, dass nach Schwabs weithin publiziertem Aufruf die Blutspenden in New York und San Francisco, den beiden Zentren der amerikanischen Homosexualität, um dreihundert Prozent zunahmen.

Kein Geringerer als Rock Hudson war, als er erfuhr, dass er AIDS hat, in einer "homosexuellen Wut" gefangen. Er begann sofort mit einer wilden Kampagne, um so viele Menschen wie möglich zu infizieren, wobei er sich auf Teenager konzentrierte, die keine Ahnung von den Gefahren hatten, denen sie ausgesetzt waren. In seiner verrückten Entschlossenheit, diese Welt in einer sexuellen *Gotterdammerung zu* verlassen, musste Hudson Dutzende, wenn nicht Hunderte von ahnungslosen jungen

Menschen infizieren. Bis heute laufen Prozesse gegen seinen Nachlass als Folge seiner Angst- und Hassorgie.

Als der Rock Hudson seinen langsamen, qualvollen Tod starb, sahen die meisten Amerikaner ihn mit einer Mischung aus Zustimmung und Verachtung. Es gab keine Angst, denn bisher gab es keine Anzeichen dafür, dass die allgemeine Bevölkerung in Gefahr war.

Doch bereits am 16. September 1983 wurde auf einer Gesundheitskonferenz in Washington, D.C., von Dr. John Grauerholz die Frage aufgeworfen: "Wird AIDS eine weitere Beulenpest werden? Die Konferenz stellte fest, dass AIDS "der Vorbote einer Reihe von Opferepidemien sein könnte". Am 26. September 1985 berichtete Dr. William Haseltine von der Harvard Medical School, dass schätzungsweise zehn Millionen Afrikaner mit dem AIDS-Virus infiziert sind. Die Regierungsbehörden versicherten der Öffentlichkeit jedoch weiterhin, dass AIDS auf vier Gruppen beschränkt sei: Homosexuelle, Haitianer, intravenöse Drogenkonsumenten und Schwarze. Da die meisten amerikanischen Bürger nie in direkten Kontakt mit einer dieser Gruppen kommen würden, einer fetiden Unterschicht, die in ihrer eigenen Dämmerwelt aus Schmutz und Degeneration existierte, schien es, dass die AIDS-Epidemie nie zu einer Bedrohung für die amerikanische Mittelschicht werden würde.

Die Regierungsbehörde, das Center for Disease Control in Atlanta, die Helden des großen Schweinegrippe-Massakers, haben nun ihr Bestes getan, um das amerikanische Volk über die mögliche Ausbreitung von AIDS im Dunkeln zu lassen. Sie haben in regelmäßigen Abständen Ukas veröffentlicht, die besagen, dass AIDS nicht durch Insekten übertragen werden kann, dass AIDS nicht durch Küssen übertragen werden kann, obwohl sie zugegeben haben, dass das AIDS-Virus im Speichel vorhanden ist, und andere Zusicherungen, deren wissenschaftliche Gültigkeit direkt aus den Seiten von Grimms Märchen entnommen zu sein scheint. Trotzdem schätzte die CDC, dass 1988 eine bis anderthalb Millionen Amerikaner mit dem AIDS-Virus infiziert sein würden; es gab bereits 5890 mit AIDS infizierte Mitglieder des US-Militärs. Dr. David Axelrod,

Gesundheitsbeauftragter des Staates New York, warnte feierlich, dass alle, die das AIDS-Virus hätten, dem Untergang geweiht seien: "Praktisch jeder, der infiziert ist, ist dem Untergang geweiht. "

Dr. John Seale aus Richmond, Virginia, leitete am 11. Juni 1987 eine Konferenz, auf der er positiv feststellte, dass "AIDS keine sexuell übertragbare Krankheit ist. Es handelt sich um eine ansteckende Krankheit, die auch durch Blut übertragen wird. Er prangerte Dr. Everett Koop, Surgeon General der Vereinigten Staaten, für die absichtliche Verbreitung von Informationen über die Krankheit an und sagte, dass Sir Donald Acheson, Chief Medical Officer des Vereinigten Königreichs, Dr. Halfdan Mahler, Generaldirektor der Weltgesundheitsorganisation, Dr. Robert Gallo vom National Institute of Health und Professor Viktor Zhdanov, Direktor des Ivanovsky Institute of Virology in Moskau, sich ihm in dieser Kampagne der "wissenschaftlichen Desinformation" anschlossen.

Dr. Seale war nicht der erste, der mit dem Finger auf Dr. Gallo zeigte, den ansässigen Wissenschaftler am National Institute of Health, von dem bekannt war, dass er das menschliche Immunschwächevirus, HIV, entdeckt hatte, von dem er behauptete, es sei die Ursache von AIDS. Nach Gallos Entdeckung verweigerte das NIH, das Gelder für die AIDS-Forschung sowie viele andere Kategorien verteilt, systematisch die Finanzierung für jeden Wissenschaftler, dessen Arbeit Gallos Behauptungen nicht unterstützte. Präsident Reagan ernannte daraufhin eine spezielle präsidiale Kommission für AIDS, um das Problem anzugehen. Er versuchte dies, indem er in völliger Geheimhaltung tagte, ohne beschlussfähig zu sein, so dass keine Notizen über die Verhandlungen gemacht werden konnten. Admiral James D. Watkins stand an der Spitze dieser Treffen, die weithin kritisiert wurden, einfach weil die amerikanische Öffentlichkeit wissen wollte, was getan wurde.

Dr. Peter Duesberg, Professor für Virologie an der Universität von Kalifornien in Berkeley, ist einer der Forscher, die wegen der "HIV"-Kontroverse mit Dr. Gallo in Konflikt geraten mussten. Duesberg ist auch Mitglied der National Academy of Sciences. Durch ein Forschungsstipendium wurde er zur Arbeit in Gallos eigenem Labor gebracht. Nachdem er HIV in demselben Labor untersucht hatte, in dem Gallo seine monumentalen Entdeckungen gemacht zu haben behauptete, kam Dr. Duesberg zu dem Schluss, dass das HIV-Virus nicht die Standardkriterien eines Krankheitserregers erfüllte. Er veröffentlichte seine Ergebnisse in der medizinischen Fachzeitschrift *Cancer Research im* März 1987 und wartete einfach darauf, dass Dr. Gallo seine Schlussfolgerungen begründete. Sowohl Dr. Gallo als auch der Herausgeber von *Cancer Research,* Dr. Peter McGee, waren fassungslos, dass Dr. Gallo nicht reagierte, weder zu diesem Zeitpunkt noch in den folgenden Monaten. Dr. Gallo weigerte sich auch, auf Telefonanrufe zu reagieren, um eine Reaktion auf Duesbergs Befunde zu erhalten. Offenbar handelte es sich dabei um eine jener berühmten "Forschungs"-"Fakt oder Fiktion"-"Studien", in denen Dr. Gallo behauptet hatte, das HIV-Virus als alleinige Ursache von AIDS zu identifizieren. So etwas kommt in der akademischen und wissenschaftlichen Welt häufiger vor, als man denkt, denn diese ist durchsetzt von kleinlichen Eifersüchteleien, kalkulierter Täuschung und der Verweigerung von Fördermitteln für jeden, der seine falsche Forschung aufdecken könnte. Wie bereits erwähnt, antworten die meisten Wissenschaftler, wenn sie nach ihren Forschungsnotizen gefragt werden, in der Regel, dass sie "versehentlich verbrannt" wurden. Es ist nicht bekannt, ob jemand jemals die Arbeit von Dr. Gallo zur Isolierung des HIV-Virus gesehen hat. Inzwischen hat er jedoch beschlossen, keine weiteren Studien zum HIV-Virus mehr durchzuführen.

Dr. Harvey Baily, Forschungsdirektor der medizinischen Zeitschrift *Bio/Technology,* hielt im Weißen Haus einen Workshop zum Thema "Wie verursacht HIV AIDS?" Sie sollte von Jim Warner, einem leitenden innenpolitischen Analysten im Weißen Haus, moderiert werden. Es war geplant, dass Dr. Gallo an dieser Konferenz teilnimmt und Beweise für seine Behauptungen vorlegt. Warner war bereits sehr skeptisch gegenüber Gallo geworden, nachdem er die Ergebnisse von Dr. Duesberg gelesen hatte. Aber Gallo ist nie erschienen. Stattdessen wurde die Konferenz im Weißen Haus, die für den 19. Januar 1988 geplant war, abrupt und ohne Erklärung abgesagt. Hunderte von Millionen Dollar werden weiterhin jedes

Jahr bewilligt, um die fragwürdige Behauptung von Gallo zu verfolgen, dass das HIV-Virus AIDS verursacht. Denjenigen, die seine Behauptungen anfechten wollen, werden jedoch keine Mittel gewährt.

Dr. Duesberg hat einige interessante Erfahrungen gemacht, seit er unwissentlich einen der größten bürokratischen Wissenschaftler des Landes herausgefordert hat. Das Presidential Committee on the HIV Epidemic lud ihn zu einem Sondertreffen in New York ein, über das die Wissenschaftsjournalistin Katie Leishman vom *Wall Street Journal* berichtete. Ein Mitarbeiter bei diesem Treffen gab zu, dass Duesberg eingeladen worden war, um ihn zu diskreditieren". Dieses Ziel wurde vereitelt, als keines der Mitglieder der Präsidentenkommission in der Lage war, auf die Ergebnisse von Dr. Duesberg zu reagieren. Sie trösteten sich damit, dass sie ihn streng tadelten, weil er Gallos Arbeit in Frage gestellt hatte. Dr. William Walsh, Präsident von Project Hope und ewiger Fahnenträger für die Werte des Establishments, forderte Duesberg auf, die Öffentlichkeit nicht zu verwirren. Verwirren Sie nicht die armen Menschen, die an dieser Krankheit leiden. Duesberg selbst war von dieser Vorgehensweise beunruhigt, denn er hatte nie versucht, jemanden zu verwirren. Er hatte einfach einen wissenschaftlichen Ansatz verfolgt, der den Chefwissenschaftler der Regierung in Misskredit brachte. Wenn dies eine präsidiale Kommission störte, deren einzige Funktion es zu sein schien, Dr. Gallo zu schützen, konnte es kaum Dr. Duesbergs Schuld sein. Wie wir kommentiert haben, ist das ganze Schlamassel typisch für das, was in Amerika als seriöse wissenschaftliche Arbeit durchgeht.

Frau Leishman beschrieb die Episode als "sofortige Orthodoxie, die sich der Revision widersetzt".

In der Zwischenzeit sind aufgrund des Fehlens einer wirklichen wissenschaftlichen Verifizierung einer einzigen Ursache eine Reihe von Theorien über den Ursprung von AIDS aufgetaucht. Diese reichen von der bereits erwähnten Vermutung, dass es sich um eine neue Variante der Syphilis-Spirochäte handelt, über eine Variante des in den letzten Jahren endemischen Hepatitis-Virus bis hin zur Verwandtschaft mit dem Epstein-Barr-Virus, einem Mitglied der Herpes Viradae. Es ist heute wahrscheinlich das am weitesten verbreitete menschliche Virus, von dem etwa 95% der Weltbevölkerung betroffen sind. Sie wird normalerweise durch Speichel übertragen. Junge Menschen stecken sich als infektiöse Mononukleose an; die Folgen sind Hepatitis und Splenomegalie mit den Komplikationen Reye-Syndrom, Guillain-Barré-Syndrom, Bell-Lähmung und chronisches Fieber und Müdigkeit. Seine Wirkung wird von Ärzten oft mit Multipler Sklerose, Morbus Hodgkins, Leukämie und Lupus verwechselt.

Dr. Stephen Caizza von New York City ist einer von denen, die AIDS als die letzte Manifestation der Syphilis identifizieren, eine logische Bestimmung, die gegeben wird, daß sie häufig unter Homosexuellen und promiskuitiven Prostituierten auftritt. Im ersten Quartal 1987 stiegen die registrierten Syphilisfälle um 23%, der größte Anstieg seit zehn Jahren. Dr. Peter Duesberg ist so positiv eingestellt, dass er angeboten hat, sich öffentlich das AIDS-Virus zu injizieren. Chuck Ortleb bringt eine weitere weit verbreitete Vorstellung zum Ausdruck, nämlich dass AIDS nur eine Variante des inzwischen weltweit verbreiteten chronischen Müdigkeitssyndroms, des Epstein-Barr-Syndroms, ist. Andere Forscher sind sich sicher, dass AIDS nur eine weitere Folge des großen Schweinegrippe-Massakers ist, als die Bevölkerung mit dem "Schweinegrippe"-Impfstoff geimpft wurde.

Zusammenhänge zwischen AIDS und der echten "Schweinegrippe", einer Version dieser Krankheit, die bei Schweinen beobachtet wurde, sind inzwischen nachgewiesen. Andere Forscher haben eine dramatischere oder zufällige Veränderung in einem Hepatitis-Serum in Frage gestellt, das vor einigen Jahren weit verbreitet war. Keine dieser Theorien ist jedoch in ihrem Aussagewert mit der Theorie des "grünen Affen" vergleichbar.

Nach dieser Theorie, die von der Propagandagruppe der Regierung, dem Center for Disease Control, lange Zeit als Lieblingserklärung vorgebracht wurde, streift ein Stamm kleiner grüner Affen seit Jahren in Zentralafrika umher. Da sie wenig Angst vor Menschen haben, sind sie oft in die Dörfer der Eingeborenen eingedrungen. Diese grünen Affen tragen eine Art

AIDS-Virus in ihrem Blut, gegen den sie immun zu sein scheinen. Allerdings haben die kleinen grünen Äffchen entweder indigene Frauen gebissen oder Sex mit ihnen gehabt, je nachdem, welche Geschichte man glauben möchte. Das System der einheimischen Frauen aktivierte dann den AIDS-Virus und infizierte dann ihre Ehemänner, die dann nach Haiti gingen, wo sie von Mitgliedern der amerikanischen homosexuellen Bevölkerung, die häufig zum Vergnügen nach Haiti reisten, dafür bezahlt wurden, sich zu prostituieren. Diese Homosexuellen kehrten dann nach New York zurück, infizierten die New Yorker Gemeinde und reisten nach San Francisco, wo sie die Krankheit an der Westküste verbreiteten. Dieses Szenario wäre innerhalb von Wochen eingetreten, vom grünen Affen bis zu den an AIDS sterbenden Homosexuellen in San Francisco; die meisten Forscher glauben jedoch, dass es mehrere Jahre dauerte, bis die Krankheit ihr heutiges epidemisches Stadium erreichte.

Die Reaktion auf die AIDS-Epidemie wurde dadurch erschwert, dass sie sich auf Homosexuelle, arme Schwarze und intravenös Drogengebrauchende beschränkte, die unter dem Slogan "Nichts Entartetes ist mir fremd" bekannt waren. Die Krankheit verbreitete sich zur gleichen Zeit, als die Homosexuellen-Bewegung zu einer starken politischen Kraft wurde. Indem sie sich mit den Schwarzen zusammentaten, übernahmen militante Homosexuelle im Grunde genommen die Kontrolle über die Demokratische Partei, sehr zum Entsetzen aktiver Heterosexueller wie Senator Teddy Kennedy. Traditionelle Führer in der Demokratischen Partei begannen zu befürchten, dass die AIDS-Werbung von der Republikanischen Partei kam, die sich als "die Partei der sexuellen Normalität" ausgeben konnte. Es besteht kein Zweifel, dass die Eroberung der Demokratischen Partei durch die Wackos, die sie ihrer langjährigen Mafia-Kontrolle entrissen, ein Segen für die Republikaner war. Das Ergebnis war, dass die Demokraten verzweifelt gekämpft haben, um AIDS im Schrank zu halten und gegen alle Vorschläge für AIDS-Tests oder andere Regierungsmaßnahmen zur Kontrolle der Ausbreitung zu kämpfen. In San Francisco war ein Plan zur Schließung der Badehäuser, der berüchtigtsten Schwulenbordelle des Landes, von einigen der verängstigten Homosexuellen ausgearbeitet worden, die ihre "Liebhaber" bereits an der Krankheit hatten verdorren und sterben sehen. Ihr Vorschlag wurde mit einem Chor der Empörung von den hartgesottenen schwulen Männern beantwortet, die loyal von San Franciscos politischen Führern unterstützt wurden. Es hatte sich längst herausgestellt, dass die Stimme der Homosexuellen nun die entscheidende Stimme war, die man brauchte, um in San Francisco zu gewinnen, und sie waren nicht im Begriff, ihre politische Macht aufzugeben. Auf nationaler Ebene beschränkten sich die Bemühungen der Regierung, AIDS zu bekämpfen, auf erbärmliche und lächerliche Programme zur kostenlosen Verteilung von Kondomen und Spritzen an selbstmordgefährdete Randständige. Tatsächlich sind durch diese Taktik die Regierungsbehörden selbst zu offiziellen Förderern der homosexuellen Entartung und des Drogenkonsums geworden, eine merkwürdige Entwicklung für die Befürworter des Status. In Anlehnung an die neue, aufgeklärtere Haltung der Regierung feierte Bird's Florist in der Hauptstadt 1988 den Valentinstag mit einem Valentinstags-Special, bestehend aus einem Dutzend American Beauty Rosen und einem Dutzend Kondomen. Das Paket, das den Namen "The Safe Sex Bouquet" trug, wurde von der Regierungsbürokratie enthusiastisch aufgenommen.

Während dieser Epidemie unternahm die Regierung praktisch nichts, während sich AIDS weiter ausbreitete. Das Center for Disease Control wurde nach Jimmy Carter weiterhin von demokratischen Politikern der alten Schule dominiert; eine Zusammenarbeit mit dem "faschistischen" Regime von Ronald Reagan wurde verweigert. Seit Beginn der AIDS-Epidemie hat das Center for Disease Control verzweifelte Nachhutgefechte geführt, um die Epidemie zu verbergen oder zu minimieren. Im Sommer 1985 lehnten es die CDC-Behörden kategorisch ab, Kopf- oder Schamläuse als mögliche Überträger des AIDS-Virus zu betrachten. CDC-Mitarbeiter lehnten die Idee mit Entsetzen ab, lispelnd, daß der bloße Gedanke "unpraktisch" und "beängstigend" sei. Tatsächlich ist bekannt, dass viele Viren von Insekten übertragen werden, insbesondere Arboviren, die "arthpod-borne viruses"; etwa fünfhundert dieser Arboviren sind inzwischen identifiziert worden. Einige Forscher sind sich sicher, dass die Bettwanze einer der Hauptüberträger des AIDS-

Virus ist, das sich in Afrika so schnell ausbreitet; die Bettwanze ist in fast allen afrikanischen Hütten zu finden. Wissenschaftler glauben nun, dass auch Moskitos, die Tsetsefliege, die Löwenameise und schwarze Käfer das AIDS-Virus in Afrika übertragen könnten. Dies bietet eine rationale Erklärung für die schnelle Ausbreitung von AIDS in vielen afrikanischen Ländern. Keines dieser Insekten ist in allen afrikanischen Ländern zu finden, aber eines oder mehrere sind in großer Zahl in allen Teilen Afrikas vorhanden.

Im Jahr 1900 wies Dr. Walter Reed nach, dass die Aedes aegypti-Mücke der Überträger des Gelbfiebers ist. Es ist nun bekannt, dass einige Affen ein AIDS-ähnliches Virus in sich tragen, aber wie Dr. Duesberg herausfand, ist das HIV-Virus, dem Dr. Gallo von den NIH die alleinige Verantwortung für die AIDS-Infektion zuschreibt, nur in etwa der Hälfte der AIDS-Fälle vorhanden, ein Faktor, den Dr. Gallo nicht erklären kann. Die Frage ist, was der infektiöse Erreger in der anderen Hälfte der AIDS-Fälle ist, oder wie Dr. Duesberg behauptet, das HIV-Virus ist in keinem von ihnen der infektiöse Erreger. Wenn dies der Fall ist, dann sind die massiven staatlichen Testprogramme für das HIV-Virus ein Multi-Millionen-Dollar-Betrug und erforschen falsche Spuren.

Obwohl das Center for Disease Control weiterhin darauf besteht, dass Armut, Umwelt und Insekten absolut nichts mit der Übertragung von AIDS zu tun haben, erschien im Mai 1987 eine Anzeige in der Zeitschrift *Science, in der* ein Forschungsentomologe gesucht wurde, der "die mögliche Rolle von Menschenbissen bei der Übertragung des menschlichen Immunschwächevirus (AIDS)" untersuchen sollte. Wenden Sie sich an das Zentrum für Seuchenkontrolle.

Die Forscher laufen weiterhin Gefahr, vorgefasste Theorien über AIDS zu verletzen. Als das Institut für Tropenmedizin seine Forschungsergebnisse vorstellte, die auf einen Zusammenhang zwischen Arboviren und AIDS hinwiesen, strich die Universität von Michigan, unter erheblichem Druck des Center for Disease Control, schnell alle Mittel. Am 25. August 1986 berichtete Professor Jean-Claude Cermann vom Pasteur-Institut in Paris in Oxford, dass AIDS in afrikanischen Insekten entdeckt worden sei; das Virus sei aus Moskitos, Schaben, Ameisen und Tsetsefliegen isoliert worden. Dies stand in direktem Widerspruch zu den Behauptungen der CDC, dass das AIDS-Virus nicht von Moskitos oder irgendeinem anderen Insekt übertragen werden kann.

Der kalifornische Arzt Bruce Halstead stellt fest, dass die moderne Medizin kein Heilmittel für AIDS, Krebs oder Strahlenkrankheit hat. Er weist auch darauf hin, dass seine Forschung zeigt, dass das AIDS-Virus zu tausend Milliarden Mutationen fähig ist. Inzwischen sterben AIDS-Patienten, die von Onkologen (Krebsspezialisten) behandelt werden, viel schneller als AIDS-Patienten, die ganzheitlich behandelt werden. Viele von ihnen überraschen die medizinischen Statistiker, indem sie länger als die vorgesehenen zwei Jahre nach der Diagnose der Krankheit überleben. Ein 40-jähriger Patient aus San Francisco, Dan Turner, ist nun das älteste AIDS-Opfer. Er sagte, er habe sich während einer Reise nach New York im Juni 1981 infiziert, und am 12. Februar 1982 wurde er von einem Arzt informiert, dass er an "schwulem Krebs" erkrankt sei, nachdem er die unverkennbaren Symptome des Kaposi-Sarkoms entwickelt hatte. Er hatte eine Diät mit Vitamin C, natürlichen Lebensmitteln, Meditation, Akupunktur und Gewichtheben gemacht.

Dr. Laurence Badgley [22]bietet in seinem bahnbrechenden Werk *"Healing AIDS Naturally"* eine Reihe von Behandlungen an, von denen eine vegetarische Ernährung mit Gemüse, Vitaminen, Weizengras, Säften und Kräutern, begleitet von acht oder neun rohen Knoblauchzehen täglich, gute Ergebnisse gezeigt hat.

Während die Regierung die Geige spielt, brennt die amerikanische Öffentlichkeit weiter auf den Gedanken, sich mit der tödlichen Krankheit AIDS anzustecken. Schiedsrichter bei

---

[22] *Natürliche Heilung für AIDS.* Hinweis.

Boxkämpfen und anderen blutigen Sportarten tragen inzwischen medizinische Handschuhe, um sich nicht mit den Blutspritzern der Teilnehmer zu infizieren. Gerichtsbeamte tragen Schutzkleidung wie Handschuhe und chirurgische Masken, wenn sie gezwungen sind, mit kranken AIDS-Opfern vor Gericht zu erscheinen. Solche Kleidung erregt die Wut und das Entsetzen von Bürgerrechtlern, die behaupten, dass diese Schutztechniken eine "schädliche Atmosphäre" für AIDS-Patienten schaffen. Da er wahrscheinlich bereits im Sterben liegt, erscheint das Argument fragwürdig.

Die Tatsache, dass sich die AIDS-Epidemie von Anfang an auf genau identifizierte Gruppen von Homosexuellen, Haitianern, intravenösen Drogenkonsumenten und Schwarzen beschränkte, sorgte auch in der American Civil Liberties Union für Aufregung, da es ein Grundsatz der egalitären Gesellschaft ist, dass eine Krankheit nicht so fanatisch in der Wahl ihrer Opfer sein sollte. In den Gefängnissen des Staates New York von 1984 bis 1986 lag die Zahl der AIDS-Opfer bei 45% Hispanics und 43% Schwarzen, von denen 97% intravenöse Drogenkonsumenten waren *(New York Times,* 7. Februar 1988).

Nachdem dieser Autor bereits in *Der Fluch von Kanaan* festgestellt hat, dass die Homosexualität von der Zeit Kanaans bis heute ihren Ursprung in der Verunreinigung der ursprünglichen Wurzelrasse hat, wobei die Verwirrung der sexuellen Identität eine direkte Folge der daraus resultierenden Verwirrung der rassischen Identität ist, ist es nicht überraschend, in Joy Schulenbergs hilfreichem Buch, *Complete Guide to Gay Parenting*, Doubleday 1985, zu finden, dass weiße "schwule" Paare fast ausschließlich schwarze Kinder adoptieren. Dies ist unfair gegenüber schwarzen Adoptierten, die dann ohne eigenes Verschulden der Möglichkeit ausgesetzt sind, sich bei einem ihrer "schwulen" Adoptiveltern mit AIDS zu infizieren. Es scheint, dass weiße "schwule" Menschen andere weiße Menschen nicht den Gefahren des "alternativen Lebensstils" aussetzen wollen.

# KAPITEL 7

## DÜNGEMITTEL

Eine der großen Veränderungen in unserer Welt in den letzten fünfzig Jahren war die "grüne Revolution", die sogenannte landwirtschaftliche Revolution in vielen Teilen der Dritten Welt. Diese Revolution sollte die Länder der Dritten Welt schnell in das zwanzigste Jahrhundert bringen und sie in die Lage versetzen, mit den fortschrittlichsten westlichen Nationen auf Augenhöhe zu konkurrieren. Während das zwanzigste Jahrhundert in die Geschichte eingeht, wird deutlich, dass dieses Ziel nicht erreicht wurde. Asiatische und lateinamerikanische Länder bieten mehr Wettbewerb bei der Produktion von Fertigprodukten zu viel niedrigeren Arbeitskosten, aber in der Landwirtschaft bleibt die Armutsbekämpfung, die das Ziel der "grünen Revolution" sein sollte, ein Wunschtraum, obwohl riesige neue Märkte für Rockefellers Chemieunternehmen geschaffen wurden. Tatsächlich gab es in Regionen der Welt, die schon lange auf Landkarten als "unerschlossen" markiert waren, keinen Hinweis darauf, dass dies ein Codewort für "unerschlossen" war, d.h. noch nicht von raubgierigen internationalen Verschwörern ausgebeutet. Das einzige wirkliche Interesse der Finanziers ist es, Märkte für ihre Produkte zu entwickeln, die einen Gewinn abwerfen. Da die meisten Länder der Dritten Welt nicht in der Lage sind, die Waren zu bezahlen, wurde ein komplexes System aufgebaut, bei dem der US-Steuerzahler "Hilfe" in die Dritte Welt schickt. Er arbeitet in einer Fabrik, um einen Traktor herzustellen; der Traktor wird dann nach Bolivien geschickt und die Bezahlung dafür wird vom Lohn des Arbeiters erpresst. Eine weitere Verfeinerung ist ein System, bei dem US-amerikanische oder internationale Banken diesen Ländern Geld "leihen", damit sie die Waren bezahlen können; das Federal Reserve System "bürgt" dann für diese faulen Kredite mit Geldern der US-Steuerzahler. Wieder einmal wird der Arbeiter von seinem Lohn erpresst, um die Kosten für die von ihm produzierten Waren zu decken. Die Schöpfer der Verfassung hatten eine solche Entwicklung nie vorgesehen. Als sich der Arbeiter also auf die Verfassung beruft, um sich von der Erpressung zu befreien, wirft ihn der Richter empört ins Gefängnis, weil seine Aussage "irrelevant" und "verwirrend" sei. Die Welt ist jetzt ein Gulag-Archipel, regiert von den skrupellosen Lakaien des Rockefeller-Rothschild-Konglomerats. Ihre Götter sind Geld und Macht; ihr einziger Feind ist der Verfechter der Freiheit.

Der aktuelle Held der Rockefeller-Interessen ist Norman Borlaug, der 1970 mit dem Friedensnobelpreis ausgezeichnet wurde. Borlaug, ein Farmer aus Iowa, wurde 1944 von den Rockefeller-Interessen nach Mexiko geschickt, um neue Getreidesorten zu entwickeln. Bei seinen Experimenten dort kreuzte er 60.000 verschiedene Weizensorten, was 1964 zur Schaffung einer tropischen Zwergen-, Doppelzwergen- und Dreifachzwergenrasse führte. Dies wurde die "grüne Revolution" genannt. Der daraus resultierende "Super-Weizen" produzierte höhere Erträge, aber dies geschah durch "Düngen" des Bodens mit riesigen Mengen an Dünger pro Acker, wobei der Dünger das Produkt von Nitraten und Öl war, Produkte, die von den Rockefellers kontrolliert wurden. Auch riesige Mengen an Herbiziden und Pestiziden wurden eingesetzt und schufen zusätzliche Märkte für das Chemieimperium der Rockefellers. In Wirklichkeit war die "grüne Revolution" nur eine chemische Revolution. Zu keiner Zeit konnte von den Ländern der Dritten Welt erwartet werden, dass sie für die riesigen Mengen an chemischen Düngemitteln und Pestiziden aufkommen. Das bereits bestehende System der "Auslandshilfe" sorgte dafür.

Die Rockefeller-Interessen schickten auch Robert Chandler auf die Philippinen, um einen "Wunderreis" zu entwickeln; das Ergebnis war ein Reis, der die dreifache Menge des bisherigen Düngers benötigte. Dieser Reis reifte in vier Monaten statt wie bisher in sechs Monaten, was zu drei Ernten im Jahr führte statt zu zwei. Als zwei Gruppen reicher philippinischer Unternehmer begannen, um die lokalen Vorteile des "Wunderreises" zu konkurrieren, beschlossen die Rockefellers, die eine Gruppe, die Marcos, zu verdrängen und durch die Aquino-Fraktion zu ersetzen, die enge Verbindungen zur Chase Manhattan Bank hatte und auf die man sich verlassen konnte, um die Zinsen für die Kredite zu zahlen. Wie üblich ist Rockefellers "Philanthropie" eng mit Märkten, Profiten und politischer Kontrolle verbunden. Moderne Düngemittel sind eine ölbasierte Industrie.

Am Ende des Zweiten Weltkriegs sahen sich die Munitionshersteller mit riesigen Nitratbeständen konfrontiert. Mit der Etablierung des Friedens, der von philanthropischen Stiftungen noch mit Schrecken betrachtet wurde, mussten neue Märkte für diese Produkte gefunden werden, und zwar schnell. Stickstoff und Nitrate waren wichtige Bestandteile bei der Herstellung von Bomben und Granaten. Ein vergleichbarer Markt in Friedenszeiten musste entwickelt werden. Nach dem Prinzip, das sie nach dem Ersten Weltkrieg aufgestellt hatten, als die Monopole angesichts eines riesigen Vorrats an Restchlor, das mit großem Aufwand hergestellt worden war, um großes Leid und Tod zu verursachen, entdeckten, dass der einzig mögliche Markt darin bestand, es an amerikanische Gemeinden zu verkaufen, die es dann in ihre Wasserversorgung schütteten, wurde 1945 beschlossen, dass der einzige Absatzmarkt für den riesigen Nitratvorrat darin bestand, ihn als Düngemittel in die Nahrungskette einzubringen.

Die steigende Rate der Herzinfarkt-Todesfälle in den Vereinigten Staaten in den letzten fünfzig Jahren wurde von den Apologeten des medizinischen Monopols einfallsreich als eine weitere Illustration der "Tatsache" erklärt, dass die Amerikaner länger leben und ihr fortgeschrittenes Alter sie anfälliger für "degenerative" Krankheiten wie Krebs und Herzerkrankungen macht. Das war die übliche Ausflucht des medizinischen Establishments, das wichtige Fortschritte im American Way of Life bequemerweise ignorierte. Mehrere Jahre lang verwüsteten im 19. Jahrhundert Cholera- und Typhusepidemien die Bewohner amerikanischer Großstädte, bedingt durch schlechte sanitäre Verhältnisse und verunreinigtes Wasser. Als die

Monopole nach dem Ersten Weltkrieg ihr überschüssiges Chlor in die Wasserversorgung kippten, wurde das Ergebnis weithin als das Ende von Cholera- und Typhusepidemien gepriesen. In der Tat war die Chlorung nicht für diese Entwicklung verantwortlich. Das Typhusfieber war größtenteils auf die Verschmutzung der städtischen Straßen mit großen Mengen an Pferdeäpfeln zurückzuführen, die sich ansammelten und Fliegen anlockten.

Wenn es regnete, wurde diese Verunreinigung ins Wasser abgegeben. Mit dem Aufkommen des Automobils und dem Verschwinden der Pferde von den Straßen der Städte als Haupttransportmittel verschwand Typhus fast über Nacht. Dies geschah in den 1920er Jahren, als Automobile die Pferde auf den Straßen ersetzten.

Die Freisetzung dieses Kriegsmaterials in unsere Wasserversorgung hatte einen unbeabsichtigten Effekt. Es verursachte eine neue Epidemie, eine Epidemie von Herzinfarkten. Das Chlor im Wasser verband sich mit den tierischen Fetten in der Nahrung zu einem chemischen Amalgam, das dann eine gummiartige Substanz in den Arterien bildete, wodurch ein medizinischer Zustand namens Atherosklerose entstand. Durch die Anhäufung dieser gummiartigen Substanz in den Arterien wurde der Blutfluss allmählich gestört, so dass schließlich die Hauptarterien des Herzens verschlossen wurden und es zu Angina-Pectoris-Anfällen und Herzinfarkten kam. Wieder erwies sich ein scheinbarer "Fortschritt" in der Hygiene als ein weiterer Segen für das medizinische Monopol, da die Arztpraxen mit herzkranken Amerikanern gefüllt waren.

Am Ende des Zweiten Weltkriegs unternahmen die Monopolisten eine konzertierte Aktion, um ihre überschüssigen Nitrate in die amerikanische Nahrungskette zu kippen. Bezirksvertreter in den gesamten Vereinigten Staaten wurden damit beauftragt, die Landwirte in ihren Gebieten zu beraten, ihren Einsatz von Düngemitteln, Herbiziden und Pestiziden zu erhöhen. Dieser Ratschlag diente dazu, die Landwirtschaft noch kapitalintensiver zu machen, was die Landwirte dazu zwang, zur Bank zu gehen, um sich mehr Geld zu leihen, und den Weg für das Programm zu ebnen, einzelne Landwirte vom Land zu vertreiben und große landwirtschaftliche Monopole zu schaffen, ähnlich wie der sowjetische Agrartrust. Die Landwirte nahmen auch hohe Kredite auf, um teure benzinbetriebene Traktoren zu kaufen, was das Einkommen der Rockefellers erheblich steigerte, während sie gleichzeitig auf den Dünger verzichteten, den ihre Pferde zuvor geliefert hatten. Es ist kein Zufall, dass die Banken, die so eifrig die notwendigen Kredite für die Farmer bereitstellten, die treu den Anweisungen ihrer Bezirksagenten folgten, Banken waren, die ihre Gelder vom Federal Reserve System erhielten. Dieses Monopol des Geldes und des Kredits der Nation war bei einem geheimen Treffen von Verschwörern auf Jekyl Island, Georgia, im November 1910 geplant worden, unter dem Vorsitz von Senator Nelson Aldrich, dessen Tochter kürzlich John D. Rockefeller, Jr. geheiratet hatte.

Der Nährwert von Lebensmitteln, die in hochgedüngten Böden angebaut werden, und die Tatsache, dass diese Lebensmittel dann einer intensiven "Verarbeitung" unterzogen werden, um sie für die Lagerung, den Transport und den großflächigen Verkauf im Einzelhandel bequemer zu machen, wurden durch das medizinische Monopol überschattet. Eine Stimme des Protests wurde laut, als Dr. H. M. Sinclair, ein renommierter Ernährungswissenschaftler und Direktor des Human Nutrition Laboratory am Magdalen College in Oxford, am Weltgesundheitstag 1957 eine Rede hielt, die im *British Medical Journal vom* 14. Dezember 1957 wiedergegeben wurde. Dr. Sinclair erinnerte sich daran, dass in seinen frühen Tagen als Medizinstudent "meine klinischen Professoren die Frage nicht beantworten konnten, warum sich die Lebenserwartung des Mannes mittleren Alters in diesem Jahrhundert kaum von dem unterscheidet, was sie zu Beginn dieses Jahrhunderts oder sogar vor einem Jahrhundert war. Das bedeutet, dass trotz der großen Fortschritte in der Medizin - Lungenentzündung fast abgeschafft, Tuberkulose relativ selten, großartige Fortschritte in der Chirurgie, Endokrinologie und im öffentlichen Gesundheitswesen - ein Mann mittleren Alters nicht erwarten kann, mehr als vier Jahre länger zu leben als noch vor einem Jahrhundert - und in Schottland sinkt die Lebenserwartung jetzt sogar."

1893 schrieb der deutsche Agrarchemiker Dr. Julius Hensel in seinem Buch *"Brot aus Steinen"*: "Die Landwirtschaft ist in das Zeichen des Krebses eingetreten... es kann uns nicht gleichgültig sein, welche Pflanzen wir für unsere Nahrung anbauen oder mit welchen Stoffen unsere Felder gedüngt werden. Es reicht nicht, dass große Mengen geerntet werden, sondern diese große Menge muss auch von guter Qualität sein. Zweifellos kann die einfache Düngung mit Mergel, also mit Kalkkarbonat, einen so hohen Ertrag bringen, dass man geneigt ist, sich immer mit Mergel zu begnügen, aber bei solch einseitiger Düngung entstehen langsam aber sicher schädliche Wirkungen aller Art, die zu dem Erfahrungssatz führten: "Düngung mit Kalk macht Väter reich, aber Söhne arm. "Da unser heutiges, kleiefreies Feinmehl fast keine Nährstoffe mehr enthält, brauchen wir uns über die große Zahl der modernen Krankheiten nicht zu wundern. Dies wurde 1893 geschrieben, bevor die Rockefeller-Interessen die Welt mit ihren ölbasierten Düngemitteln überfluteten.

Um der wachsenden Zahl träger und mangelhafter Lebensmittel entgegenzuwirken, blieben die Diener des Medizinmonopols nicht untätig. Während sie einen Zermürbungskrieg gegen die Hauptbefürworter einer besseren Ernährung führten, verteidigten die Food and Drug Administration und die American Medical Association tapfer den Einsatz von chemischen Düngemitteln. In der Zeitschrift *der* WADA, *Today's Health, die im* September 1958 weit verbreitet und in jeder Schule und öffentlichen Bibliothek zu finden war, hieß es: "Umfangreiche Forschungen der Bundesregierung haben gezeigt, dass der Nährwert von Nutzpflanzen nicht durch den Boden der verwendeten Düngemittel beeinflusst wird . Alexis Carrel von der Rockefeller Foundation, der schrieb: "Chemische Düngemittel haben, indem sie die Fülle der Feldfrüchte erhöhen, ohne alle verbrauchten Elemente im Boden zu ersetzen, indirekt dazu beigetragen, den Nährwert von Getreide und Gemüse zu verändern. Hühner wurden durch die künstliche Ernährung und den Lebensstil gezwungen, sich in die Reihen der Massenproduzenten einzureihen. Hat sich die Qualität ihrer Eizellen nicht verändert? Die gleiche Frage kann man sich bei der Milch stellen, da die Kühe jetzt das ganze Jahr über im Stall stehen und mit Fertigfutter gefüttert werden. Hygieniker haben der Krankheitsentstehung nicht genug Aufmerksamkeit geschenkt. Ihre Studien über die Lebensbedingungen und die Ernährung sowie deren Auswirkungen auf den physiologischen und mentalen Zustand des modernen Menschen sind oberflächlich, unvollständig und von zu kurzer Dauer."

Wie wichtig der Boden ist, zeigt sich trotz der Behauptungen von Regierungsforschern daran, dass der Eisenanteil im Salat je nach Bodenbeschaffenheit von 1 mg Prozent bis 50 mg Prozent variieren kann. Der Nahe Osten ist seit langem als "Kropfgürtel" bekannt, da der Jodmangel im Boden weit verbreitet ist. Auf den britischen Inseln, die seit fast zweitausend Jahren stark kultiviert werden, ist der Mineralienmangel im Boden so groß, dass die Briten weltweit für ihre schlechten Zähne bekannt sind.

Das heutige System der Agrarchemie wurde von Dr. Justus von Liebig, einem deutschen Chemieprofessor, geschaffen, der vorschlug, dem Boden Mineralien zuzusetzen und Säuren hinzuzufügen, um sie für die Pflanzen besser verfügbar zu machen. In der chemischen Landwirtschaft werden lösliche Chemikalien eingesetzt, die entweder sauer oder basisch sind und im Endeffekt den Boden versauern lassen, während der Einsatz von chemischen Mineralien den Boden unbrauchbar macht. Es wurde behauptet, dass wir immer noch von den Vorteilen leben, die uns die letzte Eiszeit beschert hat, und dass die einzige Möglichkeit, den Boden zu remineralisieren, darin besteht, eine weitere Eiszeit zu erleben, wie es früher etwa alle 100.000 Jahre geschah.

Dr. W. M. Albrecht, Vorsitzender der Bodenabteilung der University of Missouri School of Agriculture, sagt: "Obwohl man lange Zeit glaubte, dass es sich um eine von außen zugefügte Krankheit handelt, setzt sich immer mehr die Erkenntnis durch, dass sie von innen kommen kann, aufgrund von Mangelerscheinungen und der Unfähigkeit, sich vollständig zu ernähren. Ein besseres Verständnis der Ernährung offenbart eine wachsende Zahl von Fällen von Mangelkrankheiten. Diese finden sich nicht nur in den Lebensmittel- und Supermärkten, wo das Familienbudget sie bereitstellen kann, sondern auch weiter weg und näher an ihrem Ursprung, nämlich der Bodendüngung, dem Ausgangspunkt aller landwirtschaftlichen Produktion. Diese zunehmenden Fälle von Mangelerscheinungen bestärken die Wahrheit des alten Sprichworts, dass "gut ernährt zu sein, gesund ist".

Viele der seltsamen neuen Krankheiten, die uns in den letzten Jahren zu plagen scheinen, haben einen ernährungsbedingten Ursprung. Dr. Josephson identifiziert Myasthenia gravis als eine endokrine Störung, die aus einem Manganmangel resultiert, der entweder durch eine fehlerhafte Assimilation von Mangan oder durch einen fehlerhaften Metabolismus verursacht werden kann. Der Bedarf an chemischen Düngemitteln ist möglicherweise auf einen langjährigen Fehler in der Anbaumethode, den Einsatz des Scharpfluges, zurückzuführen. Edward H. Faulkner, ein Professor an der Universität von Oklahoma, entdeckte, dass der Scharpflug die Bodenfruchtbarkeit zerstörte. Er wirkte diesem Effekt entgegen, indem er den Gründünger auf die Oberfläche schüttete und den Scharrenpflug entfernte, ein Gerät, das praktisch den gesamten Gründünger (verrottendes Pflanzenmaterial und Pflanzenreste, die sich auf der Bodenoberfläche befinden) etwa sechs bis acht Zoll unter der Oberfläche einklemmt, wo er eine Barriere für Wasser bildet, das aus dem Grundwasserspiegel aufsteigen soll. Die oberen sechs Zentimeter werden dann trocken, weil die Kapillarwirkung der Wasserbewegung blockiert ist. Pflanzen, die auf diesem durch den Pflug ausgelaugten Boden wachsen, ziehen Insekten an, während ihr Vitamin- und Mineraliengehalt reduziert wird. Pflanzen werden krank und sterben ab.

Wenn der Landwirt dieses Ergebnis sieht, entscheidet er, dass das Problem der Mangel an bestimmten Elementen im Boden ist, ohne zu erkennen, dass es der Pflug ist, der die Kapillarwirkung des Wassers im Boden behindert hat. Er wird dann zu einem Kunden, der bereit ist, große Mengen an chemischen Düngemitteln zu erhalten. Einer der Hauptproduzenten dieser Düngemittel war die American Agricultural and Chemical Company, die von Rockefeller kontrolliert wurde. Es überrascht nicht, dass einer ihrer Direktoren, John C. Traphagen, auch Direktor der Federal Reserve Bank of New York und des

Rockefeller Institute of Medicine war. Er war Präsident der Bank of New York und ein Direktor der Fifth Avenue Bank. Außerdem war er Direktor bei Wyandotte Chemicals, Hudson Insurance, Brokers and Shippers Insurance, Caledonian American Insurance, Foreign Bondholders Protective Association, Sun Insurance, Ltd. (eine der drei wichtigsten Rothschild-Gesellschaften), Atlantic Mutual Insurance, Eagle Fire Insurance, Norwich Union Fire Insurance, Ltd., International Nickel, Royal Insurance Company, Royal Liverpool Insurance und viele andere Londoner Versicherungsgesellschaften, von denen die meisten im Rothschild-Orbit lagen.

John Foster Dulles, von der Wall-Street-Anwaltskanzlei Sullivan and Cromwell, war auch Mitglied des Vorstands der American Agricultural and Chemical; er war Eisenhowers Außenminister, während sein Bruder Allen Leiter der Central Intelligence Agency war. Dulles diente auch als Direktor von International Nickel, der Bank of New York, der American Banknote Company (die das Papier bereitstellte, das von der Federal Reserve verwendet wurde, um ihr Fiat-Geld zu drucken, das durch Papieranleihen gedeckt war), und als Präsident der Carnegie Endowment for International Peace, deren Präsident Alger Hiss war, Direktor der New York Public Library, des Union Theological Seminary und des New York State Banking Board. Dulles hatte als Sekretär bei der Haager Friedenskonferenz 1907 gedient und war bei der Pariser Friedenskonferenz 1918 Sekretär seines Onkels, Robert Lansing, Wilsons Staatssekretär, gewesen. Dulles diente später in der Reparationskommission und im Obersten Wirtschaftsrat mit Bernard Baruch im Jahr 1919, nahm 1933 an der Berliner Schuldenkonferenz teil und war der US-Delegierte bei den Vereinten Nationen in San Francisco, als Algiers Hiss 1945 die UN-Charta entwarf. Sowohl Dulles als auch sein Bruder Allen hatten 1933 an einer historischen Konferenz mit Baron Kurt von Schroder und Adolf Hitler in Köln teilgenommen, bei der die Dulles-Brüder Hitler versicherten, dass Wall-Street-Banker ihm das Geld vorschießen würden, das er für den Start seines Nazi-Regimes in Deutschland benötigte.

Georg C. Clark von der Handelsbank Clark and Dodge, John R., war auch Mitglied des Verwaltungsrats der American Ag & Chem. Dillon, Präsident der Unexcelled Chemical Company, Lone Start Cement, und war auch ein Theatermagnat, Direktor der National Theatres, Twentieth Century Fox, Skouras Theatres, und auch ein Luftfahrtmagnat, als Direktor von Curtiss-Wright und Wright Aeronautical; Bankier Robert Stone, Partner von Hayden Stone, Direktor von Rockefeller's Mesabi Iron Ore und Island Greek Coal Company, Punta Alegre Sugar Company, U.S. Umschlag, die John P. Chase Company, die Philadelphia and Norfolk Steamship Company, die Amoskeag Company und die William Whitmore Company.

Ein weiteres Mitglied von Ag & Chem war Elliott V. Bell, der auch ein Direktor der American Cancer Society war. Von 1929 bis 1939 war er Finanzredakteur bei der *New York Times*, was ihn in die höchsten Finanzkreise brachte. Er wurde 1940 Wirtschaftsberater von Thomas Dewey, von 1947 bis 1949 Superintendent für das Bankwesen des Staates New York, Direktor von McGraw Hill, Herausgeber des Wirtschaftsmagazins *Business-week*, Direktor von Rockefellers Chase Manhattan Bank, New York Life, New York Telephone Company, Tricontinental Corporation, Revere Copper and Brass und anderen Unternehmen. Er wurde auch in das Social Security Financing Committee des HEW berufen und ist Direktor der John S. Guggenheim Foundation und der Roger Straus Foundation. Seine Tochter, Mrs. Thomas Hoving, ist eine prominente Gesellschaftsdame in New York City, eine von den "schönen Menschen", wie man sagt.

Der Einsatz von chemischen Düngemitteln hat zu einem stetigen Rückgang des Proteingehalts von Gemüse geführt, in der Größenordnung von 10% pro Jahr.

Der gefährlichste Effekt und die wahrscheinliche Ursache vieler ernährungsbedingter Krankheiten war jedoch die Tatsache, dass chemische Düngemittel die Menge an Kalium im Boden reduzierten, während sie die Menge an Natrium erhöhten. Kalium und Natrium sind die Führer der beiden elektrisch entgegengesetzten Gruppen. Inaktives Kalium im System begünstigt Krankheiten, insbesondere Krebs. Der Anstieg von

Natrium könnte den dramatischen Anstieg des Auftretens von Bluthochdruck in den Vereinigten Staaten erklären, da unsere Bevölkerung immer größere Mengen an Natrium aus Nahrungsmitteln aufnimmt, die auf chemisch gedüngten Böden angebaut werden, während sie gleichzeitig unter den Auswirkungen des stetig sinkenden Kaliumspiegels im menschlichen System leidet. Kalium ist vor allem für die Regulierung des Herzrhythmus notwendig; sein Fehlen im Körper macht das System anfällig für plötzliche Herzinfarkte.

Ernährungswissenschaftler glauben nun, dass der Einsatz von chemischen Düngemitteln im Boden für siebzig Prozent der Anämie der US-Bürger verantwortlich ist, weil diese Düngemittel das Eisen im Boden nicht ersetzen, sondern es sogar eliminieren.

Der Einsatz von chemischen Düngemitteln hat auch die Beherrschung der globalen Getreideversorgung durch große Unternehmen, die eng mit den Interessen der Rockefellers verbunden sind, beschleunigt. Im Jahr 1919 war der größte Getreideproduzent der Welt die Montana Farming Corporation. Zu dieser Zeit wurde Weizen zu einem garantierten Preis von $2,20 pro Scheffel verkauft und der Mähdrescher machte riesige Gewinne. Der Vorstand von Montana wurde von J. P. Morgan geleitet, dessen weitreichende Interessen in den Bereichen Bankwesen, Stahl und Eisenbahn seinem Wunsch, Farmer zu werden, nicht gerade entgegenkamen; Morgan saß im Beirat der Federal Reserve und vertrat die New Yorker Zentralbankzone. Seine Mitarbeiter im Vorstand von Montana Farming waren Rockefellers Bankier James Stillman von der National City Bank - zwei seiner Töchter heirateten zwei von William Rockefellers Söhnen; Francis Hinckley Sisson, Vizepräsident von Morgans kontrollierter Bank, Guaranty Trust - jetzt Morgan Guaranty Trust; Charles D. Norton, den Morgan als persönlichen Sekretär von Präsident Taft während dessen Präsidentschaft einsetzte. Norton war Präsident von Morgans First National Bank (die später mit Rockefellers National City Bank fusionierte, um den heutigen Bankenriesen Citibank zu bilden). Norton war einer der ersten Verschwörer auf Jekyl Island gewesen, die heimlich den Federal Reserve Act entworfen hatten. Er war ein Direktor von

Montgomery Ward, Equitable Life, ATT, Tidewater Oil und der Delaware and Lackawanna Railroad. Er hat auch als Direktor einer Reihe von Morgans bevorzugten Wohltätigkeitsorganisationen gedient, dem Amerikanischen Roten Kreuz, der Russell Sage Foundation und dem Metropolitan Museum. Charles H. Sabin, Direktor des Guaranty Trust, der Merchants and Metals National Bank, Vorsitzender der Asia Banking Corporation, der American Foreign Securities Corporation, der Mackay Companies, des Postal Telegraph und vieler anderer Unternehmen, war auch Mitglied des Vorstands von Montana Farming.

Heute ist der weltweite Getreidehandel fest in der Hand von fünf Unternehmen: Cargill, Continental Grain, Louis Dreyfus, Bunge und Andre. Diese Unternehmen sind reich und mächtig geworden, indem sie der vom Rockefeller Trust entwickelten Welle von Supergetreide gefolgt sind. Sie halten engen Kontakt zu diesen und den Rockefeller-Bankinteressen und stützen sich dabei vor allem auf das internationale Netzwerk der Chase Manhattan. Diese Unternehmen haben auch von der Entwicklung von Hybridsaatgut, insbesondere Mais, durch den Rockefeller Trust profitiert. Aus kommerzieller Sicht besteht die Attraktivität von Hybriden darin, dass sie sich nicht vermehren können. Das hat zur Folge, dass der Landwirt jedes Jahr das Geld für den Kauf einer neuen Menge Hybridsaatgut vorstrecken muss. Hybrides Saatgut hat eine weitere große Anziehungskraft für Monopolisten; es gibt der Muttergesellschaft, die das Patent hält, ein Monopol auf diese bestimmte Sorte von Saatgut. Wir haben also den doppelten Faktor der Wirtschaftlichkeit und des Monopols, um den Banken und dem Chemiekomplex einen Würgegriff über den amerikanischen Landwirt zu geben. Hybridsaatgut bringt im Durchschnitt zwanzig bis dreißig Prozent mehr Ertrag pro Acker, was ein wichtiges Verkaufsargument für den Landwirt ist. In ähnlicher Weise hat es der "Wunderweizen", der am International Maize and Wheat Improvement Center in El Butan, Mexiko, entstanden ist, ermöglicht, eine Weizensorte zu entwickeln, die sintflutartigen Regenfällen und tropischen Stürmen standhalten kann. Er wurde durch Kreuzung von mexikanischem Weizen mit Stämmen des japanischen Zwergweizens erzeugt, die kurze, harte Stängel haben. Norin-10, von der Insel Honshu, konnte japanischen Taifunen kaum standhalten. Er wurde der Mann, der die "grüne Revolution" Wirklichkeit werden ließ. Nach 1960 startete der mexikanische Sender eine lange Serie von Weizen: Nanair 60, für das Jahr 1960, Pitic 62, Penjamo 62, Sonora 64, Lerma Rojo 64, India 66, Siete Cerros 66, Super X 67, Yecoar 70 und Cajeme 71. Obwohl sie intensive Düngung und Bewässerung benötigten, konnten sie alle in tropischen Ländern gedeihen. Die "Big Five" verfügen über eine enorme politische und finanzielle Macht, weil sie über einen enormen Geldfluss verfügen und weil viele Regierungen zur Aufrechterhaltung der politischen Stabilität auf ihre Nahrungsmittelversorgung angewiesen sind. Dies zeigte sich in dem, was Historiker heute als den großen sowjetischen Getreidestaub von 1972 bezeichnen.

Arrangiert von Henry Kissinger, Rockefellers langjährigem Lakaien bei der Chase Manhattan Bank, rettete der Deal die strauchelnde sowjetische Regierung und kostete die amerikanischen Steuerzahler Milliarden. Im Juli 1972 kaufte die Sowjetunion Weizen aus den Vereinigten Staaten, um die katastrophale Inkompetenz des sowjetischen kommunalen Landwirtschaftssystems auszugleichen. 1963 begann Russland eine Politik des Weizenkaufs aus dem Ausland, indem es 6,8 Millionen Tonnen aus Kanada für 500 Millionen Dollar kaufte. Um die Käufe in den Vereinigten Staaten im Jahr 1972 zu bezahlen, wurde der Sowjetunion erlaubt, die Zahlung auf folgende Weise zu decken: Die ungarische Zentralbank, die im Namen der Sowjetunion handelte, erteilte einen Leerverkaufsauftrag über 20 Milliarden Dollar. Finanzminister John Connally wertete daraufhin den Dollar um zehn Prozent ab. Die Sowjetunion verdiente mit ihrem Leerverkauf des Dollars 4 Milliarden Dollar und bezahlte das Getreide.

Michel Sidona, der mit den Rothschilds und der Familie Hambro in internationale Finanzmanipulationen verwickelt war, beschrieb den Vorgang aus seiner Gefängniszelle, wo er später tot aufgefunden wurde. In ihrer unergründlichen Naivität versorgten die Vereinigten Staaten die Sowjetunion mit 4 Milliarden Dollar, Geld, das seitdem zweifellos in die Zerstörung ihrer Wohltäter investiert wurde; ich begann zu verstehen, wie

Amerika seinen eigenen Ruin in Kauf nahm. Ich sage Ihnen, keine Macht in der Geschichte hat ihre Feinde so blind bewaffnet und gerettet wie sie. "

Das sowjetische Getreideabkommen führte zu einer zwanzigprozentigen Verteuerung aller Lebensmittel in den Vereinigten Staaten. Aufgrund der Beschränkungen des Kongresses für den Transport von Getreide durch ausländische Schiffe, eine Maßnahme, die beschlossen wurde, um unserer schrumpfenden Schifffahrtsflotte zu helfen, kosteten die sowjetischen Getreidekäufe im Jahr 1972 den US-Steuerzahler zusätzliche fünfundfünfzig Millionen Dollar an Subventionen für Massengutfrachter. U.S.-Frachter verschifften Getreide für $16 pro Tonne, während ausländische Schiffe es für $9 pro Tonne verschifft hätten.

Bis heute kennen nur wenige internationale Getreidehändler und sowjetische Beamte den Preis für die vierzig Millionen Tonnen Getreide, die die Sowjets zwischen 1971 und 1977 von den Vereinigten Staaten gekauft haben. Beamte des US-Landwirtschaftsministeriums sagen, dass sie keine Aufzeichnungen über den gezahlten Preis haben, oder sogar, ob er überhaupt gezahlt wurde. Nur Henry Kissinger weiß es, und er sagt es nicht.

Die "Big Five"-Getreidehändler sind auch stark in Währungsmanipulationen involviert und handeln täglich große Summen in Devisenterminkontrakten, da ihre Transaktionen mit Getreide große Schwankungen in der Bewertung der Weltwährungen verursachen. Mit ihrem Wissen über den Markt machen sie riesige Gewinne, egal ob der Wert der Währung steigt oder fällt. Cargill besitzt heute 25% des weltweiten Getreidehandels; Bunge aus Argentinien besitzt 20%; Continental Grain begann seine Tätigkeit während der Napoleonischen Kriege und belieferte beide Seiten mit Getreide; es besitzt 25% des weltweiten Getreidehandels - der derzeitige Chef des Unternehmens, Michel Fribourg, besitzt zusammen mit seinem Sohn René 90% der Anteile; Michel Fribourg war ein französischer Staatsbürger, der sich den U.S.S. Army Intelligence während des Zweiten Weltkriegs; er wurde später US-Bürger; André, eine Schweizer Familie, die einer strengen

Sekte von Schweizer Calvinisten angehört, die Mitglieder der Plymouth Brethren sind, einer weltweiten und sehr militanten Organisation; und Dreyfus, die zwanzig Prozent des weltweiten Getreidehandels hält. Dreyfus wird nun von Nathaniel Samuels geleitet, der im Team von Präsident Nixon als Unterstaatssekretär für wirtschaftliche Angelegenheiten diente. Der Präsident von Bunge, Walter Klein, dessen Büro sich im One Chase Manhattan Plaza in New York City befindet, ist ein Policy Officer des U.S.-U.S.S. Economic and Trade Council.

# KAPITEL 8

## KONTAMINATION DER NAHRUNGSKETTE

D ie National Academy of Sciences schätzte kürzlich, dass 15% der Amerikaner derzeit auf eine oder mehrere Chemikalien allergisch reagieren. Die Studie wies darauf hin, dass wir in unseren Häusern mehr giftigen Chemikalien ausgesetzt sind, als wenn wir nach draußen gehen. Zu den Chemikalien, die in jedem Haushalt zu finden sind, gehören Benzol, das Leukämie verursacht; Mottenspray und Mottenkugeln, die Paradichlobenzol enthalten, dessen Verwendung ein unsichtbares, aber schädliches Gas in etwa dreißig Millionen amerikanischen Haushalten bildet; Lindan, ein gängiges Pestizid ; Chlordan, das zur Bekämpfung von Termiten eingesetzt wird (Chlordan war in letzter Zeit in den Nachrichten, weil einige Familien ernsthaft erkrankten, nachdem ihre Häuser von professionellen Termitenbekämpfern behandelt worden waren; ein Ehepaar musste umziehen und sein Haus komplett aufgeben, nachdem Inspektoren ihnen mitteilten, dass es keine Möglichkeit gab, es ausreichend von Chlordanrückständen zu reinigen, um es wieder bewohnbar zu machen). Chloroform-Verbindungen sind in Haushalten viel weiter verbreitet, als gemeinhin angenommen wird. Die EPA fand heraus, dass die Chloroform-Werte innerhalb von Häusern fünfmal höher waren als außerhalb. Menschen, die bei geschlossenem Duschvorhang ein heißes Bad nehmen, sind sich nicht bewusst, dass sie durch den Dampf erhebliche Mengen an Chloroform einatmen. Durch die Erwärmung des Wassers wird das Chlor aus dem hochchlorierten Wasser freigesetzt, das dann als Gas austritt, während das heiße Wasser aus der Düse kommt. Tägliches

Duschen garantiert einen hohen Chloroformspiegel. Formaldehyd ist auch in vielen Haushalten in Form von mehreren häufig verwendeten Verbindungen vorhanden.

Die tägliche Einnahme von winzigen Portionen einer oder aller dieser Haushaltschemikalien trägt zur Entstehung von Krebs bei, da sie giftig genug sind, um durch täglichen Kontakt krebserregend zu werden. Dr. A. Samuel Epstein, ein führender Krebsspezialist an der Universität von Illinois, sagt jedoch, dass "die Nahrung der Hauptweg der menschlichen Exposition gegenüber synthetischen Chemikalien ist. "Jim Sibbinson hat geschätzt, dass der durchschnittliche Amerikaner jedes Jahr etwa 5 kg Chemikalien in der Nahrung zu sich nimmt - Chemikalien, die so giftig sind, dass der Bruchteil einer Unze schwere Krankheiten oder den Tod verursachen kann. Diese Chemikalien werden in Form von Zusatzstoffen, Konservierungsmitteln, Farbstoffen, Bleichmitteln, Emulgatoren, Antioxidantien, Aromastoffen, Puffern, schädlichen Sprays, Säuerungsmitteln, Alkalisierungsmitteln und Deodorants in unsere Nahrungskette eingeführt, von Feuchthaltemitteln, Antiback- und Entschäumungsmitteln, Konditionierungsmitteln, Schnecken, Hydrolysatoren, Hydriermitteln, Trocknungsmitteln, Gasen, Verdünnungsmitteln, Süßungsmitteln, Reifungsmitteln und anderen Mitteln.

Die meisten Amerikaner sind sich nicht bewusst, dass von den mehr als 5.000 chemischen Zusätzen in den Lebensmitteln, die sie täglich zu sich nehmen, etwa ein Drittel als harmlos bekannt ist, ein weiteres Drittel von der Food and Drug Administration als "fett" bezeichnet wird, ein Akronym für "allgemein als sicher anerkannt", und das andere Drittel, fast 2.000 Chemikalien, in großen Mengen verwendet werden, obwohl sie nie ausreichend auf mögliche schädliche Folgen getestet wurden. Ein Versuch, die Verwendung dieser Chemikalien zu kontrollieren, wurde 1958 vom Repräsentanten James J. Delaney aus New York unternommen. Er führte die Delaney-Klausel ein, die als Gesetz in Kraft gesetzt wurde. Sie besagt, dass ein Lebensmittelzusatzstoff, der bei Aufnahme durch Menschen oder Tiere als krebserregend gilt, als unsicher anzusehen ist und nicht verwendet werden darf.

Der Delaney-Ausschuss, der von 1950 bis 1952 Anhörungen durchführte, identifizierte 704 chemische Zusatzstoffe, von denen nur 428 als sicher bekannt waren. Die verbleibenden 276, die ohne jeglichen Sicherheitsnachweis weiter verwendet wurden, bedeuteten, dass die Lebensmittelverarbeiter mit dem amerikanischen Verbraucher russisches Roulette spielten. Trotzdem dauerte es weitere sechs Jahre, bis das Delaney Amendment in Kraft trat, das die Prüfung dieser Zusatzstoffe vorschreibt. In den folgenden Jahren wurden einige dieser Chemikalien zugunsten anderer Substanzen aufgegeben, während andere weiterhin verwendet wurden, ohne dass ein positiver Test darauf hinwies, ob sie sicher waren oder nicht. Mehr als fünfzig Jahre lang wurden Lebensmittelfarben aus giftigen Substanzen wie Blei, Chrom und Arsen hergestellt. In jedem Fall forderte der Hauptpunkt des Delaney-Änderungsantrags, dass Lebensmittelzusatzstoffe getestet werden sollten, um festzustellen, ob sie bei Menschen oder Tieren Krebs verursachen. Das Problem ist, dass die meisten Zusatzstoffe nur auf ihre Toxizität getestet werden, nicht auf ihre Neigung, Krebs zu verursachen.

Cumarin, ein Hauptbestandteil des Vanilleimitat-Aromas, wurde fünfundsiebzig Jahre lang ununterbrochen verwendet, bevor man entdeckte, dass es bei Labortieren schwere Leberschäden verursachte. Ein künstlicher Süßstoff, Dulcin, wurde fünfzig Jahre lang als Zuckerersatz verwendet, bevor entdeckt wurde, dass er bei Labortieren Krebs verursacht. Es wurde festgestellt, dass Butterdotter Leberkrebs verursacht, d.h. AB- und OB-Dotter. Es wurde festgestellt, dass Mineralöl, das berühmte Krebsmittel von Rockefeller aus der Mitte des 19. Jahrhunderts, das heute in vielen Salatdressings verwendet wird, den Körper an der Aufnahme von Vitaminen und anderen Nährstoffen hindert.

Durch das Lebensmittel- und Pharmakosmetikgesetz von 1938 wurden neunzehn Farbstoffe für die Verwendung in Lebensmitteln zugelassen. Seitdem wurden drei aus der Zertifizierung zurückgezogen, so dass sechzehn für die Verwendung in Lebensmitteln übrig blieben. Das Etikett "zertifiziert" bedeutet lediglich, dass es rein ist - es bietet keinen

Hinweis auf seine möglichen Auswirkungen auf das menschliche System. Dr. Arthur A. Nelson sagte, dass FDA-Tests im Jahr 1957 zeigten, dass zehn der dreizehn zertifizierten Farbstoffe, die damals in Gebrauch waren, Krebs erzeugten, wenn sie Ratten unter die Haut injiziert wurden. Der Wissenschaftsautor Earl Ubell schätzte, dass Menschen über den Mund doppelt so viel von diesen Farbstoffen aufnehmen wie Ratten, denen sie unter die Haut gespritzt werden. Die öllöslichen Farbstoffe waren so giftig, dass die Ratten starben, bevor der Wissenschaftler feststellen konnte, ob sich Krebs entwickelt hatte. Hier sind neun der Farbstoffe, die in den Vereinigten Staaten häufig in Lebensmitteln verwendet werden:

➢ **Nr. 1 Orange** - wird *in Fischpasten, Softdrinks, Gelees, Puddings und vielen anderen Lebensmitteln* verwendet (inzwischen dezertifiziert).

➢ **Orange #2** - *Käse, Margarine, Süßigkeiten, orangefarbene Früchte außen* (jetzt herabgestuft).

➢ **Nr. 1 Gelb** - *Süßwaren, Spaghetti und andere Teigwaren, Backwaren, Getränke.*

➢ **Gelb #3 (Gelb AB)** - *Speisefette, Margarine, Butter, Süßigkeiten.*

➢ **Gelb #4 (OB gelb**) - *Margarine, Butter, Süßigkeiten.*

➢ **N°1 grün** - *Cerealien, Bonbons, Backwaren, Softdrinks, Gelees, gefrorene Desserts.*

➢ **N°2 grün** - *Gefrorene Desserts, Bonbons, Kuchen, Gelees, Kekse, Herzhaftes.*

➢ **N°3 grün** - *Bäckereiprodukte, Süßigkeiten, Gelees, Desserts.*

➢ **Blue n°1** - *Gefrorene Desserts, Gelees, Puddings, Eiscreme, Bonbons, Torten.*

AB-Gelb und OB-Gelb, von denen bekannt ist, dass sie krebserregend sind, wurden häufig zum Färben von Margarine und Butter verwendet. Sie werden aus einer gefährlichen Chemikalie namens Beta-Napthylamin hergestellt. Es ist bemerkenswert, weil es eine geringe Toxizität hat, d.h. es ist nicht giftig in seiner Wirkung, aber es ist eine der krebserregendsten Substanzen, die bekannt sind. O-Tylazo-2-Naphthol, die Nr. 2-Orange, die in den Vereinigten Staaten weit verbreitet war, wobei die Lebensmittelindustrie jedes Jahr Tausende von Pfund der Nr. 2-Orange verwendete, wurde schließlich 1956 eingestellt, als festgestellt wurde, dass sie bei Labortieren Darmpolypen und Krebs verursacht.

Weißbrot, von dem schon lange bekannt ist, dass es bei Hunden Schlaganfälle verursacht, weil bei der Verarbeitung des schönen Weißmehls wichtige Nährstoffe verloren gehen, wurde in den letzten Jahren mit einer Vielzahl von Vitaminen und Nährstoffen angereichert. Eine Dosis synthetischer Vitamine, eine weitere Dosis Emulgator, um es feucht zu halten, und die Zugabe weiterer Zutaten lassen jedoch vermuten, dass es wohl eher im Reagenzglas als in einer Bäckerei hergestellt wurde.

Emanuel Kaplan und Ferdinand A. Dorff, Forscher am Baltimore Department of Health, präsentierte einen Bericht mit dem Titel "Exotic Chemicals in Food", der bei einem Treffen von FDA-Beamten vorgestellt wurde. Wir zitieren:

"Werfen wir einen kurzen Blick auf die chemische Behandlung der verschiedenen Zutaten, die beim Backen verwendet werden. Das Mehl wird aus Saatgut gewonnen, das wahrscheinlich zum Schutz gegen Pflanzenkrankheiten mit organischen Quecksilbern oder ähnlichen Mitteln behandelt wurde, und das Saatgut wird auf mit Düngemitteln beeinflussten Böden ausgesät. Selen (ein extrem giftiger Mineralstoff) kann aus dem Boden extrahiert werden. Beim Mahlen wird das Mehl mit Verbesserungsmitteln, Oxidationsmitteln wie Persulfat, Bromat, Jodat und Stickstofftrichlorid behandelt, die die Proteaseaktivität und die Gluteneigenschaften beeinflussen.

Bleichmittel wie Stickoxide, Chlor und Benzoylperoxid wandeln das gelbe Carotinoid-Pigment in farblose Verbindungen um, weil die Verbraucher angeblich Weißbrot wünschen.

Vitamine und Mineralstoffe werden im Rahmen der vorgeschriebenen "Anreicherung" zugesetzt.

Zur Stabilisierung der Gashalteeigenschaften des Mehlklebers können Mineralsalze zugesetzt werden. Zur Begasung von Mehl, das während der Lagerung anfällt, können Cyanid oder chlorierte organische Verbindungen verwendet werden.

Das verwendete Wasser kann mit Alaun, Soda, Kupfersulfat und Chlor chemisch gereinigt werden. Ammoniumsalze und andere Chemikalien werden als Nährstoffe für Hefe verwendet. Chemische Hefen können Natriumbicarbonat, Alaun, Tartrate, Phosphate, Stärke und Weinstein enthalten. Fluor ist eine mögliche natürliche Verunreinigung von Phosphat. Wenn Oleomargarine verwendet wird, können Farbstoffe, Vitamin A, Neutralisatoren, Trennschichtmodifikatoren und Konservierungsmittel zugesetzt sein; oder die Margarine kann in einer mit Konservierungsmitteln behandelten Verpackung verpackt sein. Mineralöl wird häufig als Schmiermittel für Brotteig oder Bratpfannen verwendet. Milch oder Molkereiprodukte können Neutralisatoren und Antioxidantien enthalten. Es kann eine künstliche Kohlenteerfarbe verwendet werden. Als Füllstoffe können Stabilisatoren und Verdickungsmittel wie behandelte Gummis und Stärken verwendet werden. Die verwendeten synthetischen Aromen enthalten Glycerin, Alkohol oder Ersatzchemikalien als Lösungsmittel für verschiedene Alkohole, Ester, Säuren und Ketone und können Saccharin enthalten *(Anmerkung der Redaktion: Dieses würde heute wahrscheinlich durch Aspartam ersetzt, einen weit verbreiteten künstlichen Süßstoff, von dem angenommen wird, dass er Schlaganfälle verursacht).* Gewürze können natürliche Gewürze sein, die Begasungsmitteln ausgesetzt werden, oder lösungsmittelextrahierte Gewürzessenzen. Es können Schimmelschutzmittel wie Calciumpropionat verwendet werden, und das Endprodukt kann in den Verkaufsregalen mit insektiziden Pulvern wie Natriumfluorid kontaminiert sein. "

Seit der Veröffentlichung dieses Berichts in den 1950er Jahren sind viele neue Chemikalien auf den Markt gekommen, deren Eigenschaften mehr oder weniger gefährlich sein können als die von Kaplan und Dorff aufgelisteten. Die zunehmende Verwendung von hydrierten Ölen und ihre Verbindung zu Herzkrankheiten ist ein weiteres Problemfeld. Mehr als eine Milliarde Pfund an hydrierten Ölen werden jetzt jedes Jahr verwendet.

Es wird geschätzt, dass fast die Hälfte der US-Bevölkerung, mehr als 100 Millionen Bürger, heute an irgendeiner Form von chronischer Krankheit leiden, davon 25 Millionen an allergischen Erkrankungen. Es gibt immer mehr Hinweise darauf, dass diese Allergien durch die Exposition gegenüber oder die Einnahme einer chemischen Substanz verursacht werden. 20 Millionen Amerikaner leiden an Nervenleiden, 10 Millionen haben Magengeschwüre, 700.000 leiden an Krebs und noch weniger an Krankheiten wie Lupus und Muskeldystrophie.

In den Jahren 1917-18 wurden von den Bewerbern für den Ersten Weltkrieg 21,3% abgelehnt und 9,9% wegen verschiedener Behinderungen in einen "eingeschränkten Dienst" versetzt. Während der Zeit des Koreakrieges nach dem Zweiten Weltkrieg, von 1947 bis 1955, wurden 52% der Bewerber wegen körperlicher und geistiger Defekte abgelehnt, ein Anstieg von 21% seit dem Ersten Weltkrieg, trotz der großen "Fortschritte", die die Vereinigten Staaten angeblich bei der Ernährung, der medizinischen Versorgung, der Verpflegung von Schulkindern und anderen Fortschritten gemacht haben sollen. Diese Zahlen berücksichtigen auch nicht die Tatsache, dass die Standards für Kandidaten des Ersten Weltkriegs viel höher waren als die des Zweiten Weltkriegs. Im Jahr 1955 wurden 25% aller New Yorker Rekruten im Alter zwischen 21 und 26 Jahren aus Herzgründen abgelehnt. Von den etwa 200 Amerikanern, die in Korea getötet und autopsiert wurden, hatten 80% eine fortgeschrittene Herzerkrankung. Dr. Jolliffe berichtete dem Kongress 1955, dass "während die koronare Herzkrankheit vor 1920 selten war, wurde sie zur führenden Todesursache in der Altersgruppe der 45- bis 64-Jährigen und nach dem Alter von 65 Jahren. Dr. Jolliffe sagt nicht, inwieweit dies auf die zunehmende

Verwendung von gechlortem Wasser nach dem Ersten Weltkrieg zurückzuführen ist. Obwohl Experten wissen, dass die Einnahme von Chlor ein wesentlicher Faktor bei der Bildung von arteriosklerotischen Plaques an den Arterienwänden ist, wurden keine Studien in Auftrag gegeben, um die Verwendung von Chlor als Faktor für die Zunahme von Todesfällen durch Herzversagen zu bestimmen. Dr. Mendelsohn stellte fest, dass die Wasserfluoridierung eines der vier heiligen Wasser der Kirche der modernen Medizin ist. Wissenschaftler wagen es nicht, etwas zu verändern, was im Wesentlichen ein religiöser und emotionaler Glaube ist.

Dr. Mendelsohn weist auch auf die möglichen Widersprüche in den häufigen Ermahnungen der American Medical Association hin, sich täglich mit den "Big Four" für eine adäquate Ernährung zu versorgen, d.h. mit Gemüse und Obst, Getreide, Fleisch und Milchprodukten. Dr. Mendelsohn weist darauf hin, dass viele Gruppen Kuhmilch aufgrund von Enzymmängeln nicht vertragen. Einige Studien zeigen, dass 75% der Weltbevölkerung laktoseintolerant sind und Kuhmilch nicht verdauen können.

Eine der Epidemien der Nachkriegszeit war die weltweite Reaktion auf den massiven Einsatz von DDT, obwohl DDT während des Krieges zum vermeintlichen Wächter gegen Seuchen geworden war. Seine Verwendung wurde als das Wunder-Pestizid angekündigt, das den Ausbruch verschiedener Krankheiten in den kriegsgebeutelten Nationen der Welt verhindern würde. Allerdings wurde schließlich entdeckt, dass DDT ein kumulatives Gift im menschlichen System ist, genau wie Natriumfluorid. Es reicherten sich nicht nur erhebliche Konzentrationen von DDT im menschlichen Fettgewebe an, sondern der Mensch nahm auch mit jeder Nahrung, die er zu sich nahm, zusätzliche Mengen auf. Der Nobelpreisträger Otto Warburg wies auf die Gefahren von DDT hin, als er warnte, dass jedes Gift, das in die Zellatmung eingreift, irreparable Schäden verursacht und degenerative Krankheiten wie Krebs hervorruft. Trotz dieser Warnungen vervierfachte sich die jährliche Produktion von DDT zwischen 1947 und 1956 auf über fünfhundert Millionen Pfund. Der Public Health Service analysierte Lebensmittel in einem Bundesgefängnis auf DDT und fand Kompott mit 69 ppm DDT, Brot mit 100 ppm DDT, und das bei der Lebensmittelzubereitung verwendete Schmalz enthielt schätzungsweise 2500 ppm DDT. Tests zeigten auch, dass es viele Jahre dauerte, um die im Körperfett gespeicherte Menge an DDT zu reduzieren. DDT ist im Boden sogar noch persistenter; sieben Jahre nachdem DDT auf Testparzellen aufgebracht wurde, blieben 80% übrig. Obstplantagen und Farmen, die DDT als jährliches Spritzmittel verwendeten, reicherten große Mengen im Boden an. DDT ist inzwischen verboten, aber Rückstände bleiben. Selbst nach dem Verbot machte Monsanto weiterhin riesige Gewinne aus dem Verkauf von DDT, indem es es in andere Länder exportierte. Ein weiteres häufig verwendetes Pestizid, Chlordan, erwies sich als viermal giftiger als DDT. Ein weiterer Stoff, der später verboten wurde, war Aramit, ein bekanntes Karzinogen, das als Pestizid verwendet wurde.

Das 1951 vom Chemiekonzern U.S. Rubber produzierte Aramit steht in der Kritik. Trotz der weit verbreiteten Veröffentlichung von FDA-Tests, die seine Gefährlichkeit bewiesen, blieb es bis zum Frühjahr 1958 in Gebrauch, als es schließlich vom Markt genommen wurde.

Einige arsenhaltige Stoffe sind in Form von Pestizidrückständen und Futtermittelzusätzen für Geflügel und Vieh noch in Lebensmitteln vorhanden. Silizid, ein Pestizid auf Selenbasis, kann bei Menschen, die mit dieser Chemikalie behandelte Lebensmittel zu sich nehmen, eine Leberzirrhose hervorrufen. Nachdem zweihundert Kinder nach dem Verzehr von gefärbtem Popcorn auf einer Weihnachtsfeier erkrankten, gab die FDA die Dezertifizierung der drei betroffenen Farbstoffe Red No. 32, Orange 1 und Orange 2 bekannt. In einem Regierungsbericht heißt es, dass :

> Wenn FD&C Red No. 32 an Ratten in einer Menge von 2,0% der Nahrung verabreicht wurde, starben alle Ratten innerhalb einer Woche. Bei einem Wert von 1,0% trat der Tod innerhalb von 12 Tagen ein. Bei 0,5% starben die meisten Ratten innerhalb von 26 Tagen. Bei 0,25% starb etwa die Hälfte der Ratten innerhalb von 3 Monaten. Alle

Ratten waren deutlich verkümmert und anämisch. Die Nekropsie ergab mäßige bis deutliche Leberschäden. Ähnliche, aber weniger schwerwiegende Ergebnisse wurden bei Ratten erzielt, die mit einem Futter gefüttert wurden, das 0,1% FD&C Red No. 32 enthielt. Hunde, die täglich 100 Milligramm pro Kilogramm Körpergewicht zu sich nahmen, zeigten einen moderaten Gewichtsverlust ... Eine Einzeldosis verursachte bei der Mehrheit der getesteten Hunde Durchfall. "

Tests von Orange Nr. 1 ergaben ähnliche Ergebnisse wie die von FD&C Red Nr. 32. Mehr als die Hälfte von Floridas Orangenernte ist durch diese Farbstoffe gegangen, um ihnen eine schöne orange Farbe zu geben, statt des blassen Grüns, das ihre normale Farbe zur Erntezeit war. Dosen- und Tiefkühl-Orangensaft enthielt oft höhere Mengen dieser Farbstoffe, weil die Abpacker "Verpackungsanlagen-Ausschüsse" kauften, die als ungeeignet für die Vermarktung in Lebensmittelgeschäften angesehen wurden.

Obwohl die Weihnachtsfeier, bei der auf die Gefahren dieser Farbstoffe hingewiesen wurde, im Dezember 1955 stattfand, wurden die Hersteller darüber informiert, dass sie legal Bestände dieser Farben verwenden können. Das Verbot trat am 15. Februar 1956 in Kraft, war aber schon seit dem 19. Dezember 1953, also zwei Jahre vor dem fast tödlichen Feiertag, in Arbeit gewesen.

Einer der häufigsten Lebensmittelprozesse ist heute der Prozess der Hydrierung, der alle Nährwerte zerstört. Dieses Verfahren besteht aus der Sättigung von Fettsäuren mit Wasserstoff unter Druck, bei Temperaturen von bis zu 410 F., unter Verwendung eines metallischen Katalysators, entweder Nickel, Platin oder Kupfer, für einen Zeitraum von bis zu acht Stunden; nach dieser Behandlung wird es eine inerte oder tote Substanz. Die in der zum Kochen verwendeten Margarine enthaltenen hydrierten Öle zersetzen sich beim Erhitzen in gefährliche Giftstoffe, obwohl Butter lange Zeit erhitzt werden kann, ohne Giftstoffe zu bilden.

Trotz der bekannten Gefahren chemischer Lebensmittelzusatzstoffe und anderer Ernährungsprobleme haben sich die großen Gesundheitsorganisationen jahrelang gegen jede Verbindung zwischen Nahrung, Ernährung und Gesundheit gewehrt. Dieses Programm wurde ihnen vor vielen Jahren von dem berühmten Quacksalber Morris Fishbein und der American Medical Association vorgestellt. Sie befolgten diese Vorschriften, die vom ursprünglichen Propheten stammten, in den folgenden Jahrzehnten gewissenhaft. WADA-Vertreter sagten vor einem Senatsausschuss aus, dass es keine Beweise dafür gibt, dass die Ernährung mit Krankheiten zusammenhängt, und fügten hinzu, dass eine Änderung der amerikanischen Essgewohnheiten zu einer "wirtschaftlichen Verwerfung" führen könnte. Die Arthritis Foundation sichert sich ihren Platz an der Sonne, indem sie regelmäßig ihre Behauptungen wiederholt, dass Arthritis unheilbar ist, obwohl dies die Stiftung nie davon abgehalten hat, jährliche Spendenkampagnen durchzuführen, um eine "Heilung" zu finden. Die Stiftung prangert jegliche Nahrungsergänzungsmittel oder Entgiftungsprogramme zur Reinigung des Systems an und überlässt diese Aufgabe den individualistischen Heilpraktikern in Kalifornien. Die Stiftung wendet sich auch gegen die Durchführung von Rotationsdiäten, die Nahrungsmittelallergien bei Arthritis-Patienten aufdecken könnten. Im Jahr 1985 sammelte die Arthritis Foundation 36,2 Millionen Dollar ein. Sie ist eine der kleinen Gruppe von "Krankheitsmonopol"-Gruppen, die ihren Anspruch auf eine bestimmte Krankheit begründet haben, was für das medizinische Monopol sehr attraktiv ist, um ihre Positionen zu unterstützen. Ihre Schwesterstiftungen, National Multiple Sclerosis, United Cerebral Palsy und die Lupus Foundation, schützen ebenfalls ihre Interessen an "Monopolkrankheiten", die von den Superreichen als wohldefiniert und unanfechtbar behauptet werden. Berichte über Heilungen von Arthritis durch den Verzicht auf säurehaltige Lebensmittel wie Rindfleisch, Schokolade und Milch sind zwar weit verbreitet, werden aber von der Arthritis Foundation vollständig dementiert. Ein Arzt aus San Francisco veröffentlichte seine Ergebnisse, nachdem er die am weitesten fortgeschrittenen Fälle von rheumatoider Arthritis geheilt hatte, indem er alle Früchte, Fleisch, Weizen und Milchprodukte verbot - eine strenge Diät, die von den Patienten, die bereit waren, ihr zu folgen, als absolut vorteilhaft empfunden wurde.

Die Amerikanische Krebsgesellschaft hat auch konsequent alle Stoffwechsel- und Ernährungsansätze zur Krebsbehandlung als "anekdotisch mit der Krebsprävention verbunden" bezeichnet, was "Scharlatanerie" darstellt, die berüchtigte Bezeichnung für nicht zugelassene medizinische Behandlungen, die seit Jahren von den beiden berühmtesten Scharlatanen Amerikas, Simmons und Fishbein, öffentlich gemacht wird. Doch 1887, kurz nach der Gründung des New Yorker Krebskrankenhauses, veröffentlichte ein Arzt in Albany, New York, ein Buch, *Diet in Cancer,* von Dr. Ephraim Cutter, Kellogg Books, S. 19-26, in dem er schrieb: "Krebs ist eine Krankheit der Ernährung. "Im Jahr 1984, angesichts einer wachsenden Welle der Publizität über die Wirksamkeit von Diät und Ernährung in vielen Krebsfällen, kehrte die American Cancer Society widerwillig ihre Position um und behauptete vorsichtig, dass Diät und Vitamine einen leichten Nutzen bieten könnten. Die CHA ignorierte weiterhin die Beweise, dass der Rekordanstieg bei der Verwendung von Lebensmittelzusatzstoffen parallel zum jährlichen Anstieg der Zahl der Krebserkrankungen verläuft. Von 1940 bis 1977 verzehnfachte sich in den USA der Verbrauch von Lebensmittelfarben und Zusatzstoffen, während der Pro-Kopf-Verbrauch von Obst und Gemüse zurückging. Nachfolgende Studien zeigten einen umgekehrten Zusammenhang zwischen dem täglichen Verzehr von grünem oder gelbem Gemüse und der Krebssterblichkeit. Studien an Opfern von Prostatakrebs, der bei amerikanischen Männern epidemisch geworden ist, haben einen hohen Konsum von Fetten, Milch, Fleisch und Kaffee gezeigt. Es wurde empfohlen, Backwaren zu meiden, entweder aufgrund von Zusatzstoffen oder weil die Gefahr von Aluminiumverbindungen nicht erwähnt wird.

Auch der Verzehr von frittierten Lebensmitteln hat sich in den USA verfünffacht, die meisten davon in Fast-Food-Restaurants. Die Verwendung von Fetten in diesen Verkaufsstellen, mit wenig Überwachung und unzureichend geschultem Personal, bedeutet, dass Frittierfette über lange Zeiträume wiederverwendet werden. Diese wiederverwendeten Fette haben sich in Labortests als mutagen erwiesen und werden von Forschern als potenziell krebserregend eingestuft. Die *Washington Post vom 23*. Januar 1988 stellte fest, dass von den 60.000 Chemikalien, die derzeit verwendet werden, nur zwei Prozent auf ihre Toxizität getestet wurden. Viele Amerikaner können die drastischen Auswirkungen vieler Chemikalien, insbesondere von Pestiziden, bezeugen. Colman McCarthy beklagte kürzlich in seiner Kolumne *in der Washington Post*, dass "der Umweltkrieg gegen Insekten sich verschärft wie ein Krieg gegen Menschen. Der weit verbreitete Einsatz von Chemikalien wie Sevin, Malathion und Surban auf privaten Rasenflächen, Golfplätzen und öffentlichen Parks hat zu einer Reihe von Todesfällen geführt, von denen eine unbekannte Anzahl nie erfasst wurde. Ein Mann aus einem Vorort von Washington, D.C., ging über einen kürzlich besprühten Golfplatz, kehrte nach Hause zurück und starb. Er hatte eine tödliche Menge an Pestiziden aufgenommen, weil seine Socken über die Knöchel hochgerollt waren. Ein Herz- und Gefäßchirurg, der in den letzten 12 Jahren 17.000 Patienten in seinem Umweltgesundheitszentrum in Dallas behandelt hat, schätzt, dass zwischen 10 und 20 Prozent der US-Bevölkerung stark von Chemikalien betroffen sind. Tausende von Schulkindern sitzen sechs Stunden am Tag in Klassenzimmern und atmen Rückstände von Asbest, Formaldehyd und anderen Chemikalien ein, von denen die Schulbehörden keine Ahnung haben.

Ein Arzt beschrieb ihre Krankheit in The *New Yorker* am 4. Januar 1988; sie litt unter Engegefühl in der Brust, Keuchen, Magen-Darm-Problemen, Anorexie, Übelkeit, Erbrechen und Krämpfen sowie Gewichtsverlust, Müdigkeit und allgemeinen Wehen. Sie suchte Hilfe bei einem anderen Arzt, der von diesen Symptomen ratlos war; schließlich konsultierte sie ein medizinisches Buch und fand alle ihre Symptome zusammen als Ergebnis der Exposition gegenüber einem Organophosphat-Pestizid aufgeführt. Sie besaß ein Ferienhaus, in dem ihr Kammerjäger Organophosphate eingesetzt hatte, um eine Invasion von kleinen Ameisen zu töten. An den folgenden

Wochenenden saß sie jedes Mal, wenn sie ihr Häuschen betrat, im Begasungsraum; der Kammerjäger hatte Durshan, ein Organophosphat, und Ficam, ein Methylcarbonat, verwendet. Nachdem sie ihr Problem entdeckt hatte, konnte sie es mit der empfohlenen Behandlung, oralem Atropin, bekämpfen, stellte aber fest, dass ihr System nun für diese Pestizide sensibilisiert war. Wenn sie in einen Bereich ging, in dem sie benutzt worden waren, kehrten alle ihre Symptome zurück.

Diese Ärztin wies ironisch darauf hin, dass es üblich ist, dass Ärzte ihre Symptome als psychosomatisch oder sogar als Geisteskrankheit diagnostizieren; weil sie selbst Ärztin war, hatte der Arzt, den sie konsultiert hatte, sie nicht mit dieser Standardantwort abgewiesen, die mit einem Rezept für großzügige Mengen von Valium oder Librium gegeben wird. Die Liste der Gifte, denen man im täglichen Leben begegnet, ist lang. Jahrelang starben Menschen plötzlich, nachdem sie die Dämpfe eines gebräuchlichen Reinigungsmittels, Tetrachlorkohlenstoff, eingeatmet hatten, aber es dauerte Jahre, bis es schließlich aus dem allgemeinen Verkauf genommen wurde. Jüngste Berichte haben ergeben, dass 35% aller Hühner in den Fleischboxen von Lebensmittelgeschäften erhebliche Mengen an Salmonellen enthalten, eine berüchtigte Ursache für Magenerkrankungen und Todesfälle.

Zwölf Millionen Pfund Cyclamate pro Jahr werden heute in Lebensmitteln verwendet; sie werden hauptsächlich von Abbott Laboratories hergestellt. Eine Studie der University of Wisconsin von 1966 empfahl, Cyclamate aus allen Lebensmitteln zu entfernen. Es wurde festgestellt, dass die Einnahme von Cyclamaten die Reaktion des Auges auf Licht beeinflusst.

Cyclamate sind auch gefunden worden, um übermäßigen Verlust des Kaliums zu verursachen, wenn eine Person eine der sehr geläufigen thiazide Drogen für hohen Blutdruck verwendet, wie Millionen von Amerikanern tun. Es wurde auch festgestellt, dass Cyclamate die Wirkung von Diabetes-Medikamenten beeinträchtigen, obwohl das Ziel ihres weit verbreiteten Einsatzes als Lösung der Probleme von Diabetikern beworben wird, die dann weniger Zucker konsumieren würden. Es zeigt auch Hinweise auf die Verursachung von Blasenkrebs.

In Midland, Michigan, musste DOW Chemical seine 2,4,5T-Anlage schließen, weil die Arbeiter an Chlorakne litten, einer Hautkrankheit, für die es keine bekannte Behandlungsmethode gibt. Jahrelang wurden Orangen an die Öffentlichkeit verkauft, indem sie mit Biphenyl überzogen wurden, der Chemikalie, die beim Einbalsamierungsprozess in Leichenhallen verwendet wird. Eines der am meisten konsumierten Lebensmittel der Welt ist Pasta, das italienische Wort für Teigwaren. Tatsächlich sind Nudeln oder Spaghetti gemahlener Weizen, der mit Wasser zu einer Paste vermischt wird. In Bibliotheken wird sie als Bibliotheksnudel bezeichnet. Millionen von Menschen essen diese tiefgekühlten Nudeln jeden Tag. Makkaroni, ein weiteres gebräuchliches Lebensmittel, ist ein dehydriertes Stärkekonzentrat. Milch ist der schleimigste Teil der durchschnittlichen amerikanischen Ernährung; Milchkonsum verursacht Stauungen im System, was zu Erkältungen führt, die sich oft zu Grippe, Asthma oder Lungenentzündung entwickeln. Etwa 75% der Weltbevölkerung können Kuhmilch nicht verdauen, was noch keinen einzigen Molkereikonzern davon abgehalten hat, im Fernsehen mit dem Thema "Milch ist gut für Sie" zu werben.

Softdrinks enthalten große Mengen an chemischer Zitronensäure, die den Säuregrad des gesamten Körpers erhöht. Die Folgen äußern sich häufig in Mundgeschwüren und Zwölffingerdarmgeschwüren. Karamell, ebenfalls weit verbreitet, wird aus Ammoniak hergestellt; seine Einnahme verursacht bei Kindern geistige Störungen. Getränke aus Cola, einem Derivat von Kokain, erhöhen die Herztätigkeit, verursachen eine Reizbarkeit der Nerven und daraus resultierende Schlaflosigkeit und können zu einer Lähmung des Herzens führen. Bier enthält Gips, besser bekannt als Gipskarton.

Der Hopfen im Bier hat eine hypnotische Wirkung und kann ein Delirium tremens verursachen. (Der einzige Fall von Delirium tremens, der jemals von diesem Autor beobachtet wurde, trat bei einem Soldaten auf, der nichts Stärkeres als Bier trank. Das hat mich damals fasziniert, da ich immer gehört hatte, dass Delirium tremens nur bei Menschen vorkommt, die große Mengen harten Alkohols zu sich nehmen).

Zu den am häufigsten verwendeten Lebensmittelzusatzstoffen, Farb- und Würzmitteln gehört die Cochenille, die zur Herstellung einer leuchtend roten Farbe verwendet und aus dem Körper getrockneter Läuse gewonnen wird. Lebensmittelfarben sind seit vielen Jahren Gegenstand von Warnungen; Arthur Kallet veröffentlichte 1933 Schlussfolgerungen, dass die weit verbreiteten Farbstoffe Violett 1 und Citrusrot 2 (zum Färben von Orangen verwendet) definitiv krebserregend sind. Vor einigen Jahren wurde eine Reihe von Gesundheitsprodukten, die Hexachlorophen, eine sehr empfohlene antiseptische Substanz, enthielten, schnell vom Markt genommen. Es wurde festgestellt, dass Phisohex, ein Produkt, das damals in jedem Krankenhaus in den Vereinigten Staaten täglich verwendet wurde, den Tod von Babys verursacht hat, wenn es auf deren Haut gerieben wurde. Phisohex war auch in Damenhygienesprays, Schmierseife, Shampoos, Zahnpasta und vielen Frauenkosmetikprodukten enthalten; alle diese Produkte enthielten gefährliche Konzentrationen von Hexachlorophen. Es wurde nicht nur aus der gleichen Chemikalie wie die tödlichen DOW-Unkrautvernichter 2,4,5T und 2,4D hergestellt, sondern ist auch eng mit dem viel publizierten tödlichen Dioxin verwandt. Erst nach vielen Jahren der Verwendung im Gesundheitsbereich wurde festgestellt, dass Produkte, die Hexachlorophen enthalten, gefährliche Reaktionen bei Säuglingen hervorrufen, die damit gewaschen oder eingerieben wurden, obwohl der Zusammenhang mit dem tödlichen Dioxin erst viel später öffentlich gemacht wurde. Selbst nach dieser Enthüllung dauerte es zehn Jahre des Kampfes, bis die hochprofitablen Produkte auf Hexachlorophenbasis vom Markt genommen wurden.

Häufig verwendete Lebensmittelfarben sind Amaranth (rot), Burgund (braun), Orange (gelb) und Scharlach (rot), die alle aus der Kombination von Stickstoff und Benzol (einem Kohledestillat) gewonnen werden, das auch ein häufig verwendeter Kraftstoff für Autos ist. Die Hersteller färben ihre Getränke mit Naphthol (gelb), Guineagrün, das aus der Reaktion von Chloroform oder Benzol und Aluminiumchlorid gewonnen wird, um ein dunkles Grün zu erzeugen; Tartrazen (gelb) wird durch die Reaktion von Acetophen mit Diazomethan hergestellt, um eine giftige Chemikalie zu erzeugen, die dann in Lebensmittelfarben verwendet wird.

Dr. Samuel West erklärt, dass der Schocktod, der oft kurz nach einem Unfall oder einer Operation eintritt, aus eingeschlossenen Blutproteinen resultiert, die überschüssiges Natrium anziehen und den Körper zum Absterben bringen, beginnend auf der zellulären Ebene.

Zu den Empfehlungen für eine bessere Ernährung gehören der Verzehr von stärkehaltigen Lebensmitteln mit Fett oder grünem Gemüse, der Verzehr von Obst allein und das Würzen mit Kräutern. Die Wirkung der Kräuter besteht darin, dass sie elektrisch auf das System einwirken, was bedeutet, dass sie schnell wirken und "wundersame" Veränderungen bewirken. Die Warnungen, Kuhmilch zu trinken, verkennen, dass Kuhmilch von der Natur der menschlichen Muttermilch sehr weit entfernt ist. Es enthält 300% mehr Kasein, weil es von der Natur für ein Kalb konzipiert wurde, das sein Bruttogewicht in sechs bis acht Wochen um ein bis zwei Tausend Pfund steigern kann; kein Mensch wächst so schnell.

Alfalfa ist eine Substanz, die von vielen Ernährungswissenschaftlern wegen ihrer Struktur sehr empfohlen wird; ihr Chlorophyllmolekül ist ein Netzwerk aus Kohlenstoff- und Wasserstoff-, Stickstoff- und Sauerstoffatomen, die um ein einzelnes Magnesiumatom gruppiert sind; diese Struktur ähnelt der des Hämoglobins, des roten Blutkörperchens, außer dass die Atome um ein einzelnes Eisenatom anstelle von Magnesium gruppiert sind.

Eine empfohlene Behandlung für Nierensteine ist Zitronensaft in einem Glas Wasser, oder eine Kombination aus Karotten- und Rübensaft. Der vorliegende Autor erreichte durch das Trinken von Mengen an Cranberrysaft eine schnelle Entlastung und Schrumpfung eines Nierensteins im Harnleiter. Diese Säfte beginnen scheinbar, den Stein aufzulösen, der dann mühelos passiert. Der Stein ist in der Regel ein Oxid, eine Ansammlung von Mineralien oder Oxiden, die einen harten Stein bildet.

Obwohl die Konservierung von Lebensmitteln im 19. Jahrhundert sehr populär wurde, als ideale Methode zur Konservierung großer Mengen von Lebensmitteln, die sonst weggeworfen würden, erhitzt der Konservierungsprozess die Lebensmittel, bis er die Enzyme zerstört. Durch das Erhitzen der Lebensmittel auf über 130 Grad werden die Enzyme, die der Schlüssel zum Wachstum des Systems sind, entfernt. Die Enzyme kümmern sich um die Mineralien und nutzen sie für das Wachstum.

Der Überschuss an Elementen aus der Herstellung von Atombomben bedroht uns nun mit einem anderen "magischen" Verfahren, dem der Lebensmittelkonservierung durch Bestrahlung. Kobalt-60, eines der Überbleibsel der Atombomben, wird jetzt für 100.000 Dollar pro Kilogramm an Lebensmittelbestrahler angeboten. Wenn das Bestrahlungsprogramm für Lebensmittel scheitert, muss dieses Nebenprodukt der Atombomben vom Hersteller mit großem Aufwand entsorgt werden. Dies ist eine Wiederholung der Dilemmata, die uns öffentliche "Schnäppchen" wie die Wasserchlorierung nach dem Ersten Weltkrieg und Nitratdünger nach dem Zweiten Weltkrieg beschert haben.

Die erste kommerzielle Anwendung der Lebensmittelbestrahlung fand 1957 im besetzten Westdeutschland statt, wo sie versuchsweise zur Sterilisation von Gewürzen für die Wurstherstellung eingesetzt wurde. Die Ergebnisse waren so alarmierend, dass die westdeutsche Regierung 1958 gezwungen war, sie zu verbieten. Zur gleichen Zeit hatte die Sowjetunion begonnen, die Bestrahlung zur Keimhemmung von gelagerten Kartoffeln einzusetzen; 1959 setzten die Sowjets sie zur Entwesung von Getreide ein. Kanada, das stark von pro-sowjetischen Vertretern seiner Regierung beeinflusst ist, begann 1960 mit der Bestrahlung von Kartoffeln. Der U.S. Food and Drug Cosmetic Act von 1958 nahm die Verwendung der Bestrahlung wieder auf, definierte sie als "Zusatzstoff" und brachte sie unter ihre Kontrolle. Im Jahr 1963 genehmigte die FDA die Verwendung von Bestrahlung zur Sterilisierung von Dosenspeck; diese Genehmigung wurde 1968 widerrufen.

Im Jahr 1968 ging das Rockefeller-Monopol dazu über, den Prozess der Lebensmittelbestrahlung auf nationaler Ebene zu unterstützen. Die Coalition for Food Irradiation wurde von einigen der größten Lebensmittelunternehmen des Landes gegründet: ALPO, Beatrice, Campbell Soup, Del Monte, Gaines Foods, General Foods, Hormel, Heinz, Hershey, Gerber, MARS, Stouffer und Welch. Die Chemieunternehmen W.R. Grace, DuPont und Rockwell International haben sich dieser Koalition angeschlossen. Die Koalition wandte die bewährte Technik an, gut geplante und teure "Konferenzen" an renommierten Universitäten abzuhalten, auf denen nur die Befürworter ihres Plans gehört werden sollten. Eine dieser Konferenzen ist nach hinten losgegangen. Die Strahlungskonferenz im Johns Hopkins University Radiation Education and Research Center war für August 1987 geplant. Potenzielle Teilnehmer waren beunruhigt, als sie feststellten, dass die Liste der geplanten Redner stark zugunsten der Lebensmittelbestrahlung gestapelt war. Von den zwanzig aufgeführten Rednern waren neunzehn bekannte Befürworter der Bestrahlung. Der einzige Kritiker der Lebensmittelbestrahlung, der kalifornische Abgeordnete Douglas Bosco, zog sich zurück, als er merkte, dass er reingelegt wurde. Es wurde bekannt gemacht, dass, obwohl Kritiker der Lebensmittelbestrahlung einen Platz auf der Konferenz hatten, die Schlussfolgerungen vollständig zugunsten der Bestrahlung ausfallen würden. Zu den Befürwortern der Lebensmittelbestrahlung gehörten Dr. Ari Brynjolfsson vom MIT; Dr. Ronald E. Engel, Assistant Administrator des US-Landwirtschaftsministeriums, der die Bestrahlung von Schweinefleisch genehmigt hatte; George Giddings, Direktor von Isomedix, dem größten Bestrahlungsunternehmen des Landes; Dennis Heldman, Executive Vice President von National Food Processors, der mit dem US-Landwirtschaftsministerium eine Cäsium-Bestrahlungsanlage geplant hatte. James H. Moy, Professor an der Universität von Hawaii, der gemeinsam mit dem hawaiianischen Landwirtschaftsministerium einen Cäsiumbestrahlungsapparat vorschlug. Die Johns Hopkins University war ein bereitwilliger Teilnehmer an der Konferenz, weil sie 1986 317 Millionen Dollar an Verteidigungsgeldern erhielt; die Johns Hopkins

University ist nach dem MIT der zweitgrößte Auftragnehmer im Verteidigungsbereich. Dr. Brynjolfsson vom MIT war einer der ersten Befürworter der Lebensmittelbestrahlung.

Das US-Militär hat seit den 1950er Jahren etwa 50 Millionen Dollar für die Bestrahlung von Lebensmitteln ausgegeben; die meisten Ergebnisse waren verzerrt. Maine hat den Verkauf von bestrahlten Lebensmitteln verboten. Milwaukee hat den Bau einer Bestrahlungsanlage verboten, und der öffentliche Widerstand hat Radiation Technology auch gezwungen, eine Anlage in Elizabeth, New Jersey, aufzugeben. 1987 stimmte das Europäische Parlament "aus Gründen der Vorsorge" gegen die Bestrahlung in der Europäischen Gemeinschaft. Das kanadische Parlament beschloss daraufhin, die Bestrahlung für Weizen nicht zu verwenden. In der Zwischenzeit haben die großen Pharmahersteller Abbott Laboratories und Baxter Travenol die Gammabestrahlung an DOW Corning, General Electric, General Foods, IBM, IRT Corporation, Merck, RCA und Rockwell International lizenziert.

Nachdem das kanadische Parlament empfohlen hatte, die Bestrahlung nicht für Weizen zu verwenden, kündigte der ehrenwerte Jake Epp, Kanadas Minister für Gesundheit und Wohlfahrt, an, dass die Bestrahlung von Lebensmitteln erlaubt sei. Diese Ankündigung, die von Herrn Epp am 10. September 1987 gemacht wurde, verblüffte viele Kanadier. Dies geschah, nachdem das kanadische Parlament eine Empfehlung gegen ihn ausgesprochen hatte, und nachdem die Food Commission in London, England, die Lebensmittelbestrahlung verurteilt hatte. Wieder einmal hat die Verzweiflung des Chemical Trust dazu geführt, dass er die Gesundheit einer Nation aufs Spiel gesetzt hat. Es gibt viele Testberichte, die auf die Gefährlichkeit von bestrahlten Lebensmitteln hinweisen. Der Verzehr von bestrahltem Reis wurde mit der Entwicklung von Erkrankungen der Hypophyse, der Schilddrüse, des Herzens und der Lunge sowie mit der Entstehung von Tumoren in Verbindung gebracht. Kinder und Labortiere, die mit bestrahltem Weizen gefüttert wurden, haben vermehrt Polyphoidismus (eine Chromosomenanomalie) entwickelt. In der Zeitschrift *East/West* vom Februar 1988 wurde das folgende Zitat aus einem nicht klassifizierten Papier des Außenministeriums über die Bestrahlung von Lebensmitteln entnommen, das anlässlich einer Anhörung des Kongresses über das Pestizid Ethylendibromid, das auf Obst und Getreide verwendet wird, veröffentlicht wurde:

"Die Regierung und der Kongress möchten die Nutzung einer Technologie fördern, die exklusiv für die Vereinigten Staaten ist und das Isotop Cäsium 137 zum Wohle der Menschheit verwendet. Bei der Behandlung von Nuklearabfällen in den USA wird derzeit das Cäsium-Isotop produziert, das das Energieministerium gerne für nützliche Zwecke verwenden würde. Die Verbreitung der Cäsiumtechnologie würde dem US-Privatsektor zugute kommen und die Probleme der Atommüllentsorgung in den Vereinigten Staaten verringern. "

# KAPITEL 9

## DAS DROGENKONGLOMERAT

Im Jahr 1987 wurden die achtzehn größten Pharmaunternehmen wie folgt eingestuft:

1. Merck (Vereinigte Staaten): 4,2 Milliarden Dollar Umsatz.

2. Glaxo Holdings (U.K.) 3,4 Mrd. $.

3. Hoffman LaRoche (Schweiz) 3,1 Mrd. $.

4. Smith Kline Beckman (Vereinigte Staaten) $2,8 Milliarden.

5. Ciba-Geigy (Schweiz) 2,7 Mrd. $.

6. Pfizer (Vereinigte Staaten) 2,5 Mrd. $ (Standard & Poor's gibt einen Umsatz von 4 Mrd. $ an).

7. Hoechst A. G. (Deutschland) 2,5 Milliarden US-Dollar (Standard & Poor's gibt den Umsatz mit 38 Milliarden Mark an).

8. American Home Products (Vereinigte Staaten) $2,4 Mrd. ($4,93 Mrd. laut Standard & Poor's).

9. Lilly (Vereinigte Staaten) 2,3 Mrd. $ (3,72 Mrd. $ laut Standard & Poor's).

10. Upjohn (Vereinigte Staaten) $2 Milliarden.

11. Squibb (Vereinigte Staaten) $2 Milliarden.

12. Johnson & Johnson (Vereinigte Staaten) 1,9 Mrd. $.

13. Sandoz (Schweiz) USD 1,8 Milliarden.

14. **Bristol Myers** (Vereinigte Staaten) 1,6 Mrd. $.

15. **Beecham Group** (Großbritannien) $1,4 Mrd. (Standard & Poor's gibt $1,4 Mrd. Umsatz der US-Tochtergesellschaft an - £2,6 Mrd. als Gesamtumsatz).

16. **Bayer A.G.** (Deutschland) 1,4 Mrd. USD (Standard & Poor's gibt den Wert mit 45,9 Mrd. DM an).

17. Syntex (Vereinigte Staaten) 1,1 Milliarden Dollar.

18. **Warner Lambert** (Vereinigte Staaten) 1,1 Mrd. $ (Standard & Poor's gibt die Zahl von 3,1 Mrd. $ an).

Wir sehen also, dass die Vereinigten Staaten einen überwältigenden Vorsprung bei der Produktion und dem Verkauf von Drogen haben. In den USA stieg der Umsatz mit verschreibungspflichtigen Medikamenten 1987 um 12,5% auf 27 Mrd. $. Elf der 18 führenden Unternehmen befinden sich in den Vereinigten Staaten, drei in der Schweiz, zwei in Deutschland und zwei in Großbritannien. Ernährungsberaterin T. J. Frye stellt fest, dass das Drogenkonglomerat in den Vereinigten Staaten von der Rockefeller-Gruppe in einer Kartellbeziehung mit der deutschen I. kontrolliert wird. G. Farben. Tatsächlich war die I. G. Farben in den 1930er Jahren der größte deutsche Chemiekonzern, als sie mit Standard Oil of New Jersey ein aktives Kartellabkommen einging. Die alliierte Militärregierung spaltete es nach dem Zweiten Weltkrieg in drei Unternehmen auf, als Teil der "Anti-Kartell"-Ziele [23]jener Zeit, nicht unähnlich der berühmten Aufspaltung von Standard Oil selbst durch Gerichtsbeschluss, wobei die Rockefellers eine Mehrheitsbeteiligung an jedem der neuen Unternehmen

---

[23] Kartellrecht.

behielten. In Deutschland enthüllte General William Draper, ein Partner der Investmentbanker von Dillon Read, das neue Dekret von seinem Büro in Gebäude I aus. G. Farben. Von nun an wird es die I. G. Farben nicht mehr geben, sondern es werden drei Unternehmen geschaffen: Bayer in Leverkusen, BASF in Ludwigshafen und Hoescht bei Frankfurt. Jedes dieser drei Unternehmen ist jetzt größer als das ehemalige I. G. Farben; nur die englische Firma ICI ist noch wichtiger. Diese Unternehmen exportieren mehr als die Hälfte ihrer Produkte. BASF wird in den USA von Shearman and Sterling vertreten, der Rockefeller-Kanzlei, in der William Rockefeller Partner ist.

Das weltweit führende pharmazeutische Unternehmen Merck begann 1668 als Apotheke in Darmstadt, Deutschland. Ihr Präsident, John J. Horan, ist Partner bei der J. P. Morgan Company und dem Morgan Guaranty Trust. Er nahm an einem Bilderberger-Treffen in Rye, New York, vom 10. bis 12. Mai 1985 teil. Im Jahr 1953 übernahm Merck ein anderes großes Pharmaunternehmen, Sharp & Dohme. Zu dieser Zeit war Oscar Ewing, eine zentrale Figur in der staatlichen Förderung der Fluoridierung durch den Aluminum Trust, Sekretär von Merck, dessen Büro sich damals in der One Wall Street in New York City befand.

Zu den Direktoren von Merck gehört John T. Connor, der seine berufliche Laufbahn bei Cravath, Swaine und Moore, der Anwaltskanzlei der Kuhn, Loeb Company, begann; Connor trat dann in das Office of Naval Research ein, wurde von 1945 bis 1947 Sonderassistent des Marineministers, wurde Präsident von Merck, dann von 1967 bis 1980 Präsident von Allied Stores und anschließend Präsident der Londoner Bankgesellschaft Schroders. Connor ist außerdem Direktor eines konkurrierenden Pharmaunternehmens, Warner Lambert, Direktor des Medienkonglomerats Capital Cities ABC und Direktor der Rockefeller's Chase Manhattan Bank. Jeder große Pharmakonzern in den Vereinigten Staaten hat mindestens einen Direktor mit engen Verbindungen zu Rockefeller oder einer Rothschild-Bank. Ein weiterer Merck-Direktor ist John K. McKinley, Geschäftsführer von Texaco; er ist auch ein Direktor der Manufacturers Hanover Bank, die der Congressional Record als eine große Rothschild-Bank identifiziert.

McKinley ist auch Direktor des Luft- und Raumfahrtunternehmens Martin Marietta, Burlington Industries und ist Direktor des Sloan Kettering Cancer Institute, das von Rockefeller kontrolliert wird. Ruben F. Mettler, Präsident der Rüstungsfirma TRW, Inc. ist ein weiterer Direktor von Merck; er war früher Leiter der Lenkraketenabteilung bei Ramo-Wooldridge und Empfänger des Human Relations Award der National Conference of Christians and Jews - er ist auch Direktor der Bank of America.

Weitere Direktoren von Merck sind Frank T. Cary, der viele Jahre lang Präsident von IBM war; er ist auch Direktor von Capital Cities ABC und Partner der J. P. Morgan Company; Lloyd C. Elam, Präsident des Meharry Medical College, Nashville, TN, dem einzigen schwarzen medizinischen College des Landes. Elam ist außerdem Direktor der American Psychiatric Association, der Nashville City Bank und der Alfred P. Sloan Foundation, wodurch er eine enge Verbindung zum Sloan Kettering Cancer Center in Rockefeller hat; Marian Sulzberger Heiskell, Erbin des *New York Times-Vermögens*. Sie heiratete Orville Dryfoos, den Chefredakteur der Zeitung, der während eines Zeitungsstreiks an einem Herzinfarkt starb; anschließend heiratete sie Andrew Heiskell im Rahmen einer Medienfusion - er war Präsident des *Time* Magazine und hatte 50 Jahre lang für die Luce-Organisation gearbeitet. Sie ist außerdem Direktorin von Ford Motor. Heiskell ist Direktor von People for the American Way, einer Gruppe von politischen Aktivisten, Präsident der New York Public Library und Präsident des Book of the Month Club. Im Verwaltungsrat von Merck sitzen außerdem ein Familienmitglied, Albert W. Merck; Reginald H. Jones, geboren in England, ehemaliger Präsident von General Electric, jetzt Vorsitzender des Board of Overseers, Wharton School of Commerce, Direktor von Allied Stores und General Signal Corporation; Paul G. Rogers, der vom 84. bis zum 95. Kongress im Kongress saß, Vorsitzender des wichtigen Unterausschusses für Gesundheit war und 1979 als Anwalt und Lobbyist in die einflussreiche Anwaltskanzlei Hogan and

Hartson in Washington, D.C., eintrat. Er ist außerdem Direktor der American Cancer Society, der Rand Corporation und der Mutual Life Insurance.

Zum Beispiel finden wir, dass die weltweit führende Arzneimittelfirma zwei Direktoren hat, die Partner der J. P. Morgan Company sind, einer ist Direktor der Rockefeller's Chase Manhattan Bank und der andere ist Direktor der Rothschild Bank, Manufacturers Hannover; die meisten Direktoren sind mit der lebenswichtigen Rüstungsindustrie verbunden und stehen in Verbindung mit anderen Rüstungsfirmen. Im Aufsichtsrat von TRW, dessen Vorsitzender Ruben Mettler ist, sitzen William H. Krome George, ehemaliger Präsident von ALCOA, und Martin Feldstein, ehemaliger Wirtschaftsberater von Präsident Reagan. Großbanken, Rüstungsunternehmen und führende Politiker haben Verbindungen zur CIA und zu Pharmakonzernen.

Die Nummer 2 unter den Arzneimittelherstellern ist Glaxo Holdings mit einem Umsatz von 3,4 Milliarden Dollar. Ihr Präsident ist Austin Bide; ihr Vizepräsident ist P. Girolami, der Direktor der National Westminster Bank ist, einer der Big Five in England. Die Direktoren sind Sir Alistair Frame, Vorsitzender von Rio Tinto Zinc, einem der drei Unternehmen, die hinter dem Rothschild-Vermögen stehen; Frame ist auch Vorstandsmitglied einer anderen Rothschild-Holding, der berühmten Munitionsfirma Vickers, und von Plessey, einer anderen Rüstungsfirma, die sich kürzlich um einen großen Vertrag mit den Vereinigten Staaten beworben hat. Frame ist Vorsitzender von Britoil, und die Direktoren von Glaxo sind Lord Fraser of Kilmarnock, der von 1946 bis 1975, als er zu Glaxo kam, stellvertretender Vorsitzender der Konservativen Partei (der heutigen Regierungspartei in England) war; Lord Fraser war auch Mitglied des einflussreichen Schattenkabinetts; B. D. Taylor, Berater des Victoria College of Pharmacy und Vorsitzender des Wexham Hospital; J. M. Raisman, Vorsitzender der Shell Oil UK Ltd, einer weiteren von Rothschild kontrollierten Gesellschaft. Lloyd's Bank, einer der Big Five, British Telecommunications und das Royal Committee on Environmental Pollution; Sir Ronald Arculus, schied nach einer bemerkenswerten Karriere aus dem diplomatischen Dienst Ihrer Majestät aus; er hatte in San Francisco, New York, Washington und Paris gedient; später wurde er zum Botschafter in Italien ernannt und war der Delegierte des Vereinigten Königreichs für das Seerechtsübereinkommen der Vereinten Nationen, das darauf abzielte, den Reichtum der Meere unter den armen Ländern zu verteilen: Arculus ist jetzt Direktor der Trusthouse Forte Hotels und der London and Continental Bankers; und Professor R. G. Dahrendorf, einer der weltweit aktivsten Soziologen und ein langjähriger marxistischer Propagandist. Dahrendorf, seit 1976 Direktor der Ford Foundation, ist Absolvent der London School of Economics, Professor für Soziologie in Hamburg und Tübingen, seit 1969 parlamentarischer Staatssekretär im westdeutschen Außenministerium und erhielt Ehrungen von Senegal, Luxemburg und Leopold II.

Die Rothschilds ernannten Dahrendorf offenbar wegen seiner emphatischen marxistischen Äußerungen zum Direktor von Glaxo. Europäischer Direktor der Ford Foundation, behauptet er in seinem Buch *"Marx in Perspective"*, dass Marx der größte Faktor bei der Entstehung der modernen Gesellschaft ist. Dahrendorfs Hauptbeitrag zur Soziologie war sein bekanntes Konzept des "neuen Menschen", den er "homo sociologicus" nannte, ein Wesen, das durch den Sozialismus in eine Person verwandelt wurde, bei der alle Merkmale, einschließlich der rassischen, verschwunden waren. Er ist der moderne Roboter, eine uniforme Kreatur, die leicht durch die Kraft des Weltsozialismus kontrolliert werden kann. Dahrendorf ist der Apostel des modernen Glaubens, dass es keine rassischen Unterschiede in den verschiedenen Rassen der Menschheit gibt; er denunziert jede Erwähnung von "Überlegenheit" oder unterschiedlichen Fähigkeiten als "ideologische Verzerrung". Dahrendorf ist ein bekanntes Mitglied der Bilderberger; er nahm an deren Treffen in Rye, New York, vom 10. bis 12. Mai 1985 teil. Er ist Professor für Soziologie an der Universität Konstanz, wie auch in anderen Positionen, die er zuvor innehatte.

So finden wir, dass der zweitgrößte Pharmakonzern der Welt von zwei der zuverlässigsten Handlanger der Rothschild-Familie und dem weltweit offensten Apologeten des Marxismus geleitet wird.

Die weltweite Nummer drei im Drogenhandel, die Schweizer Hoffman LaRoche, wird immer noch von Mitgliedern der Hoffman-Familie kontrolliert, obwohl in den letzten Jahren Gerüchte über Versuche, die Kontrolle zu übernehmen, kursierten. Gegründet wurde die Firma von Fritz Hoffman, der 1920 verstarb. Der erste Verkaufsschlager der Firma war Siropin im Jahr 1896; die Verkäufe von Valium und Librium sind heute eine Milliarde Dollar pro Jahr wert; ihre Tochtergesellschaft verbreitete die gefährliche Chemikalie Dioxin über die italienische Stadt Seveso, deren Säuberung in zehn Jahren 150 Millionen Dollar kostete. Die Witwe seines Sohnes, Maya Sacher, ist heute mit Paul Sacher verheiratet, einem Musiker und Dirigenten des Basler Kammerorchesters. Hoffman hat, wie in Europa üblich, den Namen seiner Frau, LaRoche, in das Familienunternehmen eingebracht; die Hoffmans kontrollieren weiterhin 75% der stimmberechtigten Aktien. Die Sachers besitzen eine der teuersten Kunstsammlungen der Welt, Gemälde von alten und modernen Meistern.

1987 versuchte Hoffman LaRoche, Sterling Drug zu übernehmen, ein Unternehmen, bei dem sie von Lewis Preston, dem Präsidenten der J. P. Morgan Company, unterstützt wurden; er war zufällig auch der Banker von Sterling. In der darauffolgenden Aufregung beschloss Preston, sich zurückzuziehen. Eastman Kodak kaufte dann Sterling, mit Unterstützung der Rockefellers. Der Präsident von Hoffman LaRoche ist Fritz Gerber, ein 58-jähriger Oberst der Schweizer Armee. Der Sohn eines Schreiners wurde Anwalt, dann Präsident von Hoffman LaRoche. Gerber ist auch Direktor der Zurich Insurance, was ihn zum Partner der beiden größten Schweizer Unternehmen macht. Er verdient ein Gehalt von 2,3 Millionen Schweizer Franken im Jahr, plus einen Arbeitsvertrag mit Glaxo Holdings über 1,7 Millionen Dollar.

Hoffman LaRoche erhielt im April 1988 viel Publicity aufgrund negativer Enthüllungen über sein Akne-Medikament "Accutane", nachdem die Food and Drug Administration Zahlen veröffentlicht hatte, die besagten, dass das Medikament 1.000

Spontanabtreibungen, 7.000 andere Fehlgeburten und andere Nebenwirkungen wie Gelenkschmerzen, trockene Haut und Schleimhäute sowie Haarausfall verursachte. Die FDA warf Hoffman LaRoche vor, Frauen, insbesondere schwangere Frauen, absichtlich aus den Studien auszuschließen, auf denen die Zulassungsanträge für Accutane basierten. Das Unternehmen wusste, dass Accutane bei Einnahme während der Schwangerschaft schwerwiegende Auswirkungen hat.

Im Zuge der Enthüllungen über Accutane schaffte es Hoffman LaRoche auf die Titelseite des *Wall Street Journal* mit dem Antrag des Kongressabgeordneten Ted Weiss, über den am 6. Mai 1988 berichtet wurde, eine strafrechtliche Untersuchung der vierzig Todesfälle einzuleiten, die seit 1986 durch die Einnahme von Versed, dem Beruhigungsmittel von Hoffman LaRoche, das ein chemischer Cousin seines meistverkauften Medikaments Valium ist, aufgezeichnet wurden.

Medikament Nummer vier, Smith Kline Beckman, ist Teil der Mellon Bank. Ihr Präsident, Robert F. Dee, ist Direktor bei General Foods, Air Products and Chemical und dem Rüstungsunternehmen United Technologies, das eine Beziehung zur Citibank unterhält. Die Direktoren sind Samuel H. Ballam, Jr., Präsident des University of Pennsylvania Hospital, Direktor von American Water-Works, Westmoreland Coal Company, General Coal Company, INA Investment Securities, Vorsitzender des CIGNA High Yield Fund und Geothermal Resources International; Francis P. Lucier, Präsident von Black & Decker; und Donald P. McHenry, ehemaliger US-Präsident. Botschafter bei den Vereinten Nationen, 1979-81, jetzt internationaler Berater des Council on Foreign Relations, Direktor der Brookings Institution und des Carnegie Endowment for International Peace, der Ford Foundation und der supergeheimen Ditchley Foundation, die von W. Averell Harriman während des Zweiten Weltkriegs gegründet wurde; McHenry ist auch Direktor von Coca Cola und International Paper; Carolyn K. Davis, die von 1973 bis 1975 Dekanin der Krankenpflegeschule der University of Michigan war, ist seit 1981 auch Direktorin der Johns Hopkins School of Health and Human Services.

Die anderen Direktoren von Smith Kline sind Andrew L. Lewis, Jr., Präsident der Union Pacific, der Quelle des Harriman-Vermögens; ein Direktor von Ford Motor, der Reading Company, Treuhänder im Konkurs, ehemaliger Vorsitzender des Reagan-Übergangsteams und stellvertretender Direktor des Republican National Committee; R. Gordon McGovern, Vorsitzender von Campbell Soup; Ralph A. Pfeiffer, Jr., Präsident der IBM World Trade Corporation, American International Far East Corporation, Riggs National Bank und Präsident der U.S.-.China Trade Commission; er ist auch stellvertretender Vorsitzender der wichtigsten außenpolitischen Operation, dem Center for Strategic and International Studies, das von Jeane Kirkpatricks Ehemann, Evron Kirkpatrick von der CIA, gegründet wurde.

Der fünftgrößte Pharmakonzern der Welt, das Schweizer Unternehmen Ciba-Geigy, macht in den USA einen Jahresumsatz von einer Milliarde Dollar und betreibt dort zehn Produktionsstätten für Medikamente.

Pfizer, das sechstgrößte Pharmaunternehmen der Welt, hat laut Standard & Poor's einen Jahresumsatz von 4 Milliarden Dollar; das Unternehmen macht Geschäfte mit Rockefellers Chase Manhattan Bank. Der Präsident von Pfizer, Edmund T. Pratt, Jr. war von 1949 bis 1962 Controller von IBM; heute ist er Direktor der Chase Manhattan Bank, von General Motors, von International Paper, des Business Council und des Business Roundtable, zweier Establishment-Organisationen; er ist außerdem Vorsitzender des Emergency Committee for American Commerce. Der Präsident von Pfizer ist Gerald Laubach, der 1950 zu Pfizer kam; er ist Mitglied des Vorstands der Rockefeller University und Direktor von CIGNA, Loctite und General Insurance Corporation; Barber Conable ist Direktor von Pfizer; er war von 1965 bis 1985 Kongressabgeordneter für New York, was auf eine enge Verbindung zu Rockefeller hinweist; Conable ist jetzt Präsident der Weltbank. Die anderen Direktoren von Pfizer sind Joseph B. Flavin, Chief Executive Officer der Singer Company, die einen Jahresumsatz von 2½ Milliarden hat. Flavin arbeitete von 1953 bis 1967 bei der IBM World Trade Corporation und war dann Präsident von Xerox; er ist jetzt

Mitglied des Komitees für wirtschaftliche Entwicklung, des Stamford Hospitals, der Krebsforschungsstiftung und des Nationalen Rates der Christen und Juden; Howard C. Kauffman, ist seit 1975 Präsident von EXXON; zuvor war er regionaler Koordinator von EXXON in Lateinamerika, dann Präsident von Esso Europe in London; er ist außerdem Direktor von Celanese und der Chase Manhattan Bank; sein Büro befindet sich im One Rockefeller Plaza; James T. Lynn, der von 1969 bis 1971 Chefsyndikus des US-Handelsministeriums war, dann von 1971 bis 1973 Unterstaatssekretär und schließlich von 1973 bis 1975 Sekretär des HUD, als Nachfolger von George Romney in dieser Position; Lynn war Chefredakteur der *Harvard Law Review* und kam 1960 zu Jones, Day, Reavis und Pogue (einer großen Washingtoner Lobbying-Firma); Lynn begleitete Peter Peterson, den damaligen Handelsminister und ehemaligen Präsidenten der Kuhn, Loeb Company, 1972 nach Moskau, um ein Handelsabkommen mit den Sowjets abzuschließen; dieses Abkommen wurde im Oktober 1972 geschlossen; John R. Opel, Präsident von IBM, Direktor der Federal Reserve Bank of New York, Time und des Institute for Advanced Study; Walter B. Wriston, Präsident von Citicorp, Direktor von General Electric, Chubb, New York Hospital, Rand Corporation und J. C. Penney.

Weitere Pfizer-Direktoren sind Grace J. Fippinger, Secretary-Treasurer der NYNEX Corporation, die jährlich 10 Milliarden Dollar verwaltet; Beraterin von Hanover Manufacturers, Rothschild Bank; Direktorin der Investmentbanken Bear Stearns, Gulf & Western Corporation, Connecticut Mutual Life Insurance und Ehrenmitglied des Board of Directors der American Cancer Society; Stanley O. Ikenberry, Präsident der University of Illinois, Direktor der Harris Bankcorp, Carnegie Foundation for the Advancement of Teaching; William J. Kennedy, Geschäftsführer der North Carolina Mutual Life, Direktor von Quaker Oats (mit Frank Carlucci, jetzt Verteidigungsminister), Mobil (mit Alan Greenspan, jetzt Vorsitzender des Board of Governors der Federal Reserve - Herr Greenspan war ein Delegierter zum Bilderberger-Treffen in Rye, New York, 10. bis 12. Mai 1985); Paul A. Marks, seit 1980 Leiter des Sloan Kettering Cancer Center; er ist Biologe, Professor für Humangenetik an der Cornell University, Assistenzprofessor an der Rockefeller University, Gastprofessor am Rockefeller University Hospital, Fellow am National Institute of Health, Dreyfus Mutual Fund, Direktor für Krebsbehandlung am National Cancer Institute, Direktor der American Association for Cancer Research, war von 1976 bis 1979 Mitglied des President's Cancer Panel und Mitglied der President's Commission on the Three Mile Island Accident ; er ist Direktor der 100-Millionen-Dollar-Revson-Stiftung (kosmetisches Vermögen), zusammen mit Simon Rifkind und Benjamin Buttenweiser, dessen Frau eine Anwältin von Algiers Hiss war, während Buttenweiser stellvertretender Hochkommissar für das besetzte Westdeutschland war.

Unter den großen pharmazeutischen Unternehmen zeigt keines direktere Verbindungen zu Rockefeller-Interessen als Pfizer, das mit der Rockefeller-Bank, Chase Manhattan, Geschäfte macht, als Direktoren Howard Kaufmann, Präsident von Exxon, und Paul Marks vom Sloan Kettering Cancer Center und dem Rockefeller Hospital hat, das von Rockefeller kontrolliert wird. In den meisten Fällen ist nur eine Rockefeller-Verbindung nötig, um ein Unternehmen zu kontrollieren.

Die Nummer 7 der weltbesten Pharmakonzerne ist die deutsche Hoechst A. G., ein Ableger der I. G. Farben, d.h. die Kontrolle von Rockefeller Warburg Rothschild. Es betreibt eine Reihe von Werken in den Vereinigten Staaten, darunter American Hoechst in Somerville, New Jersey, und die Hoechst Fibers Company. Hoechst stellt die weit verbreitete Polyesterfaser Trevira, antibiotische Futtermittelzusätze für Schweine und Masthähnchen (Flavomycin) sowie weitere pharmazeutische Produkte für die Tierhaltung her.

Die Nummer 8 der Weltrangliste, American Home Products, ist im Besitz der Rothschild-Bank, Manufacturers Hanover, und macht 3,8 Milliarden Dollar pro Jahr (4,93 Dollar laut Standard & Poor's). Sie hat durch den kürzlichen Kauf von A noch mehr an Bedeutung gewonnen. H. Robins Drug Company aus Richmond, VA. A. H. Robins ging in Konkurs, nachdem er 2,5 Milliarden Dollar an etwa 200.000 Frauen gezahlt hatte, die durch sein Dalkon Shield, ein Intrauterinpessar, geschädigt wurden. Ein unzureichend getesteter Vaginalclip verursachte bei vielen Frauen schwere Schäden. Ein französisches Unternehmen, Sanofi, versuchte daraufhin, das Unternehmen zu übernehmen, scheiterte aber, als American Home sich entschloss, einen hohen Preis für die bekannten Marken Chapstick und Robitussin zu zahlen. CEO von American Home ist John W. Culligan, der seit 1937 im Unternehmen ist; er ist Malteserritter, Direktor der Mellon Bank, der Carnegie Mellon University, von American Standard und des Valley Hospitals; Präsident von American Home ist John R. Stafford, Direktor der Rothschild Bank, von Manufacturers Hanover; er war früher Chefsyndikus des drittplatzierten Pharmaunternehmens Hoffmann LaRoche und Partner der einflussreichen Anwaltskanzlei Steptoe and Johnson. Die Direktoren sind K. R. Bergethon aus Norwegen, jetzt Präsident des Lafayette College; A. Richard Diebold; Paul R. Frohring, und Leiter der pharmazeutischen Abteilung des War Production Board von 1942 bis 1946; heute ist er Treuhänder des John Cabot College, Rom, Aufseher der Case Western Reserve University, des Mercy Hospital, der Navy League und des Biscayne Yacht Club; William F. LaPorte, der Direktor des Manufacturers Hanover Trust, American Standard, B.F. Goodrich, Dime Savings Bank, und Präsident der Buck Hill Falls Company; John F. McGillicuddy, Präsident der Manufacturers Hanover Bank, der kürzlich Lewis Preston von der J. P. Morgan Company als Direktor der Federal Reserve Bank of New York ablöste (Preston war für seine Rolle bei der Förderung eines Geschäfts für Hoffman LaRoche kritisiert worden, als er als Banker für Sterling Drug eingestellt wurde); John F. Torell III, Präsident von Manufacturers Hanover Trust und Manufacturers Hanover Corporation; H. W. Blades, ehemaliger Präsident von Wyeth Labs, jetzt Direktor von Provident Mutual Life Insurance, Wistar International, Philadelphia National Bank und Bryn Mawr Hospital; Robin Chandler Duke, aus der Tabakfamilie; Edwin A. Gee, Direktor von Air Products and Chemical, International Paper, Bell & Howell; jetzt Präsident von International Paper und Canadian International Paper; Robert W. Sarnoff, Sohn von David Sarnoff, der das RCA-Imperium gründete; und William Wrigley, Präsident der Wrigley Corporation, Direktor von Texaco und der National Bank Boulevard in Chicago.

Nummer 9 in der Weltrangliste ist Eli Lilly, dessen Präsident Richard D. Wood auch Direktor von Standard Oil of Indiana, Chemical Bank New York, Elizabeth Arden, IVAC Corporation, Cardiac Pacemakers Inc, Elanco Products, Dow Jones, Lilly Endowment, Physio-Control Corporation und dem American Enterprise Institute for Public Policy Research ist, einer angeblich rechtsgerichteten Denkfabrik in Washington, wo Jeane Kirkpatrick regiert. Die Direktoren von Lilly sind Steven C. Beering, geboren in Berlin, Deutschland, jetzt Präsident der Purdue University; sitzt in zahlreichen medizinischen Gremien, der Diabetes Association, der Endocrinology Association und ist Direktor von Arvin Industries; Randall H. Tobias, Vorstandsmitglied von Bretton Woods, war seit 1964 bei Bell Telephone Labs, jetzt Direktor von AT&T und Home Insurance Corporation; Robert C. Seamans, Jr. der von 1969 bis 1973 als Sekretär der Air Force diente, jetzt Direktor des Carnegie-Instituts, des Smithsonian-Museums und der National Geographic Society (zusammen mit Laurance Rockefeller); er ist auch Direktor von Combustion Engineering, einer Firma, die eine Reihe von Verträgen mit der Sowjetunion hat, Putnams Funds, einer Investmentgesellschaft in Neuengland; andere Direktoren von Lilly sind J. Clayton LaForce, ein Fulbright-Stipendiat, jetzt Direktor des von Rockefeller finanzierten National Bureau of Economic Research und Dekan der Graduate School of Management an der University of California. LaForce ist ein einflussreiches Mitglied der geheimen Mount Pelerin Society und vertritt die Vienna School of Economics, eine von Rothschild gesponserte Gesellschaft, deren Sprecher Milton Friedman ist - in Wirklichkeit eine pseudo-rechte Denkfabrik, die von William Buckley und der CIA geleitet wird. LaForce ist auch der Verwalter der pseudo-rechten Denkfabrik, der Hoover Institution an der Stanford University, die von zwei Direktoren der von Rockefeller finanzierten League for Industrial Democracy geleitet wird, dem Hauptreservoir trotzkistischer Ideen unter der Leitung von Sidney Hook und Seymour Martin Lipset. Die anderen Direktoren von Lilly sind J. Paul Lyet II, Vorsitzender des Verteidigungsgiganten Sperry Corporation - zwei Drittel seiner Verträge sind mit Regierungsbehörden; Lyet ist auch ein Direktor von Eastman Kodak, das kürzlich Sterling

Drug gekauft hat; und er ist ein Direktor von Armstrong World Industries, NL Industries und der Continental Group ; Alva Otis Way III, Präsident von American Express, Direktor der Schroder Bank and Trust, ehemaliger Präsident - auch Direktor von Shearson Lehman, zu der jetzt Kuhn, Loeb Company und Lehman Brothers gehören, Direktor von Firemans Fund Insurance Company und American International Banking Corporation, Warnex Ampex Communications Corporation; C. William Verity, Jr., dessen Vater Armco Steel gründete; ein Yale-Absolvent, Verity ist jetzt Präsident von Armco; er wurde kürzlich zum Handelsminister ernannt, um seinen Yale-Kollegen Malcolm Baldrige zu ersetzen, der nach einem Sturz vom Pferd Direktor des Verteidigungsunternehmens Scovill Manufacturing-Baldrige wurde.

Verity ist außerdem Direktor der Chase Manhattan Bank, der Mead Corporation und von Taft Broadcasting. Verity wurde als Handelsminister wegen seiner langen Geschichte der Agitation im Namen der supergeheimen Gruppe, des U.S.U.S.R. Trade & Economic Council, auch bekannt als USTEC, dessen Dokumente als streng geheim eingestuft sind, gewählt. Derzeit laufen mehrere Gerichtsverfahren, um die Regierung zu zwingen, USTEC-Dokumente unter dem Freedom of Information Act offenzulegen, aber bisher haben die Anwälte der Regierung alle Versuche zurückgewiesen, herauszufinden, was diese Gruppe tut. USTEC, die angeblich eine herzliche Gruppe von wohlmeinenden amerikanischen Geschäftsleuten ist, die ihre lächelnden sowjetischen Gegenstücke treffen, wurde von einem hohen KGB-Offiziellen geschaffen, der sie beim Gipfeltreffen 1973 zwischen Präsident Nixon und Breschnew förderte. Der Mittelsmann war Donald Kendall von Pepsicola, der gerade ein großes Handelsabkommen mit Russland abgeschlossen hatte; Teil des Preises war Kendalls Verkauf von USTEC an das Team des Weißen Hauses. Ohne Kendall wäre die USTEC vielleicht nie entstanden. Der wahre Zweck von USTEC wurde von H. Rowan Gaither, Direktor der Ford Foundation, ausgedrückt, als er vom Ermittler der Stiftung, Norman Dodd, interviewt wurde. Gaither beschwerte sich über die schlechte Presse, die die Ford Foundation erhielt, und sagte, sie sei ungerechtfertigt. "Die meisten von uns hier", rief er aus, "waren zu irgendeinem

Zeitpunkt entweder im OSS oder im Außenministerium oder in der Europäischen Wirtschaftsverwaltung tätig. Zu dieser Zeit arbeiteten wir ausnahmslos nach Direktiven des Weißen Hauses, deren Inhalt darin bestand, dass wir alle Anstrengungen unternehmen mussten, das Leben in den Vereinigten Staaten zu verändern, um eine bequeme Fusion mit der Sowjetunion zu ermöglichen. "

USTEC ist ein wichtiger Schritt im Rahmen des Fusionsprogramms. Alva Way, Präsident von American Express, sitzt zusammen mit C. William Verity im Eli Lilly Board of Directors. Way's Kollege, James D. Robinson III, der Präsident von American Express ist, ist einer der Hauptinitiatoren der USTEC, ebenso wie Robert Roosa, ein Partner der Investmentbank Brown Brothers Harriman, der Geschäftsführer der Trilateralen Kommission ist. Andere wichtige Mitglieder der USTEC sind Edgar Bronfman, Präsident des Zionistischen Weltkongresses, Präsident von Seagrams, dem Bronfman-Familienunternehmen, das einen bedeutenden Anteil von 21% an DuPont kontrolliert; Maurice Greenberg, Präsident der American International Group; Dr. Armand Hammer, ein langjähriger Freund der Sowjetunion; und Dwayne Andreas, ein Getreide-Tycoon, der die Firma Archer-Daniels-Midland leitet. Andreas, der CREEP finanzierte, die Organisation, die zum Rücktritt Richard Nixons von der US-Präsidentschaft führte, hat im Vorstand Robert Strauss, den ehemaligen Vorsitzenden des Democratic National Committee, und Mrs. Nelson Rockefeller.

1972 wurde in Washington ein Treffen im ultra-exklusiven F. Street Club einberufen, der lange Zeit der geheime Treffpunkt für Washingtons beste Geschäftemacher und Dealer gewesen war. Donald Kendall hatte David Rockefeller eingeladen, der eine Filiale von Chase Manhattan am Roten Platz in Moskau eröffnet hatte, Helmut Sonnenfeldt vom Außenministerium, der Henry Kissingers "Kontrolleur" gewesen wäre, als Kissinger als Doppelagent unter Sonnenfeldts Schirmherrschaft in die Vereinigten Staaten kam, und Georgi Arbatow, den berühmten sowjetischen Propagandisten in den Vereinigten Staaten. Arbatov erzählte der Gruppe, wen Sowjetrussland im Vorstand der zukünftigen Organisation, die USTEC wurde, haben wollte.

Er wollte Dr. Armand Hammer, Reginald Jones von General Electric, Frank Cary von IBM und Irving Shapiro, Direktor von DuPont. Das scheinbare Ziel der USTEC war es, den Handel zwischen den Vereinigten Staaten und Russland zu fördern; ihr eigentliches Ziel war es, die kränkelnde sowjetische Wirtschaft zu retten und ihre Führer vor einer katastrophalen Revolution zu bewahren. Die Vereinigten Staaten boten Hightech, Getreide und Militärprodukte an, die Russen boten an, das kommunistische System aufrechtzuerhalten.

Das zehntgrößte Pharmaunternehmen der Welt ist Upjohn, das stark in die Produktion von Agrarchemikalien wie Asgrow involviert ist.

Upjohn wurde nun von der führenden Rüstungsfirma Todd Shipyards übernommen, zu deren Direktoren Harold Eckman gehört, ein Direktor von W. R. Grace, The Bank of New York, Centennial Life Insurance Company, Home Life Insurance Company - er ist Präsident der Atlantic Mutual Insurance Company, und Union de Seguros of Mexico: Raymond V. O'Brien, Jr., der Präsident der Emigrant Savings Bank of New York und der International Shipholding Corporation ist; R. T. Parfet, Jr., der Präsident von Upjohn ist, ein Direktor von Michigan Bell Telephone; Lawrence C. Hoff, der Präsident der National Foundation for Infectious Diseases und der American Foundation for Pharmaceutical Education ist; er ist Mitglied des Kuratoriums des Sloan Kettering Cancer Institute und diente von 1974 bis 1977 als Under Secretary of Health bei HEW; er ist Direktor des National Heart & Lung Institute und des U.S. Public Health Service Pharmacy Board; P. H. Bullen, der von 1946 bis 1971 bei IBM arbeitete und jetzt als Bullen Management Company tätig ist; Donald F. Hornig, Professor und Direktor für interdisziplinären Fortschritt im Gesundheitswesen an der Harvard University School of Public Health; Direktor von Westinghouse Electric und war Gruppenleiter in Los Alamos für die Entwicklung der Atombombe; wissenschaftlicher Sonderberater an der U.S.-Universität von 1964 bis 1969; Guggenheim- und Fullbright-Stipendiat; Preston S. Parish, Vorsitzender des Vorstands von Upjohn, ist Treuhänder des Williams College, des Bronson Methodist Hospital,

Vorsitzender des Kuratoriums der W. E. Upjohn Unemployment Corporation, Präsident von Kal-Aero, American National Holding Company und Co-Vorsitzender des Food and Drug Law Institute; William D. Mulholland, Präsident der Bank of Montreal, an der die Bronfmans eine Mehrheitsbeteiligung haben, Charles Bronfman ist ein Direktor. Mulholland ist außerdem Direktor der The Standard Life Assurance Company of Edinburgh, Schottland, ein Direktor von Kimberly-Clark, Canadian Pacific Railroad, Harris Bancorp und der Bahamas and Caribbean Branch Ltd. der Bank of Montreal. Herr Mulholland war von 1952 bis 1969 Komplementär von Morgan Stanley, bevor er von 1970 bis 1974 Präsident von Brinco, einer Rothschild-Holdinggesellschaft in Kanada, wurde.

Mulholland ist auch Direktor der Allgemeinen Credit Anstalt in Frankfurt (Geburtsort der Familie Rothschild). William N. Hubbard Jr., Direktor von Johnson Controls, Consumers Power Company (3½), ehemaliger Präsident von Upjohn und Dekan der New York University School of Medicine, ist ebenfalls ein Direktor von Upjohn.

Der 11. größte Pharmakonzern, E. E. Squibb, hat Richard E. Furlaud als Präsidenten; er ist Direktor des führenden Munitionsunternehmens Olin Corporation und war von 1957 bis 1966 General Counsel von Olin. Furlaud war Anwalt in der prominenten Anwaltskanzlei Wall Street, Root, Ballantine, Harlan, Busby and Palmer, die von Wilsons Außenminister Elihu Root gegründet wurde und die 1917 100 Millionen Dollar aus Wilsons persönlichem Kriegsfonds nach Sowjetrussland schickte, um das strauchelnde bolschewistische Regime zu retten. Furlaud ist ein Treuhänder der Rockefeller University und des Sloan Kettering Cancer Institute, was eine Verbindung von Squibb zu Rockefeller zeigt. Unter den Direktoren von Squibb ist J Richardson Dilworth, der langjährige Finanztreuhänder aller Mitglieder der Rockefeller-Familie. Dilworth ist durch Heirat mit der wohlhabenden Familie Cushing verbündet und war von 1946 bis 1958 Partner in der Firma Kuhn, Loeb, als sein Partner, Lewis Strauss, Loeb, sich als Finanzberater der Rockefellers zurückzog. Dilworth übernahm diese Position 1958 in Vollzeit und übernahm den gesamten 56. Stock des Rockefeller Centers, wo er 1981 alle Rechnungen eines Familienmitglieds bearbeitete. Heute ist er Vorsitzender des Vorstands des Rockefeller Centers, Direktor von Nelson Rockefellers International Basic Economy Corporation, Chrysler, R. H. Macy, Colonial Williamsburg (ein weiteres Rockefeller-Familienunternehmen) und der Rockefeller University. Er ist Direktor der Yale Corporation und des Metropolitan Museums sowie Direktor von Selected Investments of Luxemburg. Die anderen Direktoren von Squibb sind Louis V. Gerstner, Präsident von American Express, Direktor von Caterpillar Tractor und langjähriges Vorstandsmitglied des Sloan Kettering Cancer Institute; Charles G. Koch, Chef des Familienunternehmens Koch Enterprises, ein 3-Milliarden-Dollar-Unternehmen mit Sitz in Kansas City. Koch besitzt ein 500-Millionen-Dollar-Vermögen und hat persönlich die angeblich rechtsgerichteten Organisationen, das Cato Institute, die Mount Pelerin Society und die Libertarian Party finanziert. Koch Industries macht nur mit Morgan Guaranty Trust Geschäfte und bleibt damit im Orbit der J. P. Morgan Company.

Die anderen Direktoren von Squibb sind Helen M. Ranney, seit 1973 Vorsitzende des Fachbereichs Medizin an der University of California in San Diego; sie arbeitete von 1960 bis 1964 am Presbyterian Hospital in New York City und ist Mitglied der American Hematology Society; Robert W. van Fossan, Präsident der Mutual Benefit Life Insurance, Direktor von Long Island Public Service Gas & Electric, Amerada Hess und Nova Pharmaceutical Corporation; Sanford H. McDonnell, Vorsitzender der Defense Corporation, McDonnell Douglas Aircraft Corporation; Direktor von Centerre Bancorp und der Navy League; Robert H. Ebert, Dekan der Harvard Medical School seit 1964; Direktor der Rockefeller Foundation, des Population Council und Vorsitzender des einflussreichen Milbank Memorial Fund; Direktor der Robert W. Johnson Foundation des Johnson & Johnson Pharmaceutical Fortune; Ebert war Rhodes Scholar und Markle; Burton E. Sobel, seit 1973 Direktor der Cardiac Division der University of Washington, National Institute of Health, Herausgeber von *Clinical Cardiology, American Journal of Cardiology, American Journal of Physiology und* vieler anderer medizinischer Positionen; Rawleigh Warner, Jr., Präsident der riesigen Mobil

Corporation und Direktor zahlreicher Unternehmen, darunter AT&T, Allied Signal (ein Rüstungsunternehmen mit einem Umsatz von 9 Milliarden Dollar), American Express, Chemical Bank (John F. Connally, ehemaliger Finanzminister, und Carla Hills, ehemalige Sekretärin des HUD, deren Ehemann Vorsitzender der Securities and Exchange Commission war, waren ebenfalls im Vorstand von Signal); Eugene F. Williams, Direktor des Rüstungsunternehmens Olin Corporation und von Emerson Electric. Squibb hat vor kurzem mit einem Zuschuss von 20 Millionen Dollar ein Forschungsinstitut an der Universität Oxford gegründet; außerdem leitet es das Squibb Institute for Medical Research in den USA. Der Nachkomme der Familie ist Senator Lowell Weicker, ein Liberaler, der konsequent gegen die Republikanische Partei stimmt, deren Mitglied er ist. Er ist durch sein Familienvermögen vor Parteidisziplin geschützt.

Johnson & Johnson rangiert an zwölfter Stelle unter den Pharmaunternehmen der Welt; sein Präsident, James E. Burke, ist auch Direktor von IBM und Prudential Insurance. Der Präsident von Johnson & Johnson ist David R. Clare; er sitzt im Vorstand des MIT und ist Direktor von Motorola und dem Overlook Hospital. Die Direktoren sind William O. Baker, der von 1939 bis 1980 als Forschungschemiker bei den Bell Tel Laboratories tätig war. Als Spezialist für Polymerforschung ist Dr. Baker in den Vorständen zahlreicher Organisationen tätig und ist Mitglied des President's Intelligence Advisory Board. Er ist Berater der National Security Agency, seit 1959 Berater des Verteidigungsministeriums, Treuhänder der Rockefeller University, von General Motors, der Cancer Research Foundation und der Robert A. Welch Foundation; Thomas S. Murphy, Präsident des Medienkonglomerats Capital Cities ABC, Direktor von Texaco; Clifton E. Garvin, seit 1947 Präsident von Exxon, dem Eckpfeiler des Rockefellers-Vermögens; er ist auch Direktor von Citicorp und Citibank, TRW, dem Verteidigungsunternehmen, J. C. Penney, Pepsi Cola, Sperry, Vizepräsident des Sloan Kettering Cancer Center, Vorsitzender des Business Roundtable und Direktor der Teachers Annuity Association of America.

Weitere Direktoren von Johnson & Johnson sind Irving M. London, seit 1970 Präsident des Albert Einstein College of Medicine, Professor für Medizin an Harvard und MIT, Rockefeller Fellow in Medizin an der Columbia University, Berater des Surgeon General der Vereinigten Staaten; Paul J. Rizzo, Vizepräsident von IBM und der Morgan Stanley Group; und Joan Ganz Cooney, die mit Peter Peterson, dem ehemaligen Präsidenten der Kuhn, Loeb Company, verheiratet ist. Sie ist Präsidentin von Children's TV Workshop, Direktorin der Chase Manhattan Bank, der Chase Manhattan Group, May Department Stores und Xerox. Seit 1954 ist sie als Publizistin für NBC tätig, wo sie das hochprofitable Kinderfernsehprogramm entwickelte.

Sie erhielt den Stephen S. Award. Wise Award.

Die Nummer dreizehn in der Weltrangliste ist die Schweizer Sandoz.

Lysergsäure, das berühmte LSD, wurde 1943 in den Sandoz-Laboratorien von dem Chemiker Albert Hofmann entwickelt. Sandoz erzielt einen Jahresumsatz von USD 5 Mrd., davon USD 500 Mio. mit Agrarchemikalien und Farbstoffen, die in den US-Werken produziert werden. Sandoz besitzt Northrup King, das riesige Hybrid-Saatgutunternehmen, Viking Brass und andere Unternehmen.

Bristol Myers liegt weltweit auf Platz 14. Chief Operating Officer ist Richard Gelb, früher bei Clairol, dem von seiner Familie gegründeten Unternehmen. Gelb ist Präsident des Sloan Kettering Cancer Center, das von Rockefeller kontrolliert wird; er ist Direktor der Federal Reserve Bank of New York, von Cluett Peabody, der New York Times, der New York Life Insurance, von Bankers Trust, des Council of Foreign Relations, des Business Council und des Business Roundtable. Zu den Direktoren von Bristol-Myers gehören Ray C. Adam, ein Partner der J. P. Morgan Company und Direktor von Morgan Guaranty Trust, Metropolitan Life, Cities Service und Präsident von NL Industries, einem Öldienstleistungsunternehmen mit einem Jahresumsatz von 2 Milliarden Dollar; William M. Ellinghaus, der seit 1940 bei Bell Systems tätig ist, Präsident von New York Telephone, ein Direktor von J. C. Penney, Bankers Trust, stellvertretender Vorsitzender der New York Stock Exchange, International Paper, Armstrong World Industries, New York Blood Center und United Way; Ritter von Malta vom Heiligen Grab zu Jerusalem, Vorsitzender von AT&T, Direktor von Textron, Revlon und Pacific Tel & Tel; John D. Macomber, Präsident von Celanese, Direktor der Chase Manhattan Bank, RJR Industries, Nabisco; Martha R. Wallace, Mitglied der Trilateralen Kommission, Unternehmensberaterin im Außenministerium von 1951 bis 1953, jetzt Direktorin bei RCA, *Fortune, Time,* Henry Luce Foundation und bei Redfield Associates, Berater, seit 1983. Sie ist Vorsitzende des Auswahlkomitees der New Yorker Rhodes Scholars, Direktorin von American Can, American Express, Chemical Bank, New York Stock Exchange, New York Telephone, Vorsitzende des Finanzkomitees des Council on Foreign Relations und Mitglied des supergeheimen American Council on Germany, das hinter den Kulissen die Regierung der Bundesrepublik Deutschland ist; Robert E. Allen, der Direktor von AT&T, Pacific Northwest Bell, Manufacturers Hanover und dem Manufacturers Hanover Trust ist; Henry H. Henley, Jr., Präsident von Cluett Peabody, Clupak Corporation, General Electric, Home Life Insurance, Manufacturers Hanover Bank und dem Manufacturers Hanover Trust, sowie Direktor des Presbyterian Hospital, New York; James D. Robinson III, Präsident von American Express, Direktor von Shearson Lehman Hutton, Coca Cola, Union Pacific, Trust Company of Georgia, Präsident des Rockefeller's Memorial Hospital for Cancer and Allied Diseases, Direktor des Sloan Kettering Cancer Center, Mitglied des Board of Trustees der Rockefeller University, Vorsitzender des United Way, des Council on Foreign Relations Business Council und des Business Roundtable; führende Persönlichkeit des New Yorker Establishments. Robinson arbeitete bei Morgan Guaranty Trust von 1961 bis 1968 als Assistent des Präsidenten der Bank, Andrew C. Sigler, Präsident der Key Policy Corporation, Champion Paper, Direktor der Chemical New York, Cabot Corporation, General Electric und RCA.

Bristol-Myers ist der 44. größte Werbetreibende in den Vereinigten Staaten und gibt jährlich 344 Millionen Dollar aus, hauptsächlich für Fernsehen und Werbung; das gibt dem

Unternehmen eine Menge Einfluss bei der Diktierung von Programminhalten. Bristol-Myers vermarktet derzeit sein neues Beruhigungsmittel Buspar und sein neues cholesterinsenkendes Medikament Questran, von denen jedes mindestens 100 Millionen Dollar pro Jahr einbringen soll. Die Überprüfung von Anti-Cholesterin-Medikamenten hat besorgniserregende Nebenwirkungen, wie Leberschäden und andere "unbeabsichtigte" Folgen, offenbart.

Nummer 15 in der Weltrangliste der Pharmaunternehmen ist der englische Konzern Beecham, der sich auf Human- und Tierarzneimittel spezialisiert hat. Der Präsident von Beecham ist Robert P. Bauman, der auch Vizepräsident von Textron, Direktor von McKesson, einem weiteren Pharmaunternehmen, und des Medienkonglomerats Capital Cities ABC ist. Vorsitzender von Beecham ist Sir Graham Wilkins, Direktor von Thorn EMI TV, Hill Samuel, einer der von der Bank of England lizenzierten Investmentbanker Magic Seventeen, und der Süßwarenfirma Rowntree Mackintosh sowie Courtauld's, dem englischen Textilriesen mit engen Verbindungen zum britischen Geheimdienst. Die Direktoren von Beecham sind Lord Keith of Castleacre, der der Vorsitzende von Hill Samuel ist, die Investmentbanker, der Direktor von Rolls Royce, British Airways, Times Newspapers Ltd. und der Vorsitzende des Economic Planning Council, der die komplette Macht über die Wirtschaft in England hat. Lord Keith war Direktor des Nachrichtendienstes im Außenministerium, bevor er in die Wirtschaft ging. Ein weiterer Direktor von Beecham ist Lord McFadzean of Kelvinside, der Vorsitzender von Shell Transport and Trading ist, einem von Rothschild kontrollierten Unternehmen, ein Direktor von British Airways, Shell Petroleum und Rolls Royce. Er ist Kommandant des Ordens von Oranien-Nassau, der supergeheimen Organisation, die gegründet wurde, um die Einsetzung von Wilhelm von Oranien als König von England und die anschließende Gründung der Bank von England zu feiern. Die amerikanische Tochtergesellschaft von Beecham hat einen Umsatz von 500 Millionen Dollar pro Jahr.

Den sechzehnten Platz in der Weltrangliste belegt die deutsche Bayer A. G., eines der drei Unternehmen, die nach dem

Zweiten Weltkrieg aus dem I. G. Farben-Kartell hervorgegangen sind. Gegründet im Auftrag der alliierten Militärregierung, die damals von General William Draper dominiert wurde und mit den Investmentbankern von Dillon Read verbunden war, ist Bayer heute größer als das ursprüngliche I. G. Farben-Kartell. 1977 kaufte Bayer Miles Laboratories und Germaine Monteil Perfumes, 1981 Agfa Gevaert, eine weitere Abspaltung der amerikanischen I. G. Farben, und 1983 Cutter Laboratories, ein kalifornisches Unternehmen, von dem bekannt war, dass es zum Schutz der Rockefeller-kontrollierten Pharmakonzerne während der großen Polio-Immunisierungskriege gegründet worden war. Alle fehlerhaften Polio-Impfstoffe wären von Cutter produziert worden, was die Rockefeller-Firmen von der Androhung von Klagen befreit hätte. In den 1930er Jahren betrieb Bayer in den USA die Chemieunternehmen Sterling Drug und Winthrop als Tochterunternehmen des Riesen I. G. Farben. Der Präsident von Winthrop Chemical war George G. Klumpp, der ein Mitglied der Familie von J. P. Morgan geheiratet hatte. Klumpp war von 1935 bis 1941 Leiter der Drug Division der Food and Drug Administration in Washington, als er Präsident von Winthrop Chemical wurde. Er war auch Professor an der Yale Medical School gewesen. Der Direktor von Winthrop, E. S. Rogers, war von 1932 bis 1934 Arzt am Rockefeller-Institut, seit 1946 Dekan der School of Public Health an der University of California in Berkley; Rogers war von 1941 bis 1945 Berater des Kriegsministers. Laurance Rockefeller war auch ein Direktor von Winthrop Chemical, was die enge Verbindung zwischen den Rockefellers und I. zeigt. G. Farben. Rockefeller war außerdem Direktor von McDonnell Aircraft, Eastern Air Lines, Chase Manhattan Bank, International Nickel, International Basic Economy Corporation, Memorial Hospital und dem Rockefeller Brothers Fund.

Der siebzehnte Rang in der Welt ist Syntex, ein führendes Unternehmen in der Lebensmittelindustrie. Ihr Gründungspräsident, George Rosencrantz aus Budapest, gibt als aktuelle Adresse 1730 Parque Via Reforma, Mexico DF 10 an; er verließ das Land nach einer seltsamen Entführung seiner Frau. Der Präsident von Syntex ist Albert Bowers, geboren in Manchester, England, ein Fulbright-Stipendiat und

Vorstandsmitglied der Rockefeller University; die Direktoren sind Martin Carton, geschäftsführender Vizepräsident von Allen and Company, der Wall-Street-Investmentfirma, von der jahrelang gemunkelt wurde, sie sei der Investmentarm von Meyer Lanskys 500-Millionen-Dollar-Mafiavermögen. Cartin ist Vorsitzender des Finanzausschusses der Fischbach Corporation, ein Direktor von Rockcor Inc, Barco of California, Frank B. Hall & Company und Williams Electronics.

Weitere Syntex-Direktoren sind Dana Leavitt, Präsidentin der Leavitt Management Corporation, Direktorin von Pritchard Health Care, Chicago Title & Trust, United Artists, Transamerica und Präsidentin der Occidental Life Insurance; Leonard Marks, Executive Vice President der hawaiianischen Investmentfirma Castle & Cooke, Direktor der Times Mirror Corporation, Wells Fargo, Homestake Mining Company und California and Hawaii Sugar Company. Marks diente von 1964 bis 1968 als stellvertretender Sekretär der Luftwaffe. Der Direktor von Syntex ist auch ein großer Name in der Bank, Anthony Solomon, jetzt Präsident von S. G. Warburgs Mercury International. Solomon war Wirtschaftswissenschaftler bei der OPA, als Richard Nixon dort seine Regierungskarriere begann. Solomon eröffnete dann in Mexiko eine Firma für Dosensuppen, Rosa Blanca, die er für mehrere Millionen Dollar verkaufte. Danach kehrte er in den Regierungsdienst zurück, als IDA-Beamter, Präsident der International Investment Corporation für Jugoslawien 1969-1972, wurde 1977-1980 zum Unterstaatssekretär für Währungsangelegenheiten im Finanzministerium ernannt und trat die Nachfolge von Paul Volcker als Präsident der führenden Geldmarktbank, der Federal Reserve Bank of New York, an, als David Rockefeller Volcker 1980 in den Rang des Vorsitzenden des Federal Reserve Board of Governors erhob.

Herr Solomon ist auch Direktor der Banca Commerciale Italiane.

Syntex ist für den sprunghaften Anstieg seiner Aktien in Erinnerung geblieben, als es begann, große Mengen an abgelaufenen Medikamenten in rückständigen Überseeländern abzuladen. Die Gewinne schossen in die Höhe, ebenso wie der Lagerbestand.

Die Nummer 18 der Weltrangliste ist das ehemalige Imperium von Elmer Bobst, Warner-Lambert. Sie ist der 19. größte Werbetreibende in den Vereinigten Staaten und gibt jährlich 469 Millionen Dollar aus. Der Präsident von Warner-Lambert ist Joseph D. Williams, der auch Direktor der Warner-Lambert-Tochter Parke-Davis ist, die nur erworben wurde, weil Bobst die Präsidentschaft von seinem Freund Richard Nixon übernommen hatte. Williams ist außerdem Direktor von AT&T, J. C. Penney, Western Electric, Excello und der Columbia University. Er ist Präsident der People to People Foundation. Der Präsident von Warner-Lambert ist Melvin R. Goodes, ein in Kanada geborener ehemaliger Mitarbeiter der Ford Motor Company. Goodes war Mitglied der Ford Foundation und der Sears Roebuck Foundation.

Warner-Lambert, das dank der zahlreichen Übernahmen von Bobst ein Apothekenimperium aufgebaut hat, bietet nun Listerine-Mundwasser (26,9% Alkohol), Bromo Seltzer, Dentyne, Schick-Rasierer, Sloan's Linament und das Beruhigungsmittel Prazepan an. Die Direktoren sind B. Charles Ames, Präsident von Acme Cleveland, der M. A. Hanna Corporation, Diamond Shamrock und Harris Graphics; Donald L. Clark, Präsident von Household International, dem riesigen Finanzkonzern, Square D. Evanston Hospital und dem Council on Foreign Relations; William R. Howell, Präsident von J. C. Penney, Direktor von Exxon und Nynex; Paul S. Morabito, Direktor von Burroughs, Consumer Power und Detroit Renaissance, dem unglückseligen "menschlichen Rehabilitations"-Experiment, das Milliarden in ein Detroiter Rattenloch fließen ließ und von dem Henry Ford II angewidert zurücktrat; Kenneth J. Whalen, Direktor von American Motors, Combustion Engineering, Whirlpool und Treuhänder des Union College; John F. Burdett, Direktor von ACF Industries, General Public Utilities (das einen Jahresumsatz von 2,87 Milliarden Dollar hat). Der Präsident von ACF ist der berüchtigte Dieb Carl Icahn, der auch Präsident der Tochtergesellschaft IC Holding Company ist. Die anderen Direktoren von Warner-Lambert sind

Richard A. Cramer, Irving Kristol, der Dreh- und Angelpunkt der neokonservativen Bewegung, die sich um Jeane Kirkpatrick und die CIA dreht, und Henry G. Parks, Jr. ein symbolischer Schwarzer, der Parks Sausage in Baltimore gegründet hat. Heute ist er Direktor der W. R. Grace Company und der Signal Company.

Die anderen Direktoren von Warner-Lambert sind Paul S. Russell von der Harvard Medical School, Columbia College of Physicians and Surgeons, U.S. Navy, U.S. Public Health Service, Direktor des Sloan Kettering Cancer Center seit 1974; und Edgar J. Sullivan, Präsident von Borden, Direktor der Bank of New York, Direktor von F. W. Woolworth, Professor und Treuhänder der Universität von St. Sullivan ist Ritter von Malta, Direktor des Council on Foreign Relations und des Atlantic Council. Sterling Drug, Hersteller des Aspirins von Bayer und ein Ableger des I. G. Farben-Kartells, ist ein weiteres großes Pharmaunternehmen. Ihr Präsident, W. Clark Wescoe, ist Direktor der Tinker Foundation, der John Simon Guggenheim Foundation, von Phillips Petroleum und Hallmark Cards. Er ist Vorsitzender des China Medical Board of New York, lange Zeit die Lieblingswohltätigkeit des Medienmagnaten Henry Luce. Wescoe ist außerdem Direktor der Samuel H. Kress Foundation und der Columbia University und kontrolliert Stiftungsgelder in Milliardenhöhe. Er ist Mitglied im Vorstand der American Medical Association, des American College of Physicians und des Council on Family Health. Sterlings Präsident ist John M. Pietruski, der von 1954 bis 1967 bei Proctor and Gamble arbeitete und jetzt Direktor der Irving Bank, Associated Dry Goods (ein Textilimperium mit einem Umsatz von 2,6 Milliarden Dollar) ist; ein späterer Präsident, James G. Andress war bei Abbott Laboratories; Direktoren sind Gordon T. Wallis, Präsident der Irving Bank and Irving Trust, Direktor der Federal Reserve Bank of New York, Council on Foreign Relations, F. W. Woolworth, JWT Group, General Telephone and Electronics, Wing Hang Bank Ltd. und International Commercial Bank Ltd; William E. C. Dear-den, der von 1964 bis 1985 Präsident von Hershey Foods war, jetzt bei der Heritage Foundation, dem rechten Pseudo-Think Tank, der von der britischen Fabian Society geleitet wird; und Martha T. Muse, Präsidentin der einflussreichen 30 Millionen Dollar teuren Tinker Foundation. Sie ist außerdem Direktorin der Irving Bank, des American Council on Germany, der West German Leadership Group, der Edmund A. Walsh School of Foreign Service und dem Georgetown Center for Strategic and International Studies, die alle CIA-Reserven der Veteranen Evron und Jeane Kirkpatrick sind. Sie ist außerdem Direktorin des Woodrow Wilson International Center und des Order of St. John of Jerusalem. Das macht Martha T. Muse zu einem veritablen Verzeichnis der streng geheimen CIA-Operationen in aller Welt.

Die Tinker Foundation ist, wie der Jacob Kaplan Fund, eine der supergeheimen Organisationen, die Geld an die CIA für geheime Aktivitäten leiten, die zu bizarr sind, als dass sie einer staatlichen Einsatzzentrale unterstellt werden könnten. Der Sekretär der Tinker Foundation ist Raymond L. Brittenham, der in Moskau geboren wurde und am Kaiser-Wilhelm-Institut in Berlin studiert hat. Er war Chefsyndikus der ITT, deren deutsche Geschäfte von Baron Kurt von Schroder, dem persönlichen Bankier Adolf Hitlers, geleitet wurden. Brittenham war Senior Vice President für Recht bei ITT, Bell Tel, Belgian International, Standard Electric, Vice President von Standard Lorenz, Deutschland Harvard Law School und ist seit 1980 Investmentbanking-Partner von Lazard Frères. Der Direktor der Tinker Foundation ist David Abshire, Vertrauter des Weißen Hauses in sensiblen Geheimdienstangelegenheiten. Er ist Präsident des American Enterprise Institute, einer geheimen politischen Gruppe, die von Jeane Kirkpatrick geleitet wird, und des Center for Strategic and International Studies. Abshire diente als US-Botschafter bei der NATO in Brüssel, die als Welthauptquartier und Kommandozentrale für die Rothschild-Weltordnung dient; Abshire leitete das Reagan-Übergangsteam nach Reagans Wahl ins Weiße Haus; er leitete auch die nationale Sicherheitsgruppe, ist im Kuratorium des Naval War College, des President's Advisory Council on Foreign Intelligence und des einflussreichen International Institute of Strategic Studies.

John N. Irwin II, der in Oxford studiert hat, ist auch Direktor der Tinker Foundation. Er war Partner in der Wall-Street-Kanzlei von David Polk Wardwell, bis er zu Patterson Belknap wechselte. Irwin diente von 1957 bis 1961 als Assistant Under Secretary of State for Defence, Homeland Security und von 1970 bis 1974 als Under Secretary of State, Ambassador to France. Irwin ist Direktor von Morgan Guaranty Trust, IBM und Super-Secret 1925 F. Street Club in Washington. Der Vizepräsident der Tinker Foundation ist Grayson Kirk, Präsident der University of Wisconsin, Präsident emeritus der University of Chicago, IBM-Berater, Direktor des Bullock Fund, der Asia Foundation, des Institut français, des Lycée français, Treuhänder von Money Shares, High Income Shares und Hoover front, der Belgian-American Foundation for Education. Kirk ist außerdem Träger des Order of the British Empire, des Order of St. John of Jerusalem und ist Commander des Order of Orange-Nassau.

Als Hoffman LaRoche 1987 ein verbindliches Angebot für Sterling Drug abgab, wurde sein Fall von Lewis Preston, dem Chef des J.P. Morgan-Imperiums, der auch ein Banker für Sterling Drug war, vertreten. Die Öffentlichkeit über seine Rolle veranlasste ihn, sich von der J. P. Morgan Company zurückzuziehen.

Sterling wurde dann von Eastman Kodak mit finanzieller Unterstützung durch die Rockefellers gekauft. Kodak kauft von der Chase Lincoln First Bank, die sich zu 100% im Besitz der Chase Manhattan Bank befindet. Kodak macht 10 Milliarden Dollar im Jahr; sein Präsident ist C. Kay Whitmore, der ein Direktor der Chase Manhattan Bank und der Chase Manhattan National Corporation ist.

Die Direktoren von Kodak sind Roger E. Anderson, ehemaliger Präsident der Continental Illinois Bank, bis diese aufgrund von Missmanagement vom Bankrott bedroht war; er arbeitet jetzt für Amsted Industries, ein 700 Millionen Dollar schweres Stahlunternehmen. Anderson ist auch Präsident des Chicagoer Zweigs des Council on Foreign Relations. Die anderen Direktoren von Kodak sind Charles T. Duncan, Dekan der Howard University Law School, Direktor der Verteidigungsfirma TRW, Proctor and Gamble, und Direktor des NAACP Legal Defense Fund. Als Freimaurer 32. Grades ist Duncan seit langem in Angelegenheiten der Schwarzen aktiv und diente von 1953 bis 1955 als Assistent des jetzigen Richters am

Obersten Gerichtshof Thurgood Marshall im Fall der Aufhebung der Rassentrennung in Schulen vor dem Obersten Gerichtshof. Juanita Kreps ist ebenfalls Direktorin von Kodak; sie diente als Handelsministerin von Präsident Jimmy Carter; sie ist jetzt Direktorin von RJR Industries und der New York Stock Exchange; und sie ist Empfängerin des Stephen S. Duncan's Stephen S. Duncan ist ein ehemaliger Handelsminister von Präsident Jimmy Carter. Wise Award. John G. Smale, Präsident von Proctor and Gamble, Direktor von General Motors, und Richard Mahoney, Präsident der Monsanto Chemical Company, gehören ebenfalls dem Sterling-Vorstand an.

Da sie in ähnlichen chemischen Formulierungen tätig sind, sind die großen Chemieunternehmen auch eng mit den großen Arzneimittelherstellern verbunden. Richard Mahoney, ein Direktor von Sterling Drug, ist Präsident von Monsanto Chemical, einem Unternehmen mit einem Jahresumsatz von 7 Milliarden Dollar.

Mahoney sagt, er strebe in diesem Jahr eine Eigenkapitalrendite von 20 Prozent für Monsanto an. Er ist außerdem Direktor der Metropolitan Life Insurance Company, Centerre Bancorp, G. D. Searle. Der Präsident von Monsanto ist Earle H. Harbison, Jr., der von 1949 bis 1967 in der CIA diente. Harbison ist Präsident von G. D. Searle, Präsident der Mental Health Association und Direktor des Bethesda General Hospital und des St. Michael's Hospital. Die Direktoren von Monsanto sind Donald C. Carroll, Dekan der Wharton School of Business; Richard I. Fricke, der von 1957-1962 als General Counsel der Ford Motor Company tätig war, jetzt Präsident der National Life Insurance Company und Präsident der Sentinel Group Funds; Howard A. Love, Präsident der National Intergroup, ehemals National Steel, Direktor der Transworld Corporation und der Hamilton Oil Corporation; Buck Mickel, Baumagnat, Präsident der Daniel International Corporation, die über eine Milliarde Dollar im Jahr verdient, Präsident von RSI und Präsident von Duke Power, Präsident der Fluor Corporation, Vizepräsident von J. P. Stevens, derzeit unter Übernahmeangebot, Direktor der Seaboard Coast Line railroad.

William G. Ruckelshaus ist auch ein Direktor von Monsanto. Er diente als stellvertretender Generalstaatsanwalt der Vereinigten Staaten und stellvertretender Generalstaatsanwalt in der Zivilabteilung des Justizministeriums von 1969 bis 1970, Administrator der EPA von 1970 bis 1973, Direktor des FBI, erster Vizepräsident für Recht des Riesen Weyerhauser Corporation, Direktor der Vereinigten Staaten. West und Pacific Gas Transmission; Stansfield Turner, der von 1977 bis 1981 Direktor der CIA war, Rhodes Scholar, Präsident des Naval War College, Oberbefehlshaber der NATO und der Zweiten Flotte; C. Raymond Dahl, Präsident von Crown Zellerbach, Direktor der Bank America; John W. Hanley, ehemaliger Präsident von Monsanto, jetzt Direktor der Citibank, Citicorp und RJR Industries; Jean Mayer, Sohn des langjährigen Präsidenten von Lazard Freres, Andre Mayer. Jean Mayer wurde in Paris geboren und ist Direktor zahlreicher Organisationen, die sich mit Bevölkerungsstudien befassen; er war von 1969 bis 1970 Sonderberater des Präsidenten der Vereinigten Staaten und ist seit 1976 Präsident der Tufts University, Direktor von UNICEF und WHO; John S. Reed, Präsident der Citibank, Direktor von Philip Morris, United Technologies, Russell Sage Foundation und des Sloan Kettering Cancer Center; John B. Slaughter, Direktor von General Dynamics, Naval Electronic Lab in San Diego, NSF Missile Spec..., und seit 1982 Kanzler der University of Maryland; aktiv in mehreren Organisationen von Minderheitengruppen, Urban League, Verwalter des Rensselaer Polytechnic Institute; Margaret Bush Wilson, Anwältin in St. Louis, Schatzmeisterin der NAACP und Verwalterin der University of Washington.

Die enge Verbindung zwischen der chemischen Industrie und den Geheimdiensten der Regierung wird durch die Tatsache belegt, dass sich unter den Führungskräften und Direktoren von Monsanto ein 20-jähriger CIA-Agent, ein weiterer ehemaliger CIA-Direktor, ein ehemaliger Direktor der EPA und des FBI sowie ein Ingenieur von General Dynamics, dem führenden Verteidigungsunternehmen des Landes, befinden.

Obwohl DDT in diesem Land verboten wurde, macht Monsanto weiterhin gute Gewinne, indem es es ins Ausland verschifft, insbesondere in Länder in Lateinamerika und Asien.

Zu den Direktoren der Dow Chemical Corporation mit einem Jahresumsatz von 11 Milliarden Dollar gehört auch Carl Gerstacker, Direktor der Eaton Corporation. (Cyrus Eaton war ein Protegé von John D. Rockefeller, der als Organisator der vom KGB geleiteten Pugwash-Konferenz lange Zeit in prosowjetische Aktivitäten verwickelt war); Paul F. McCracken, von 1943 bis 1948 Ökonom bei der Federal Reserve Bank of Minnesota und seit 1948 Professor für Wirtschaftswissenschaften an der University of Michigan; McCracken war von 1956 bis 1971 Vorsitzender des Council of Economic Advisors und ist seit 1981 Mitglied des President's Advisory Council on Economic Policy; Harold T. Shapiro, Direktor der Alfred P. Sloan Foundation, die das von Rockefeller dominierte Sloan Kettering Center finanziert, Präsident der Universität von Michigan, Direktor von Ford Motor, Burroughs und Kellogg; Shapiro ist seit 1984 Mitglied des CIA-Gremiums. Obwohl Dow viele Jahre lang ein Familienunternehmen war, mit Willard Dow als Präsident und drei Dows im Vorstand, sind sie heute alle nicht mehr da.

Mallinkrodt war ein weiteres Chemieunternehmen, das lange Zeit im Besitz einer Familie war; heute ist es eine Tochtergesellschaft von International Minerals and Chemical, in deren Vorstand kein Mallinkrodt sitzt. Die Direktoren sind Jeremiah Milbank, eine sehr einflussreiche New Yorker Familie. Er ist Präsident des Milbank Fund, der die medizinische Forschung dominiert; er ist auch Schatzmeister der Robert A. Taft School of Government und Vizepräsident des Boys Club of America, in dem J. Edgar Hoover viele Jahre lang Mitglied war; Warren L. Batts, Präsident von Dart Industries, Direktor der Mead Corporation, First National Bank of Atlanta, Dart & Kraft und Direktor des American Enterprise Institute mit Jeane Kirkpatrick; Frank W. Considine, Präsident der National Can Corporation; Louis Fernandez, Direktor der Tribune Company in Chicago, der Encyclopedia Britannica, der First Chicago National Bank, von Allis Chalmers und der Loyola University;

Paul R. Judy, Co-Vorsitzender von Warburg Paribas Becker und Direktor von Robert Bosch of North America; Rowland C. Frazee, Präsident der Royal Bank of Canada, Direktor der Power Corporation of Canada, der McGill University und des Portage Program for Drug Addicts; James W. Glanville, war bei Lazard Freres, jetzt Lehman Brothers, Direktor der Halliburton Corporation; Thomas H. Roberts, Jr., Präsident von DeKalb Agsearch, Hauptproduzent von Hybridmais, der Continental Illinois Bank, des Board of Visitors der Harvard University, Präsident des St. Lukes Hospital, des Rush Medical College Trusts; Morton Moskin, ein Anwalt der Kanzlei Wall Street White and Case, Direktor von Crum & Forster.

Jahrelang hatte Mallinkrodt eine besondere Beziehung zum Memorial Hospital Sloan Kettering. Eine der obskuren, jetzt nicht mehr existierenden Figuren, die hinter den Kulissen beträchtlichen Einfluss ausübten, war der Mann, der den Deal einfädelte, Mr. Frederik Smith, ein langjähriger Mitarbeiter von The Rockefeller, der Direktor von Mallinkrodt war. Als unermüdlicher PR-Mann arbeitete Smith bei Young & Rubicam, kümmerte sich um die Kongresskampagne von Bruce Burton und orchestrierte Wilkies Präsidentschaftskandidatur. Smith war Assistent des Präsidenten bei der Bretton-Wood-Konferenz und von 1924 bis 1944 Assistent des Finanzministers, wo er die Interessen der Rockefellers vertrat. Er kümmerte sich auch um die Öffentlichkeitsarbeit für das Sloan Kettering Cancer Center, diente als Direktor der CBA und Simon and Schuster, kümmerte sich um die Öffentlichkeitsarbeit für den Book-of-the Month Club und gründete die United Nations Association for a Free World.

DuPont ist ein weiteres Unternehmen, das jahrelang von der Familie DuPont kontrolliert wurde, die jetzt nur noch wenige Vertreter in ihrem Vorstand hat.

Edgar Bronfman besitzt nun 21% der Aktien. Ein ehemaliger Direktor von DuPont war Donaldson Brown, der Greta DuPont heiratete; er war Direktor der Federal Reserve Bank of New York, der General Motors Acceptance Corporation und von Gulf Oil. Das 14-Milliarden-Dollar-Unternehmen hat jetzt als Direktor Andrew Brimmer, einen ehemaligen Gouverneur des

Federal Reserve Board; er diente als Gouverneur von 1966 bis 1974.

Ein langjähriger Rivale von DuPont ist Imperial Chemical Industries aus England. Sie wurde von Alfred Mond gegründet, der Lord Melchett wurde. In den 1920er Jahren schloss er Verträge mit I. G. Farben, die ihm 1926 die Übernahme von British Dyestuffs und Nobel Industries ermöglichten. Ihr derzeitiger Vorsitzender ist Sir John Henry Harvey-Jones, ein Direktor der Barclay's Bank. Der Präsident der ICI ist der 4. Baron Lord Melchett, Peter Mond, der den Greenpeace Environment Trust finanziert. Die Direktoren sind Sir Robin Ibbs, Direktor der Lloyd's Bank, der als Berater des Premierministers fungiert. Er sitzt im Vorstand des Royal Institute of International Affairs, der Mutterorganisation unseres Council on Foreign Relations; Sir Alex A. Jarratt, der von 1949 bis 1970 viele Regierungsämter innehatte, unter anderem als Energieminister und Staatsminister; er ist jetzt Präsident der Midland Bank und Direktor der Thyssen-Bornemitza-Gruppe; Sir Patrick Meaney, der Vorsitzender der Rank Organization ist, einer Filmgesellschaft, die vom britischen Geheimdienst gegründet wurde; sie importierten einen Ungarn, Rank, um sie an ihrer Stelle zu betreiben und antideutsche Filme in Vorbereitung auf den Ausbruch des Zweiten Weltkriegs zu drehen; Meaney ist auch Direktor der Midland Bank. Sir Jeremy Morse, Vorsitzender von Lloyd's, ist ebenfalls Direktor der ICI; er war von 1965 bis 1972 Direktor der Bank of England und ist jetzt Präsident der British Bankers Association; der Medienmagnat Lord Kenneth Thomson, Präsident der Thomson Organization, die 93 Zeitungen in den Vereinigten Staaten besitzt, ist ebenfalls Direktor der ICI; die meisten Amerikaner haben noch nie von ihm gehört; er ist auch Direktor von IBM Canada und dem Zeitungsgiganten Abitibi-Price. Donald C. Platten ist auch Direktor von Thomson Newspapers; er war früher Mitglied des Federal Reserve System Advisory Council; seine Tochter heiratete Alfred Gwynne Vanderbilt.

Ein weiteres Chemieunternehmen, Stauffer Chemical, ist heute eine Tochtergesellschaft von Cheseborough-Pond, einem Rockefeller-Unternehmen. Ihr Präsident ist Ralph E. Ward; er ist ein Direktor der Chase Manhattan Bank und der Chase Manhattan Corporation. Die Pharmafirma Rohm & Haas befindet sich im Orbit der Mellon Bank, mit prominenten Philadelphia-Finanziers als Direktoren. Darunter sind G. Morris Dorrance, Jr., der Präsident der Corestates Financial Corporation, der R. R. Donnelly Corporation, der Federal Reserve Bank of Philadelphia, der Provident Mutual Life Insurance, der Banque Worms et cie de Paris und des Verwaltungsrats John Berenberg, Gossler & Company ist. Dorrance ist außerdem Direktor der University of Pennsylvania; Paul L. Miller, Jr. ist Partner von Miller, Anderson & Sherrod; ein Direktor der Enterra Corporation, Hewlett Packard, Berwind Corporation, Mead Corporation und ein Direktor der Ford Foundation. Weitere Direktoren sind Robert E. Naylor, Jr., der von 1956 bis 1981 Forschungsdirektor bei DuPont war und jetzt Direktor bei den Advanced Genetics Companies ist. Weitere Pharmaunternehmen sind Schering-Plough, dessen Präsident Richard J. Kogan bei Ciba-Geigy gearbeitet hat; er ist jetzt Direktor der National Westminster Bank of the United States; Virginia A. Dwyer, Senior Vice President of Finance bei AT&T, ist Direktorin; sie ist auch Direktorin der Federal Reserve Bank of New York, Borden und Eaton; Milton F. Rosenthal, der als Schatzmeister von Hugo Stinnes diente und jetzt Präsident des führenden Goldmaklers, der Engelhard Corporation, und Direktor der European American Banking Corporation ist. Er ist Direktor von Salomon Brothers, Midatlantic Bank und Ferro Corporation; H. Guyford Spiver, Chief Scientist der U.S. Air Force, Präsident der Carnegie-Mellon University, Direktor von TRW (ein Verteidigungsunternehmen mit einem Umsatz von 5 Milliarden Dollar), wissenschaftlicher Berater des Präsidenten der Vereinigten Staaten, der zahlreiche Positionen und Ämter innehat, die auf der *Who's Who-Liste stehen;* W. David Dance, emeritierter Direktor von General Electric, Direktor von Acme Cleveland, A&P, Isek Corporation; Harold D. McGraw, Jr., Präsident des kommerziellen Verlagsriesen McGraw Hill und Direktor von Standard & Poor's, CPC International; I. W. van Gorkum, Präsident der Trans Union Corporation, Direktor von Champion International, IC Industries, Zenith Radio und Inland Steel; und Mitglied des Bohemian Club.

Schering, ein deutsches Unternehmen, wurde 1942 von der Alien Property Custodian beschlagnahmt; es wurde am 6. März 1952 von der Alien Property Custodian an ein Syndikat unter der Führung von Merrill Lynch, Drexel & Company und Kidder Peabody, die sich an der Operation beteiligten, versteigert.

Ein weiteres pharmazeutisches Unternehmen, Burroughs Wellcome, ist im Besitz des Wellcome Trust of England; sein Direktor ist Lord Franks, ein langjähriger Treuhänder der Rockefeller Foundation.

Wie bereits erwähnt, erlangten die Abbott Laboratories in Chicago die WADA-Anerkennung für ihre Produkte durch den geschickten Umgang mit dem prominentesten Quacksalber des Landes, "Doc" Simmons. Ihr Präsident, Robert Schoellhorn, ist Direktor von Pillsbury und ITT; unter den Direktoren sind K. Frank Austen, seit 1960 Professor an der Harvard Medical School, seit 1980 Chefarzt am Beth Israel Hospital; er ist Mitglied vieler Berufsgruppen, darunter der Arthritis Foundation und des American Council on Allergy and Immunology; Joseph V. Charyk, gebürtiger Kanadier, arbeitete von 1959 bis 1963 bei Lockheed Aircraft, Direktor für Raumfahrt und Unterstaatssekretär der Air Force; war Direktor des Kommunikationssatellitenprogramms; Direktor der American Securities Corporation, Washington, D.C., der Draper Laboratories, der General Space Corporation, Präsident der Communications Satellite Corporation und der COMSAT Corporation. David A. Jones, Präsident des Krankenhausriesen Humana Corporation, leitet ein Unternehmen mit 17.000 Mitarbeitern und einem Jahresumsatz von 1,5 Milliarden Dollar; er ist auch Direktor von Abbott Laboratories. Der Vorsitzende des Abbott-Exekutivkomitees ist Arthur E. Rasmussen, Direktor von Standard Oil of Indiana, Treuhänder der Universität von Chicago, die mit einem Zuschuss von John D. Rockefeller gegründet wurde, Direktor der Field Foundation und des International Rescue Committee, Präsident von Household International und des Adler Planetariums; er ist auch Direktor von Amoco. Philip de Zulueta, seit vielen Jahren einer der wichtigsten Vertreter Rothschilds in der britischen Regierung, ist auch Direktor der Abbott Laboratories. De Zulueta ist ein enger

Verbündeter von Sir Mark Turner, der Vorsitzender von Rothschild Rio Tino Zinc ist. De Zulueta war seit dem Zweiten Weltkrieg Berater aller englischen Premierminister und war Parlamentarischer Privatsekretär von Premierminister Harold MacMillan. De Zulueta diente auch jahrelang als privater Abgesandter zwischen den Rothschilds aus England und den Bronfmans aus Kanada, die ihre "Cutouts" oder Frontmänner in dieser Hemisphäre sind.

Unilever, gegründet 1894, ist ein weiteres großes globales Chemieunternehmen; es wird heute von Lord Hunt of Tanworth geleitet, der von 1946 bis 1973 viele wichtige Regierungsämter innehatte; er ist auch Präsident der Tablet Publishing Company, Vorsitzender der Ditchley Foundation, einer streng geheimen Einrichtung (zuständig für die Weitergabe von Anweisungen zwischen der US- und der britischen Regierung), Präsident der Banque Nationale de Paris und Direktor der Prudential Corporation und von IBM ; Der stellvertretende Vorsitzende von Unilever ist Kenneth Durham, der Vorsitzender von Woolworth Holdings, Morgan Grenfell Holdings, United Technologies, Chase Manhattan Bank, Air Products and Chemicals, Berater der New Yorker Börse, Direktor von British Aerospace und Vorsitzender des Center for Global Development und des Leverhulme Trust ist. Unilever besitzt Lever Brothers in den Vereinigten Staaten; 1986 kaufte es Anderson Clayton, Thomas Lipton und Lawry's Foods.

Pharmazeutische Unternehmen sind durch ihre Lobbying-Aktivitäten eine mächtige Kraft in Washington. Der Hauptlobbyist für die Pharmaceutical Manufacturers Association ist der mächtigste Lobbyist in Washington, Lloyd Cutler. Seine Mutter war Dorothy Glaser; seine Schwester Laurel heiratete Stan Bernstein; sie ist heute Vizepräsidentin der Public-Relations-Firma und des Werberiesen McCann Erickson.

Cutler ist seit 1962 Partner der Anwaltskanzlei Wilmer Cutler and Pickering in Washington, D.C.. Er diente von 1979 bis 1981 als Berater des Präsidenten und ist Treuhänder der renommierten Brookings Institution. Cutler war Direktor von Kaiser Industries und American Cyanamid, arbeitete für die Lend Lease Administration, war 1983 leitender Berater der Presidential

Commission on Strategic Forces und 1984 des Ständigen Schiedsgerichts der US-Gruppe in Den Haag und ist Direktor des Yale Development Board, der Foreign Policy Association und des Council on Foreign Relations. Er ist Mitglied des exklusiven Clubs "Buck's" in London und "Lyford Cay" in Nassau. Er schreibt für das CFR-Magazin "*Foreign Affairs*". In einem Artikel mit dem Titel "Regierungsbildung" beklagt er, dass "die Struktur unserer Verfassung uns daran hindert, viel besser zu machen". Er fordert uns auf, "diesen strukturellen Fehler" zu korrigieren. Monopolisten und ihre hochbezahlten Lobbyisten in Washington empfinden die Verfassung oft als Hindernis für ihre Pläne; sie sind begierig darauf, sie loszuwerden, weil sie der einzige Schutz ist, der den Bürgern der Vereinigten Staaten bleibt.

Krankenhauskonzerne sind ebenso wie Pharmaunternehmen zu einem großen Geschäft geworden und weisen enge Überschneidungen mit den großen Pharmakonzernen auf. Baxter Travenol, mit einem Jahresumsatz von 1,5 Milliarden Dollar, ist mit der American Hospital Supply Corporation verflochten, die einen Jahresumsatz von 2,34 Milliarden Dollar hat. Beide Firmen haben denselben Präsidenten, Karl D. Bays; er ist Direktor von Standard Oil of Indiana, der allgegenwärtigen Verbindung zu Rockefeller. Bays ist außerdem Direktor von Northern Trust, Delta Airlines, IC Industries, Amoco und Treuhänder von Duke, Northwestern University und Lake Forest Hospital. Der Präsident von American Hospital Supply ist Harold D. Bernthal, der auch ein Direktor von Bucyars Erie Company, Butler Mfg, Bliss & Laughlin Industries und ein Treuhänder der Northwestern University und des Northwestern University Hospital ist. Direktoren von American Hospital Supply sind Blaine J. Yarrington, Executive Vice President von Standard Oil of Indiana, Direktor der Continental Illinois Bank und Direktor des Field Museum of Natural History; Herr Yarrington ist auch Direktor von Baxter Travenol. Weitere Direktoren von American Hospital Supply sind Harrington Drake, Präsident der Colgate University, Direktor des Corinthian Broadcasting System, Irving Bank, Irving Trust; Fred Turner, Präsident von MacDonald's; Charles S. Munson, Jr., Präsident der Air Reduction Corporation, Guaranty Trust, Cuban Distilling Company, National Carbide,

Canada Dry, Reinsurance Corporation of New York, North British and Mercantile Insurance Company of London, Direktor der Taft School und des Presbyterian Hospital; diente im Chemical Warfare Service und im Army and Navy Ammunition Board; William Wood Prince, ein Chicagoer Tycoon, Präsident von F. Travenol, diente auch im Vorstand von Baxter. H. Prince Company, Direktor von Gaylord Freeman, Direktor von Atlantic Richfield und Direktor des Aspen Institute of Humanistic Studies und der Northwestern University.

Eine andere riesige Krankenhaus-Holding, American Medical International aus Beverly Hills, konnte ihren Umsatz innerhalb von fünf Jahren von 500 Millionen Dollar pro Jahr auf 2,66 Milliarden Dollar steigern und hat jetzt 40.000 Mitarbeiter. Ihr Präsident ist Royce Diener, ihr Vorsitzender ist Walter Weisman und der Vizepräsident der Gruppe ist Jerome Weisman. Zu den Regisseuren gehört der in Danzig geborene Henry Rosovsky, der seit 1975 Direktor des American Jewish Congress ist. Rosovsky wurde an der Hebräischen Universität, dem Jerusalem College und der Yeshiva University ausgebildet und ist seit 1965 Professor in Harvard. Rosovsky ist Mitglied der Harvard Corporation, ein Direktor von Corning Glass und Paine Webber, Investmentbanker.

Bernard Schriever, geboren in Bremen, ist ebenfalls Direktor der AMI. Als General der U.S. Air Force diente Schriever von 1954 bis 1959 als Kommandant des ICBM-Programms und von 1959 bis 1966 als Kommandant des Air Force Strategic Command. Er ist jetzt Präsident eines Bauunternehmens, das seit 1971 viele Geschäfte für die Regierung in Washington, D.C., macht, Schriever-McGee. Schriever ist auch ein Direktor von Control Data, das große Krankenversicherungen und andere Regierungsverträge abwickelt, ein Direktor des Rüstungsunternehmens Emerson Electric, und führt einen Großteil seiner Geschäfte auf dem Gelände des exklusiven Burning Tree Country Club, dem historischen Ort der Rüstungsunternehmen, seit Präsident Eisenhower ihn zu seinem Lieblingsfreizeitort machte.

Rocco Siciliano ist ebenfalls Direktor von AMI; er war von 1953 bis 1957 Mitglied des National Labor Relations Board, von

1957 bis 1959 Sonderassistent von Präsident Eisenhower, von 1969 bis 1971 Unterstaatssekretär im Handelsministerium, von 1971 bis 1984 Präsident von TICOR, einer großen kalifornischen Rechtsschutzversicherung, die jetzt eine Tochtergesellschaft von Southern Pacific ist. Siciliano wurde an der Spitze dieses Unternehmens durch Harold Geneen, den ehemaligen Präsidenten von ITT, ersetzt. Siciliano ist "Berater" der Lobbying-Firma Jones, Day, Reavis and Pogue in Washington, D.C.; er ist auch Direktor des riesigen J. Paul Getty Trust und der Johns Hopkins University School of International Studies, die von Owen Lattimore gegründet wurde (von Senator Joe McCarthy als einer der wichtigsten kommunistischen Einflüsse in den Vereinigten Staaten bezeichnet). Der Direktor der AMI ist ebenfalls S. Jerome Tamkin, ein prominenter Börsenmakler aus Los Angeles, ist Chef von Tamkin Securities und Tamkin Consulting Company.

Die Geschichte des Drogenhandels ist seit jeher eine Chronik des Betrugs, der Ausbeutung des Spuks der schlecht Gebildeten und Leichtgläubigen und der Ausnutzung der allgemeinen Ängste vor Krankheit und Tod. Der Urahn aller Heilmittel sind die Goddard-Tropfen, ein Knochendestillat, das 1673 in England als Mittel gegen Gicht verkauft wurde. Im Jahr 1711 wurde dort Tuscarora-Reis als Heilmittel gegen Schwindsucht verkauft. Im Laufe von rund viertausend Jahren pharmazeutischer Verschreibungspraxis haben sich viele "Heilmittel" als schlimmer erwiesen als die Krankheit. William Shakespeare warnte: "In der Medizin gibt es Gift. " Dr. R. R. Dracke, ein bekannter Blutspezialist in Atlanta, warnte außerdem, dass "die folgenden Medikamente das Knochenmark vergiften können, die Produktion weißer Blutkörperchen verringern, zum Tod führen können und nur auf ausdrückliche Anweisung eines kompetenten Arztes als Medikamente eingenommen werden sollten: Amidopyrin, Dinitrophenol (ein Diätmittel), Novaldin, Antipyrin, Sulfanilamid, Sedormid und Salvarsen. "

Ärzte haben gewarnt, dass kein Acetanilid sicher ist, da alle Steinkohlenteer-Derivate starke kardiale Depressiva sind. Rorer Pharmaceuticals stellt Ascriptin her, und in Fernsehspots wurden Männer aufgefordert, täglich Aspirin oder ein Aspirinprodukt einzunehmen, "um ihr Herz zu schützen". Die Generalstaatsanwälte von Texas und New York haben Pharmafirmen aufgefordert, nicht mehr zu behaupten, Aspirin könne Herzinfarkte bei Männern verhindern; es senke auch Fieber und mache es einem Arzt schwer, eine Lungenentzündung richtig zu diagnostizieren.

Die William S. Merrell Company, die mit Vick Chemical fusionierte, vermarktete Thalidomid als das "Beruhigungsmittel der Zukunft". Es garantierte die Kontrolle der unangenehmen Symptome während der Schwangerschaft.

Unglücklicherweise wurden die Kinder der Mütter, die es einnahmen, ohne Arme oder Beine geboren; einige hatten Flossen anstelle von Armen. *60 Minutes* präsentierte kürzlich einen Fünfundzwanzig-Jahres-Bericht über englische Contergan-Opfer, wobei sorgfältig jede Behandlung amerikanischer Opfer vermieden wurde. Die Show zeigte den erstaunlichen Mut der Opfer, die versuchten, ihr tägliches Leben fortzusetzen, während es den Reportern schwer fiel, nicht in Gelächter auszubrechen über diese seltsamen Wesen, die wie menschliche Eier herumrollten und verzweifelt versuchten, an Ort und Stelle zu bleiben. CBS vermied es auch, die Namen der Hersteller oder Vertreiber von Contergan zu erwähnen, obwohl es typisch für ihre Art von "Oppositionsjournalismus" gewesen wäre, dem Präsidenten der Firma ein Mikrofon ins Gesicht zu drücken und zu fragen, warum sie nicht erkannt hätten, dass es sich um ein gefährliches Medikament handelte. CBS ist stark von den Werbeeinnahmen der Pharmahersteller abhängig und ist nicht bereit, seine besten Kunden zu verärgern.

William S. Merrell produzierte auch MER/29, das als Durchbruch auf dem Gebiet der Cholesterinmedikamente angekündigt wurde. MER/29 wurde bald entdeckt, dass es Dermatitis, Veränderungen der Haarfarbe, Libidoverlust und einen Zustand verursacht, der als "Alligatorenhaut" bekannt ist. 1949 wurde Parke-Davis Chloromycetin als das neue Wundermittel gefeiert. Mehrere Ärzte wurden überredet, es ihren Kindern zu geben, die dann an Leukämie starben. 75% der Fälle von aplastischer Anämie infolge der Verabreichung von Chloromycetin verliefen tödlich. Dr. H. A. Hooks aus El Paso verlor seinen siebeneinhalbjährigen Sohn, nachdem ein Vertreter von Parke-Davis ihm versichert hatte, dass das Medikament sicher sei. Im Dezember 1963 erhob ein Washingtoner Geschworenengericht Anklage gegen Richard Merrell und Präsident William S. Merrell wegen Fälschung des FDA-Datums auf MER/29. Sie plädierten auf "unbestritten" und wurden am 4. Juni 1964 mit der maximalen Geldstrafe von 80.000 Dollar belegt. Parke-Davis' Verteidiger war ein ehemaliger Bundesrichter von 1957 bis 1960, Lawrence Walsh, der heute als der Weiße Ritter, der Politiker wegen vager Veruntreuungsvorwürfe verklagt, in aller Munde ist.

Nachdem festgestellt wurde, dass eine orale Verhütungspille für schwerwiegende Reaktionen verantwortlich war, übte die American Medical Association starken Druck auf Dr. Roger Hegeberg, Assistant Secretary of HEW, und HEW-Sekretär Finch aus und behauptete, dass sie "die Gefahren zu sehr betonten"; die Warnung auf der Pille wurde daraufhin von 600 Wörtern auf nur 96 wesentlich weichere Wörter reduziert; diese Warnung wurde von Sekretär Finch selbst am 7. April 1970 auf 120 Wörter Warnung erhöht, die von Finch persönlich mitgeteilt wurden. Dann wurde festgestellt, dass die Pille tödliche Blutgerinnung, Herzinfarkt und Krebs verursacht. Das Verhalten der AMA in diesem Fall stand in krassem Gegensatz zu ihren jahrelangen heftigen Angriffen gegen "Quacksalber", von denen sie behauptete, sie seien die wahren Gefahren für die Öffentlichkeit.

Hoffman LaRoche vermarktete ein intravenöses Medikament, Versed, das laut FDA-Studien mit 40 Todesfällen in zwei Jahren in Verbindung gebracht wurde. Richters maßgebliches Buch "*Pills, Pesticides and Profits*" (*Pillen, Pestizide und Profite*) stellt fest, dass eine US-Firma, Velsicol, drei Millionen Pfund eines Pestizids, Phosvel (Leptophos), verkaufte, das nie von der EPA zugelassen worden war. Velsicol exportierte es in 30 Länder. Es verursacht erhebliche Schäden am Nervensystem. In Ägypten tötete es hundert Wasserbüffel und vergiftete Dutzende von Bauern. Velsicol ist eine Tochtergesellschaft von Northwest Industries, einem 3-Milliarden-Dollar-Unternehmen mit Sitz in Chicago, dessen

Präsident der langjährige Eisenbahnmagnat Ben Heinemann ist, ein Treuhänder der Universität von Chicago, und der First Chicago Corporation. Die Direktoren von Northwest Industries sind James E. Dovitt, Direktor von Hart, Schaffner und Marx, Präsident von Mutual of New York, und Direktor von MONY; er ist auch Direktor von National Can. Die anderen Direktoren von Northwest sind William B. Graham, Präsident der Baxter Travenol Drug Company, auch ein Direktor der Universität von Chicago, Direktor von Deere, Field Enterprises, Bell & Howell und Borg-Warner; National Council of U.S. China Trade; Thomas S. Hyland, stellvertretender Vorsitzender von Standard & Poor's; Gaylord Freeman, Direktor von Baxter Travenol und Atlantic Richfield; James F. Bere, Präsident von Borg-Warner, Direktor von Abbott Laboratories, Time, Inc, Hughes Tool Company und Continental Illinois Bank.

In den USA wurde TRIS, eine flammhemmende Chemikalie, die in Kleidung verwendet wird, 1977 von der U.S. Consumer Product Safety Commission verboten, nachdem jahrelang enthusiastisch damit geworben wurde, dass diese Chemikalie jedes Jahr Tausende von Kindern vor dem Feuertod bewahren würde. Zu diesem Zeitpunkt wurden 2,4 Millionen mit TRIS behandelte Kleidungsstücke in die Dritte Welt exportiert. 1977 zog die FDA Dipyren vom Markt zurück. Es hatte sich herausgestellt, dass es schwere Blutkrankheiten verursacht, indem es die Funktion der weißen Blutkörperchen beeinträchtigt; es wurde dann in Lateinamerika ohne Warnung weithin verkauft.

Cloquinol, ein Medikament zur Behandlung der Amöbenruhr, das 1934 von Ciba-Geigy hergestellt wurde (Batero Vioform und Mexon), verursachte eine Nervenstörung. Nach 11.000 Fällen von SMON, einer subakuten myeloischen Optikusneuropathie, starben 700 Japaner an seiner Anwendung. Ciba-Geigy zahlte daraufhin einen Vergleich an rund 1.500 Opfer und Überlebende. Hoechst brachte ein Analgetikum auf den Markt, das wie Aspirin, Aminopyren und Dipyren sein sollte. Es wurde entdeckt, dass es Anämie verursacht und wurde in den Vereinigten Staaten verboten, wurde aber weiterhin in Lateinamerika und Asien verkauft. Chlorophenicol (Chloromycetin) wird auch noch in Lateinamerika und Asien verkauft. Reisende werden gewarnt, sich vor Medikamenten aus dem Ausland zu hüten, die in den Vereinigten Staaten längst verboten sind.

Aspartam (Nutrasweet), ein künstlicher Süßstoff, hat mittlerweile den US-Markt überschwemmt. Es brachte seinen Herstellern 1987 $750 Millionen ein, obwohl es als Ursache für Schlaganfälle angegriffen wurde. Die Aspartam-Debatte dauert bereits seit dreizehn Jahren an; weitere Anhörungen im Kongress sind nun geplant. Derweil hofft Burroughs Wellcome, mit seinem neuen AIDS-Medikament AZT Millionen zu verdienen. Es soll das Leben von AIDS-Opfern von sechs Monaten auf zwei Jahre verlängern. Das Unternehmen befindet sich im Besitz des Wellcome Trusts, dem Lord Franks, ein Direktor der Rockefeller Foundation, angehört.

Beruhigungsmittel sind nach wie vor ein großes Geschäft. Roche Labs (Hoffman LaRoche) übt weiterhin Druck auf seinen Verkaufsschlager Valium aus, während es seine anderen Verkaufsschlager Librium, Limbitrol, Marplan, Noludar, Tractan, Clonpin und Dalmane fördert. Roche produziert auch Matulane, das bei der Behandlung von Krebs eingesetzt wird. Dieses Medikament verursacht Leukopenie, Anämie und Thrompenie, mit Nebenwirkungen wie Übelkeit, Erbrechen, Stomatitis, Dysphagie, Diarrhöe, Schmerzen, Schüttelfrost, Fieber, Schwitzen, Schläfrigkeit, Tachykardie, Blutungen und Leukämie. Wenn ein Heilpraktiker es jemals wagen würde, ein solches Medikament in der Öffentlichkeit anzubieten, würde er oder sie lebenslang eingesperrt werden. Wir alle wissen, wie gefährlich "Quacksalber" für die Gesundheit sind. Der medizinische Leiter von Roche, Dr. Bruce Medd, hält diese Medikamente für einen Segen für die Menschheit. Hören Sie sich seine Schwärmerei an: "Im Gegensatz zu Quacksalbern, die weder getestet noch wissenschaftlich bewiesen sind, stehen die Produkte von Roche für Qualität und Wirksamkeit. Bei Roche beteiligen wir uns am Kampf gegen medizinische Quacksalberei und Gesundheitsbetrug. Trotz der Beteuerungen von Dr. Medd stellt das Office of Technology Assessment der US-Regierung fest, dass 95% der auf dem Markt befindlichen Medikamente unbewiesen sind. In der Tat hat dieser Autor noch nie von einem

"Quacksalber"-Heilmittel gehört, das auch nur einen Bruchteil der schädlichen Nebenwirkungen hervorruft, wie sie oben aufgelistet sind und von Matulane, dem ganzen Stolz von Dr. Medd, verursacht werden.

Eine weitere Firma, die "bewährte" Medikamente anbietet, ist Smith, Kline Beck, die ihre ersten Millionen mit dem Verkauf des als "Speed" bekannten Medikaments auf Rezept, dem berühmten Dexedrin und Dexamil, machte. Die Führungskräfte von Smith Kline Beckman bekannten sich in 34 Fällen schuldig, 36 Todesfälle und Fälle von schweren Nierenschäden bei Patienten mit ihrem Medikament Selocrin, das schließlich vom Markt genommen wurde, gedeckt zu haben. Dr. Sidney M. Wolfe wies in seinem Gesundheitsbrief vom Juli 1986 darauf hin, dass Eli Lilly aus Indiana und die Smith Kline Corporation aus Philadelphia sich strafrechtlich schuldig bekannten, weil sie es versäumt hatten, die FDA umgehend über Todesfälle und schwere Verletzungen von Menschen zu informieren, die ihre Medikamente verwendeten. Lilly's Oraflex, ein Arthritis-Medikament, war seit drei Monaten auf dem Markt und wurde von 600.000 Amerikanern verwendet, bevor es wegen seiner Nebenwirkungen zurückgezogen wurde. Das Bluthochdruckmedikament Selacryn von Smith Kline verkaufte 300.000 Verschreibungen in acht Monaten.

Pfizer hielt Informationen über Feldene (Pyroxicam, ein Arthritis-Medikament) vor der FDA zurück, trotz Todesfällen und schädlichen Nebenwirkungen in anderen Ländern. Bei dem 1985 als orales Analgetikum zugelassenen Suprol von McNeil wurde festgestellt, dass es Nierenschäden verursacht. Orudis (Jetoprofen), das Arthritis-Medikament von Wyeth, hat das Auftreten von Geschwüren erhöht. Merital (Nomigensin), ein von Hoechst hergestelltes Antidepressivum, wurde im Dezember 1984 von der FDA zugelassen, musste aber im Januar 1986 aufgrund von tödlichen Reaktionen, einschließlich hämolytischer Anämie, vom Markt genommen werden. Es wurde festgestellt, dass Wellbutrin (Buproprion) bei Frauen Krampfanfälle verursacht und wurde im März 1986 vom Markt genommen.

Ein offiziell zugelassenes "Standardmedikament" zur Behandlung von Dickdarmkrebs basiert auf der Verwendung einer hochgiftigen Chemikalie, 5-F-U, trotz Berichten in angesehenen medizinischen Fachzeitschriften, dass es nicht funktioniert. Es ist weiterhin weit verbreitet, vielleicht weil die American Cancer Society 50% von 5-F-U besitzt. Die Schweizer Firma Ciba-Geigy hat im amerikanischen öffentlichen Schulsystem einen wachsenden Markt für ihr Medikament Ritalin gefunden, das dank einer gewissen Alchemie zum Hauptmittel zur Kontrolle "hyperaktiver" (lies: gesunder) Schulkinder geworden ist. Sozialarbeiter haben einen neuen Begriff geprägt: ADD (Aufmerksamkeitsdefizitstörung), die mit 20 mg Ritalin-Tabletten in Retardkapseln "kontrolliert" werden kann. Unterstützt durch die Bildungseinrichtung, die dazu neigt, jede Droge oder Chemikalie in den Bildungsprozess einzubringen, hat der Konsum von Ritalin seit 1985 um 97% zugenommen. Die Schüler werden gezwungen, dieses Medikament zu nehmen, oder sie werden sofort von der Schule verwiesen. Das *Wall Street Journal* vom 15. Januar 1988 stellte fest, dass eine Reihe von Klagen gegen Schulen von Eltern eingereicht wurden, die über den erzwungenen Einsatz von Ritalin besorgt sind. Das Georgia Board of Medical Examiners untersucht derzeit den grassierenden Einsatz von Ritalin in Schulen in den wohlhabenden Vororten von Atlanta. Ein Schüler, der derzeit wegen Mordes vor Gericht steht, hat zu seiner Verteidigung angegeben, er habe Ritalin genommen.

Pestizide sind weiterhin noch gefährlicher als Insekten.

Lindan (Gammelin 20), hergestellt von Hooker Chemical, einem mit Rockefeller verbundenen Unternehmen, verursacht Schwindel, Gehirnerkrankungen, Krämpfe, Muskelkrämpfe und Leukämie. Seit Jahren führt die FDA einen Kampf gegen die Pestizidstreifen von Shell Oil, die Lindan enthalten. Diese Bänder und andere Sprays geben kontinuierlich Lindan ab und sind in Restaurants weit verbreitet, obwohl festgestellt wurde, dass Lindan nicht nur alle Lebensmittel, sondern auch alle Lebensmittelbehälter, die nicht aus Metall sind, kontaminiert. Obwohl diese Tests 1953 abgeschlossen wurden, genehmigte die Pestizidaufsichtsbehörde ihre Verwendung noch sechzehn Jahre lang! FDA-Berichte haben gezeigt, dass die Pestizidstreifen der Shell Chemical Company kontinuierlich Vapone 3, die Formulierung von Lindan, freisetzen. Das Landwirtschaftsministerium verbot ihre Verwendung in fleischverarbeitenden Betrieben strikt, aber der geschäftstüchtige Hersteller verkaufte sie dann an Restaurants. Von 1965 bis 1970 gab der U.S. Public Health Service Warnungen heraus, dass Shell No Pest Strips für die Verwendung in den Schlafzimmern älterer Menschen oder kleiner Kinder unsicher seien. Dr. Roy T. Hansberry, ein leitender Angestellter von Shell Chemical, der die Entwicklung von Shell finanzierte, war Mitglied der siebenköpfigen Ad-hoc-Taskforce des Landwirtschaftsministeriums, die die Registrierungsverfahren für Pestizide untersuchen sollte. Shell hatte 250 Pestizidprodukte registriert. Dr. Hansberrys persönliche Autorisierung, in dieser Arbeitsgruppe mitzuarbeiten, trug den folgenden, nicht unterzeichneten Vermerk: "Der Landwirtschaftsregistrierungsdienst hat keine offiziellen Geschäfte mit Personen, Unternehmen oder Institutionen, mit denen Dr. Hansberry andere finanzielle Interessen hat. die einen Interessenkonflikt darstellen könnten, oder ist sich dessen nicht bewusst. "

Dr. Mitchell A. Zaron, stellvertretender Kommissar für Gesundheit, war auch als Berater für Shell Chemical tätig und besaß Anteile an Shell Oil. Er veröffentlichte Berichte, in denen behauptet wurde, dass Vapona so sicher sei, dass es keine Warnung für Kleinkinder, ältere oder kranke Menschen benötige. In einer Sitzung des Gesundheitsamtes genehmigte er die Verwendung der Vapona-Streifen. John S. Leary, Jr., Stabschef der Abteilung für pharmakologische Forschung, wies 1963 den Einspruch der Abteilung gegen die ursprüngliche Registrierung von Vapona durch Shell zurück und unterstützte die Verwendung von Vapona bis 1966, als er zurücktrat, um zur Shell Oil Company zu wechseln. Es wird geschätzt, dass jedes Jahr Tausende von Opfern unter der Einwirkung von Shell No Pest Strips leiden.

Ein weiteres Pestizid, Parathion, das von Monsanto und Bayer A.G. hergestellt wurde, hatte ebenfalls unerwünschte

Nebeneffekte. Das Pestizid Malathion, das 1976 in Pakistan eingesetzt wurde, vergiftete 2.500 Menschen, von denen viele starben. Und DDT findet, wie wir festgestellt haben, lange nachdem es in den Vereinigten Staaten verboten wurde, weiterhin einen guten Markt im Ausland, zum großen Vorteil seines Herstellers Monsanto.

Im Jahr 1975 entdeckten Forscher, dass zwei häufig verschriebene Medikamente, Adactone und Flagyl, die von der G. D. Searle, Krebs bei Labortieren verursacht. Sie hatten einen Jahresumsatz von 17,3 Millionen Dollar. Die Firma hatte der FDA gefälschte Daten zur Verfügung gestellt und Aufzeichnungen über Tumore bei Mäusen, die durch diese Medikamente verursacht wurden, vernichtet.

In einer am 15. März 1962 in Washington herausgegebenen Verbraucherschutzbotschaft hieß es, dass die Hersteller seit 1938 verpflichtet seien, der Regierung die Wirksamkeit eines Medikaments nachzuweisen, bevor sie es auf den Markt bringen. Die Vorschriften enthielten jedoch ein bedeutendes Schlupfloch: Es gab keine Anforderung, die Wirksamkeit zu demonstrieren oder zu beweisen, dass das Medikament "wie auf dem Etikett angegeben wirkt". In der Botschaft hieß es: "Es gibt keine Möglichkeit, das unnötige Leiden, das unschuldig verschwendete Geld und die Verlängerung der Krankheit zu messen, die aus der Verwendung dieser unwirksamen Medikamente resultieren. 1962 erließ der Kongress die Kefauver-Harris Amendments, die einen Wirksamkeitsnachweis verlangen. Diese Beweise sollten vom Office of Medicine der Food and Drug Administration beurteilt werden, aber die Position des Leiters dieses Büros war unbesetzt, weil Dr. Boisfeuillet Jones, Sonderassistent für medizinische Angelegenheiten beim HEW, die Ernennung von Dr. Charles D. May blockiert hatte, einem prominenten Arzt, der bei Kefauvers Anhörungen über die Methoden der Pharmaunternehmen zur Förderung verschreibungspflichtiger Medikamente ausgesagt hatte. Dr. May hatte erklärt, dass die Vergütung und andere Beförderungen das Dreieinhalbfache der Kosten aller Ausbildungsprogramme in unseren medizinischen Schulen ausmachen. Jones "gewann das Vertrauen der pharmazeutischen Industrie, indem er die

Ernennung von Dr. May blockierte", heißt es in einem Bericht, der in *Drug Research Reports,* Juni 1964, veröffentlicht wurde. Anstelle von Dr. May wählte Jones Dr. Joseph F. Sadusk, Jr., der laut Aussage vor dem Senatsausschuss für Regierungsgeschäfte alles tat, um die Wirksamkeitsgesetzgebung zu vereiteln. Sadusk wurde später Vizepräsident von Parke-Davis. Sadusk hatte den Rückruf des Antibiotikums Chloramphenicol von Parke-Davis verhindert, das Bluttoxizität und Leukopenie verursacht hatte, bevor er als Vizepräsident von Parke-Davis vorgeschlagen wurde. Dr. Joseph M. Pisani wurde sein Nachfolger als medizinischer Direktor der FDA im Bureau of Medicine. Dr. Pisani verließ die FDA, um für die Proprietary Association of Drug Manufacturers zu arbeiten. Der nächste Direktor des Bureau of Medicine wurde später eine Führungskraft bei Hoffman LaRoche. Dr. Howard Cohn, ehemaliger Leiter des Medical Evaluation Committee der FDA, wurde eine Stelle bei Ciba-Geigy angeboten, die er annahm. Dr. Harold Anderson, Leiter der FDA-Abteilung für Arzneimittel, wurde eine Stelle bei der Winthrop Drug Company angeboten. Morris Yakowitz fand, dass seine Erfahrung bei der FDA ihn für eine Anstellung bei Smith Kline und einem französischen Pharmaunternehmen qualifizierte. Allan E. Rayfield, der bisher Director of Regulatory Compliance war, nahm eine Position bei Richardson-Merrell, Inc. an.

Wir sehen also, dass die Drehtür schon lange ein Merkmal der staatlichen Regulierung der Pharmaindustrie ist. Surgeon General Leonard Scheele wurde Präsident von Warner-Lambert Research Labs; FDA Commissioner Charles C. Edwards, ist jetzt Vizepräsident von Becton Dickinson, einem großen Unternehmen für medizinische Produkte. Obwohl es keine sehr bekannte Marke ist, macht es 1 Milliarde Dollar pro Jahr im medizinischen Bereich. Ihr Präsident, Wesley Howe, ist der Gründungspräsident der Health Industry Manufacturers Association. Der Kommissar der FDA, James L. Goddard, ist Vorstandsvorsitzender der Ormont Drug and Chemical Company geworden, deren Präsident George Goldenberg ist. Joseph Sadusk, der bereits erwähnte Chief Medical Officer der FDA, wurde zum Vorsitzenden ernannt, nachdem er eine Position als Vizepräsident von Parke-Davis angenommen hatte.

Man sollte meinen, dass diese Herren die FDA verlassen haben, um angenehmere Arbeitsbedingungen zu finden, was bei der FDA besonders deprimierend ist. Dr. Richard Crout, Leiter der Testabteilung im Bureau of Drugs der FDA, sagte 1976 gegenüber der Pharmaceutical Manufacturers Association: "Viele Mitarbeiter langweilen sich seit Monaten offen, das Zentrum ist gelähmt durch das, was einige als das schlechteste Personal der Regierung bezeichnet haben. Es gab interne Einschüchterungen, Leute, die um die Ecke taumelten, Papierkügelchen warfen; ich spreche von Ärzten, Leuten, die auf einem Stuhl zusammensackten, keine Fragen beantworteten, stöhnten und unverschämte Gesten machten. " (Aus dem New England *Journal of Medicine,* 27. Mai 1976).

Es ist fraglich, warum eine Regierungsstelle, die aus professionell ausgebildeten Wissenschaftlern und Ärzten besteht, solche Arbeitsbedingungen toleriert. Die Antwort ist, dass dieses medizinische Monopol diese Bedingungen wollte und dafür sorgte, dass sie sich bei der FDA durchsetzten, um die aufrichtigen und engagierten Staatsdiener zu vertreiben, die nur ihren Job machen wollten, die die Öffentlichkeit vor gefährlichen Medikamenten schützen wollten. Es scheint, dass die gefährlichsten Medikamente auch die profitabelsten sind, weil sie spektakuläre und leicht sichtbare Ergebnisse erzielen. Leider neigen sie auch dazu, so dramatische Nebenwirkungen wie Nieren- und Hirnschäden oder plötzlichen Tod hervorzurufen.

Medikamentenhersteller sind geschickt darin, einflussreiche Lobbygruppen in Washington zu organisieren, die der Öffentlichkeit nicht bekannt sind. Etwa 96 Unternehmen, darunter Dow, Monsanto, Hoffman LaRoche und viele andere, unterstützen mit jeweils 5.000 Dollar pro Jahr den Council of Agricultural Science and Technology und das Institute of Food Technology, Gruppen, die die Öffentlichkeit systematisch über die Gefahren von krebserregenden Lebensmittelzusatzstoffen in die Irre führen. Sie sind in der Lage, die häufigen Versuche von Mitgliedern des Kongresses, die Gefahren vieler dieser Zusatzstoffe aufzudecken, zu minimieren und zu schwächen. Dies ist alles Teil des Spiels der Öffentlichkeitsarbeit.

In den 1950er Jahren war Senator Estes Kefauver einer der einflussreichsten Politiker des Landes. Es schien sicher, dass er auf dem Weg ins Weiße Haus war. Aufgrund einer Flut von Beschwerden seiner Wähler über die Praktiken der Pharmaindustrie, ältere Menschen zu betrügen und unsichere Medikamente zu produzieren, setzte Kefauver eine umfassende Anhörung vor dem Senat über den weit verbreiteten Missbrauch durch das Medizinmonopol an. Er berief sogar seinen eigenen Unterausschuss ein, den Anti-Monopol-Unterausschuss des Senats. Diese Anhörungen, die in den Jahren 1959 und 1960 stattfanden, enthüllten, dass Schering Gewinnspannen von 1118% auf sein Medikament Predison hatte und dass andere Arzneimittelhersteller regelmäßig Gewinne von 10.000 bis 20.000% auf ihre Medikamente erzielten. Das Ergebnis dieser Anhörungen waren die Empfehlungen der Regierung zur Förderung von billigeren "generischen" oder markenlosen Medikamenten für den Massenverkauf derselben Medikamente zu niedrigeren Preisen. Diese Unternehmen erlebten daraufhin einen erheblichen Anstieg ihres Umsatzvolumens, mit einer entsprechenden Steigerung ihrer Gewinne. Ein noch tragischeres Ergebnis war, dass sich diese Anhörungen als Senator Kefauvers politisches Waterloo herausstellten. Angegriffen von den Verleumdungen und der Kritik, die sich aus den Anhörungen ergaben, fiel die Axt des Medizinmonopols, von dem wir nicht nur die für die Öffentlichkeit sichtbaren Beamten und Angestellten gezeigt haben, sondern auch die undurchsichtigen Gestalten im Hintergrund (viele von ihnen sind Ausländer, die Millionen von Anteilen an diesen Unternehmen durch die Praxis der Leihnamen kontrollieren und so ihre Identität verbergen); sie verkündeten, dass "Kefauver fertig ist". Als er seine Präsidentschaftskampagne eröffnete, stellte er fest, dass die Mittel auf mysteriöse Weise versiegt waren. Ohne Geld war seine Kandidatur zum Scheitern verurteilt. In Ungnade gefallen, gab er seine Kampagne für das Weiße Haus auf und starb später, wie einige sagen, untröstlich. Die Politiker haben die Botschaft verstanden; es gab keine Wiederholung der Kefauver-Anhörungen zu den Missbräuchen der Pharmaindustrie. Einzelne Produkte, wie z.B. der aktuelle Aufruhr um Aspartam, können vom Kongress unter die Lupe genommen werden, aber die

Gesamtoperationen des Medizinkartells bleiben von der Untersuchung durch den Kongress abgeschirmt.

Derweil jubeln die Pharmakonzerne über die riesigen Umsätze und Rekordgewinne ihrer neuen Medikamente. Capoten von Squibb, ein Medikament gegen Bluthochdruck, könnte in diesem Jahr einen Umsatz von 900 Millionen Dollar erreichen - fast eine Milliarde Dollar für ein einziges Produkt! Merck erwartet, dass Vesoten, ein weiteres Medikament gegen Bluthochdruck, in diesem Jahr einen Umsatz von 720 Millionen US-Dollar erreichen wird. Im Jahr 1987 hatte Merck dreizehn Produkte in acht therapeutischen Klassen mit einem Umsatz von jeweils mehr als 100 Millionen Dollar. Aufgrund dieses hohen Volumens sind die Produktionskosten für große Pharmaunternehmen stetig gesunken, seit 1980 um durchschnittlich 15%. Tatsächlich hat dies allein für diesen Faktor eine Gewinnsteigerung von 15% bedeutet.

1987 meldete Syntex, dass 53% des Umsatzes von 1,1 Mrd. US-Dollar auf nur zwei Produkte, Noprosyn und Ahaprox, entfielen.

*Business Week*, 11. Januar 1988, prophezeite "eine weitere Goldmine für amerikanische Drogenhändler". Diese Goldmine wäre jedoch nichts weiter als ein weiteres trockenes Loch, wenn amerikanische Ärzte ihren Patienten nicht immer mehr dieser Medikamente verschreiben würden. Die Schwachstelle des medizinischen Monopols ist, dass es fast vollständig von Ärzten und Krankenhauspersonal abhängig ist, um seine profitablen Produkte zu bewerben. Die 18 bis 20 Millionen Dollar, die benötigt werden, um ein neues Medikament durch die drei- bis zwölfjährige Testphase zu bringen, sind nicht dazu gedacht, die Öffentlichkeit vor "gefährlichen" neuen Medikamenten zu schützen. Sie sind notwendig, um das Pharmakartell so lange wie möglich zu schützen und ihm Zeit zu geben, so viele seiner aktuellen Medikamente wie möglich zu verkaufen, bevor sie durch neuere konkurrierende Medikamente ersetzt werden. In der Geschäftswelt nennt man das "Marktanteile schützen". Es wäre ein Verstoß gegen die Kartellgesetze, wenn Pharmaunternehmen nach diesen Gesetzen nicht immun gegen Strafverfolgung wären.

Während sich der Aktienmarkt langsam vom Schwarzen Montag, dem gut geplanten und durchgeführten Börsencrash vom 19. Oktober 1987, erholt, halten sich die Pharmafirmen mehr als wacker und belohnen die cleveren Monopolisten, die am Tiefpunkt des Marktes gekauft haben.

Die Anlagepolitik von Versicherungsgesellschaften ist typisch für die Equitable Life, die 1987 7,8% ihres Vermögens in Aktien von Arzneimittelherstellern investiert hatte, darunter 13 Millionen Dollar in Marion Labs, 4 Millionen Dollar in Merck, 7 Millionen Dollar in Syntex und 4 Millionen Dollar in Upjohn. Weitere 5,8% der Investitionen entfielen auf das Inventar von hochprofitablen Krankenhausversorgungsunternehmen.

Keine Chronik der großen Drogenkonzerne der Welt wäre vollständig, ohne sie mit der globalen Drogenbekämpfungsoperation "Dope, Inc." in Verbindung zu bringen. Es begann mit einer kleinen Gruppe internationaler Finanziers mit Sitz in London, die während des Zweiten Weltkriegs halfen, einen "amerikanischen" Geheimdienst zu schaffen, der ursprünglich als "Office of Strategic Services" bekannt war. Diese Organisation wurde unter strenger Aufsicht des britischen Geheimdienstes gegründet und später von Präsident Truman aufgelöst, der ihre Operationen sehr misstrauisch beobachtete. Die OSS tauchte dann im Außenministerium als "Forschungsgruppe" unter, die an der "Verhaltenstheorie" arbeitete. Sie wurde von einem gewissen Evron Kirkpatrick geleitet, dessen Frau, Jeane Kirkpatrick, die Direktorin der von Rockefeller finanzierten trotzkistischen Gruppe ist, der Liga für industrielle Demokratie, die oft als "großer Antikommunist" dargestellt wird, wobei die Falle darin besteht, dass alle guten Trotzkisten sich vehement gegen den Moskauer Zweig der Kommunistischen Partei stellen. Sie trauern immer noch um ihren Führer Leo Trotzki, der 1940 von einem stalinistischen Agenten in Mexiko-Stadt ermordet wurde. Die Kirkpatrick-Gruppe tauchte dann als "Central Intelligence Agency" wieder auf, geleitet von Allen Dulles, einem Partner der Schroder Bank, der Bank, die Adolf Hitlers persönliches

Bankkonto verwaltet hatte. Dulles' Bruder, John Foster Dulles, war damals Außenminister unter Präsident Eisenhower.

Welches Interesse die CIA auch immer am "Nachrichtendienst" gehabt haben mag, es wurde bald klar, dass ihre Haupttätigkeit darin bestand, die riesigen Gewinne zu machen, die mit dem internationalen Drogenhandel verbunden waren.

Da der britische Reichtum des frühen 19. Jahrhunderts auf diesem Handel beruhte, war es logisch, dass die SIS-Agenten, aus denen unser OSS und später die CIA hervorgingen, auf diese Tätigkeit programmiert waren. Später wurde sie unter dem internen Spitznamen "The Company" bekannt, was natürlich ein Geschäft bedeutet, das mit Gewinn betrieben wird. Die Ausrede, die für den Eintritt in diese Firma angegeben wurde, war, dass ein "geiziger" Kongress sich weigerte, der CIA genug Geld vorzustrecken, um ihre verdeckten Operationen zu finanzieren; deshalb würde ein loyaler CIA-Agent alles tun, um "der Firma" zu helfen, die für diese Arbeit benötigten Mittel aufzubringen. Tatsächlich fanden sich einige ihrer aktivsten Vertreter, wie Edwin Wilson, plötzlich als Besitzer von Vermögenswerten im Wert von 6 Millionen Dollar in der Entwicklungszone am Washington Beltway wieder, was darauf hindeutet, dass tatsächlich eine Menge Geld von irgendwoher kam. Welchen Umfang hat die globale Drogenbekämpfungsoperation der CIA derzeit? Oberstleutnant Bo Gritz, der 30 Jahre lang bei den U.S. Army Special Forces gedient hat, sagte vor dem House Foreign Affairs Committee, International Narcotic Task Force, dass 1987 900 Tonnen Heroin und Opium aus Südostasien und dem Goldenen Dreieck in die freie Welt gelangen würden. Oberst Gritz war mehrmals nach Asien gereist, um sich mit einem der größten Drogenproduzenten des Kontinents, Khun Sa, zu treffen. Khun Sa beschuldigte dann einige bekannte CIA-Agenten, darunter Theodore Shackley, der von 1965 bis 1975 CIA-Stationschef in Laos war, für die globale Drogenoperation verantwortlich zu sein. Khun Sa sagte, dass Shackley eng mit Mao Se Hung zusammengearbeitet habe, der zu dieser Zeit der wichtigste Drogenhändler in Südostasien war. Ein weiterer Kollege Shackleys war ein "Zivilist" namens Santos Trafficante.

Trafficante war seit langem ein Aushängeschild der Mafia und wurde aufgefordert, vor dem Kongress über ein mögliches Attentat auf Castro in Kuba auszusagen. Als das kommunistische Regime die Macht übernahm, verlor die Mafia ein Imperium des Glücksspiels und der Prostitution in Havanna und anderen Städten. Sie wollten sich rächen. Trafficante wurde von Meyer Lansky, dem Geldsack des Syndikats, instruiert, Castro loszuwerden. Es ist unklar, ob der Versuch scheiterte oder, was wahrscheinlicher ist, die Mafia einen Deal mit Castro über den Drogenhandel bekam. Die Mafia wurde dann stark in den Drogenhandel im pazifischen Raum involviert und wurde zu einem Vermittler für die Operation Nugan Hand, die Drogenbank in Australien und dem Goldenen Dreieck.

Eine weitere prominente Figur, die von Khun Sa und anderen als im Drogenhandel aktiv identifiziert wurde, war Richard Armitage, dessen Drogengeschäfte während des Vietnamkriegs begannen. Später wechselte er in die US-Botschaft in Bangkok. Von 1975 bis 1979 nutzte er laut Zeugenaussagen seinen Botschafterposten, um Antidrogenoperationen durchzuführen. Danach verließ er diesen Posten und gründete die Far East Trading Corporation in Bangkok. Armitage wurde dann von Präsident Reagan zum stellvertretenden Verteidigungsminister für internationale Sicherheitsangelegenheiten ernannt und berichtete direkt an Verteidigungsminister Casper Weinberger. Der Geschäftsmagnat Ross Perot erfuhr dann von Armitages Geschichte. Er ging zum Weißen Haus und verlangte, dass Armitage gefeuert wird. Er sprach mit George Bush, dem ehemaligen Leiter der CIA, der ihm grünes Licht gab, indem er ihn zum FBI-Direktor William Webster schickte (kurz darauf wurde Webster still und leise zum Leiter der CIA ernannt). Webster weigerte sich, auf Perots Beschwerden zu reagieren, was ihm die Tür zu seiner Ernennung zum CIA öffnete. Währenddessen trat Weinberger, der befürchtete, dass die Rolle des Verteidigungsministeriums im Drogenskandal ans Licht kommen würde, eilig zurück. Er wurde durch Frank Carlucci ersetzt, der damals Nationaler Sicherheitsberater war und der mit der gesamten Operation vertraut war. Carlucci befahl Perot persönlich, auf seinen Kreuzzug gegen die Armitage zu verzichten. Da Perots Vermögen auf riesigen

Regierungsverträgen aufgebaut worden war, hatte er keine andere Wahl als einen Rückzieher zu machen. General Richard Secord, der in der Iran-Contra-Affäre auftrat und damit prahlte, dass er Goldsendungen nach Südostasien fliegen ließ, um Drogenhändler zu bezahlen, war ebenfalls beteiligt.

Die Seifenoper, die als Iran-Contra-Affäre bekannt ist, wurde auf Bestellung für Geheimagenten der CIA gemacht. Sie waren glücklich, begriffsstutzige Mitglieder des Kongresses auf eine falsche Fährte nach der anderen zu führen, während die wahre Geschichte verborgen blieb. Es war die Überraschung des Küchenchefs, eine kulinarische Köstlichkeit aus Drogen, Waffenverkäufen an die Kriegsparteien und Geld, gut gewürzt mit politischer Soße, gebraut mit verschiedenen Zusagen an den Staat Israel durch führende Politiker in Washington und gekrönt mit saftigen Schweizer Bankkonten. Tatsächlich war der Iran-Contra-Fall das logische Ergebnis der langjährigen Verwicklung von Rockefeller- und Drug-Trust-Interessen in prokommunistische Aktivitäten. John D. Rockefeller selbst hatte Leo Trotzki die Summe von 10.000 Dollar in bar in die Tasche gesteckt, bevor er ihn begleitete, um die bolschewistische Revolution in Russland zu starten. Die trotzkistische Socialist Workers Party, die zurückblieb, um die Vereinigten Staaten zu unterwandern, operierte unter dem Namen der Socialist Workers Party. Später erhielt sie den Decknamen "Liga für industrielle Demokratie". So hielt das Medizinkartell, während es die stalinistische kommunistische Regierung in Russland aufrechterhielt, gleichzeitig ein kommunistisches Unterstützungsregime in den USA aufrecht, die trotzkistische Bewegung, für den Fall, dass das stalinistische Regime fällt.

Sichtlich irritiert von dieser Konkurrenz, schickt Stalin einen Agenten nach Mexiko, um seinen Rivalen zu eliminieren, den er zuvor ins Exil geschickt hatte, da er erkannte, dass Trotzki in Russland immer noch zu populär war, um dort ermordet zu werden.

Die Trotzki-Organisation hatte nun ihren politischen Märtyrer. In den 1950er Jahren brachte sie ihre Mitglieder im Stillen an die Macht in den Medien, an den Universitäten und in der Regierung, wobei sie in den meisten Fällen die hartgesottenen Stalinisten an der Macht ersetzte. Die Washingtoner Stalinisten, die Roosevelt und Truman umgeben hatten, wurden allmählich von "Neokonservativen" abgelöst, d.h. von Hardliner-Anti-Moskau-Ideologen, die dann ihrer Maskerade weitere eindrucksvolle *Vogelnamen* hinzufügten, wie "die harte Rechte", "die neue Rechte", "die religiöse Rechte" oder in einigen Fällen einfach "Konservative". Kein anderer als der Hollywood-Mann auf dem weißen Pferd, Ronald Reagan, kam 1980 auf einer Welle des "Neokonservatismus" an die Macht. Seine Hauptunterstützung kam von der CIA, die damals nur ein Sprachrohr für die Neocons war, und von ihrem internen Organ, der *National Review,* deren Herausgeber, William Buckley, damit prahlte, dass er nie einen anderen Job als bei der CIA gehabt habe. Jeane Kirkpatrick von der Rockefeller-finanzierten League for Industrial Democracy wurde zur Sprecherin der neuen Politik, während das gesamte Reagan-Team von der Hoover Institution dominiert wurde, deren zwei Hauptmitglieder, Sydney Hook und Seymour Martin Lipset, im Vorstand der LID saßen. So unterhielt David Rockefeller enge Verbindungen zu den stalinistischen Kommunisten in Moskau, während andere Rockefeller-Interessen die "antikommunistische" Haltung des Reagan-Regimes steuerten. Es war eine klassische Hegelsche Operation von These und Antithese, deren Synthese noch aussteht. Die Macht der LID lag in ihrer Dominanz über die CIA und ihrem totalen Engagement für den Staat Israel als Weltzentrale der trotzkistischen kommunistischen Bewegung. So wurde Elliott Abrams, Schwiegersohn des israelischen Propagandisten Norman Podhoretz, der Herausgeber des American Jewish Committee, *Commentary,* war, von Reagan mit der Leitung der Operation Contra in Nicaragua beauftragt, einer klassischen Konfrontation zwischen dem stalinistischen Regime in Managua und den trotzkistischen Rebellen, die in den Bergen geführt wurden.

Die Verwicklung von Drogen in diese Operation sollte niemanden überraschen, denn die Rockefeller-Interessen, die das amerikanische Medizinkartell geschaffen haben, sind seit langem nicht nur im Bereich der ethischen, sondern auch der unethischen Drogen tätig. Der Contra-Fall drohte nicht nur die Iran-Connection auffliegen zu lassen, sondern gefährdete auch die Israel-Connection, die Swiss-Connection und schließlich die Rockefeller-Connection. Die Gefahr wurde durch die geschickten Manöver fügsamer Kongressabgeordneter und die geschickte Manipulation der Medien gebannt, um sich auf Oberst Oliver North und Admiral Poindexter zu konzentrieren, unter Ausschluss ihrer Kontrolleure. So entpuppte sich ein "Kreuzzug gegen den Kommunismus", eine edle Bemühung, die Kommunisten à la George Kennan einzudämmen, finanziert mit dem "schmutzigen" Geld aus Drogenverkäufen, schließlich als dasselbe alte Team von CIA-Agenten, die ihre Drogen schmuggelten und ihr Geld in verschiedenen Teilen der Welt wuschen. (Der Autor recherchiert gerade für ein Buch, das all diese Operationen dokumentieren wird).

Die Verbindung zwischen der CIA und den Drogen war nicht nur tief im Streben nach leichten Profiten verwurzelt, sondern auch in dem parallelen Plan, die totale Kontrolle über die Völker der Welt durch die Herren des Medizinkartells zu erlangen. So stellt Bowart fest: "Die Kryptokratie ist eine Bruderschaft, die an alte Geheimgesellschaften erinnert, mit Initiationsriten und Indoktrinationsprogrammen, um in ihren treuen Mitgliedern ein besonderes Verständnis für ihre Mysterien zu entwickeln. Es hat geheime Codes und Schweigegelübde, die das Gefühl des Elitismus verstärken, das notwendig ist, um seine strenge Loyalität aufrechtzuerhalten. "Der vorliegende Autor hat einige dieser geheimen Riten in *Der Fluch von Kanaan* beschrieben.

Die Fokussierung auf Medikamente und Experimente, die ihren Ursprung in der deutschen Schule der allopathischen Medizin hatte und von Illuminaten-Initiierten wie Daniel Coit Gilman in diese Hemisphäre gebracht wurde, war der erste Schritt in der Umwandlung der gesamten medizinischen Praxis in den Vereinigten Staaten von einem patientenzentrierten Heilungsprozess zu einem völlig anderen Ansatz, bei dem der Patient zu einem Instrument wurde, das zum Nutzen verschiedener anderer Programme, hauptsächlich der experimentellen Wissenschaft, manipuliert werden sollte. Dr. J. Marion Sims, der "verrückte Wissenschaftler", der für die Gründung des heutigen Memorial Hospital Sloan Kettering Cancer Center verantwortlich war, das von Rockefeller in New

York kontrolliert wird, ist ein typisches Beispiel. Dieses totale Bekenntnis zur "Wissenschaft" hat auch die Anti-Drogen-Programme der CIA, die Bluebird-, Artichoke-, MK-Ultra- und MK-Delta-Projekte, geleitet und inspiriert, bei denen etwa 139 Drogen an ahnungslosen Opfern eingesetzt wurden. Zu den verwendeten Substanzen gehören Cannabis, LSD, Scopolamin, Natriumamytal, Chloralhydrat (die berühmten Tropfen des Wilden Westens), Mutterkorn, Kokain, Morphin und Heroin.

Die Geschichte der Drogen in der CIA beginnt im Jahr 1943, als die Organisation noch als OSS bekannt war. Ein gewisser Dr. Albert Hoffmann führte Experimente in den Sandoz-Laboratorien in der Schweiz durch (Sandoz wurde damals von der Familie Warburg kontrolliert). Obwohl Sandoz seit 1938 eine Substanz herstellte, die als LSD oder Lysergsäure bekannt war, wurde sie nur für Versuche an Affen verwendet. Eine spätere Form dieser Substanz, LSD-25, erzeugte erstaunliche psychotrope Wirkungen, wie Dr. Hoffmann zufällig entdeckte, als er bei der Arbeit eine kleine Menge des Roggenpilzes, der Grundlage der Droge, zu sich nahm. Dies geschah im August 1943, auf dem Höhepunkt des Zweiten Weltkriegs. Dr. Hoffmann berichtete später: "Ein ununterbrochener Strom phantastischer Bilder von außerordentlicher Plastizität und Lebendigkeit brach über mich herein, begleitet von einem intensiven keleidoskopischen Farbenspiel.... Ich dachte, ich würde sterben oder verrückt werden. Es war der erste "Trip", der Vorläufer von Millionen solcher Erfahrungen von Drogensüchtigen. 1958 begann sich Dr. Hoffmann für mexikanische Pilze und Meskalin zu interessieren, die damals bei New Yorker Großbankern und Hollywood-Prominenten sehr beliebt waren.

Zum Zeitpunkt der Entdeckung von LSD war Allen Dulles in der Schweiz stationiert, wie durch eine Präkognition. Unter seiner Führung wurde die CIA zum Hauptbetrieb von Dope, Inc. Er war dann in verschiedene Aktivitäten mit Beamten des Nazi-Regimes verwickelt. Bis heute hat niemand feststellen können, ob er das Hitler-Regime erhalten oder stürzen wollte. Die wahrscheinlichste Hypothese ist, dass er versuchte, sie in gewissem Maße zu bewahren, aus Angst, dass der Krieg für die profitorientierten Munitionshersteller zu früh enden könnte, aber gleichzeitig um jede Art von siegreichem Ende für seine Nazi-Kohorten zu verhindern. Die Töne der Gotterdammerung waren bereits erklungen. Dulles' Verbindung zu Hitlers Regime geht auf ein schicksalhaftes Treffen in Köln im Jahr 1933 zurück, als er und sein Bruder, John Foster Dulles, Hitler versicherten, dass Geld zur Verfügung stehen würde, um das Erreichen seiner Ziele, wie er sie in *Mein Kampf* formuliert hatte, zu garantieren. Allen Dulles wurde später Direktor der Schroder Bank, die Hitlers persönliches Bankkonto führte. Interessant ist, dass niemand jemals einen einzigen Cent von Hitlers beträchtlichem Privatvermögen, das er aus dem Verkauf seiner Bücher und anderen Einkünften bezog, nachweisen konnte. Im Gegensatz zu seinem Gegner Franklin D. Roosevelt hatte Hitler kein Treuhandvermögen von seiner Mutter (den Erlös aus dem Opiumhandel in China).

Dulles, als internationaler Spionagemeister, hätte wahrscheinlich von den Erfahrungen Dr. Hoffmanns gewusst. Nach seiner Rückkehr in die Vereinigten Staaten und seiner Ernennung zum Chef der neuen CIA bestellte Dulles 10 kg LSD bei Sandoz, um es "in Tier- und Menschenversuchen zu verwenden". Da es etwa 10.000 Dosen pro Gramm gibt, bedeutet dies, dass Dulles einhundert Millionen Dosen LSD bestellt hat. In der Zwischenzeit war ein Dr. Timothy Leary vom National Institute of Health angeheuert worden, um mit psychedelischen Drogen, einschließlich LSD, zu experimentieren. Leary war bereits gezwungen worden, von West Point zurückzutreten, und wurde dann von der Harvard-Fakultät gefeuert, so dass er vielleicht die einzige Person ist, die das erklären könnte. Learys NIH-Studie wurde durch einen Zuschuss der Uris Foundation in New York finanziert. Es wurde von 1953 bis 1956 fortgesetzt, als es an den U.S. Public Health Service übertragen wurde, wobei die Experimente bis 1958 fortgesetzt wurden, und auch beim HEW von 1956 bis 1963. Ein CIA-Memo vom [1.] November 1963 präsentierte glühende Berichte über die Arbeit von Dr. Leary und seinem Mitarbeiter, Dr. Richard Alpert (der später ebenfalls aus dem Harvard-Stab entlassen wurde). Sie erfanden die "turn on, tune in, drop out"-Bewegung, die die amerikanische Jugend eine ganze Generation lang lähmte. Diese Bewegung, an der die CIA schon immer ein eigenes Interesse hatte, erhielt akademischen Status, als sie von den efeubewachsenen Hallen von Harvard durch Leary und seine Gruppe ins Leben gerufen wurde. Nach ihrem erzwungenen Weggang aus Harvard wurden sie von Mellons wohlhabendem Erben, Tommy Hitchcock, in ein millionenschweres Anwesen in New York City gebracht. Ihre Bewegung fegte über die amerikanischen College-Campus und zerstörte die Bildungschancen von Tausenden junger Amerikaner.

Eine spätere Untersuchung der CIA-Regierung, natürlich unter dem Vorsitz von Nelson Rockefeller, machte in seinem Rockefeller-Bericht an den Präsidenten über die CIA-Aktivitäten folgende Aussage: "Beginnend in den späten 1940er Jahren begann die CIA, die Eigenschaften bestimmter Drogen zu untersuchen, die das Verhalten beeinflussen .... 1973 wurden alle Dokumente, die sich auf das Programm bezogen, vernichtet, darunter insgesamt 152 Einzelakten. Die CIA schloss auch einen Vertrag mit dem damaligen Bureau of Narcotics ab, um psychotrope Drogen an unbeabsichtigte Probanden unter normalen Lebensbedingungen zu verabreichen. "

Das Vorstehende bezieht sich auf mehrere bedauerliche Vorfälle, bei denen CIA-Mitarbeiter, die ohne ihr Wissen Dosen von LSD erhalten hatten, unter dem bösartigen Einfluss dieses Produkts Selbstmord begingen. Die Familien dieser Opfer erfuhren erst viele Jahre später die wahren Umstände dieser "Selbstmorde" und verklagten die Regierung erfolgreich auf finanzielle Entschädigung.

Unter den verschiedenen Projekten der CIA ist das bekannteste das von MK Ultra. Diese Programme wurden von einem anderen Prototyp des "verrückten Wissenschaftlers", Dr. Sidney Gottlieb, überwacht. Trotz der Verheerungen, die durch seine Aktivitäten verursacht wurden, wurde Dr. Gottlieb nie vor Gericht gestellt. Tatsächlich sorgte der damalige CIA Direktor, Richard Helms, dafür, daß alle Aufzeichnungen der Operation MK Ultra in den letzten Tagen seiner Amtszeit vernichtet wurden, was Dr. Gottlieb immun gegen Strafverfolgung machte.

Dr. Gottlieb, der von Beobachtern als "[24]pharmazeutischer Dr. Strangelove" bezeichnet wurde, erwog, ganze Bevölkerungsgruppen mit halluzinogenen Drogen zu dosieren. Beeinflusst durch seine Erfahrungen mit der CIA, erwog das US-Militär ein Programm, um ganze Bevölkerungen mit diesen Drogen in den Wahnsinn zu treiben. Etwa 1.500 Militärangehörige erhielten LSD während der Tests, die das Army Chemical Corps Mitte der 1960er Jahre durchführte. Viele von ihnen erlitten schwere psychische Schäden, wobei die schrecklichsten Symptome erst Jahre später auftraten. Die Armee testete dann ein stärkeres chemisches Halluzinogen, das sie B.Z. nannten. Dieses Medikament wurde zwischen 1959 und 1975 in der Waffenkammer von Edgewood getestet. Ca. 2.800 Soldaten waren der B.Z. ausgesetzt. Einige von ihnen haben inzwischen Anzeige wegen irreparabler Schäden infolge dieses Experiments erstattet.

Eines der Nebenergebnisse des Anti-Drogen-Programms der CIA war die Ermordung von Präsident John F. Kennedy, für die in der Folge verschiedene Gruppen, die CIA, die Mafia, die kubanischen Kommunisten und andere verantwortlich gemacht wurden. Die Grundlage dieser Anschuldigungen war, dass sie alle tief verstrickt waren. Um ihre Spuren zu verwischen, wurden später etwa 40 Personen ermordet. Einige von ihnen waren Journalisten, die bekannteste war die verstorbene Dorothy Kilgallen, eine bekannte Kolumnistin. Im Jahr 1965 nutzte sie ihre Verbindungen, um die Erlaubnis zu erhalten, Jack Ruby in seiner Gefängniszelle zu interviewen. Später erzählte sie ihren Freunden, dass es ihr gelungen sei, Beweise zu beschaffen, die "den Fall J.F. Kennedy in die Luft sprengen" würden. Kurz danach wurde sie in ihrer Wohnung gefunden, tot von dem, was später als eine "Überdosis" von Barbituraten und Alkohol diagnostiziert wurde. Die Wohnung war ein einziges Chaos und alle Notizen von ihren Gesprächen mit Ruby waren weg. Bis

---

[24] Hinweis auf Dr. Folamour in Stanley Kubricks gleichnamigem Film.

heute hat niemand zugegeben, sie jemals gesehen zu haben. Das medizinische Monopol benutzte dann Kilgallens Tod als Entschuldigung, um eine fromme Warnung über "die Gefahren des Mischens der Barbitursäurepräparate und des Spiritus" herauszugeben aber sagte nichts über die Gefahren des Besuchens Jack Ruby. Anfang 1967 beschwerte sich Ruby mehrmals, dass er vergiftet wurde. Dann wurde bei ihm Krebs diagnostiziert, aber er starb an einem "Schlaganfall", ebenso wie einer seiner Komplizen, David Ferrie.

Dr. Sidney Gottliebs Auftritt als "verrückter Wissenschaftler" der CIA wird überschattet von der Aufzeichnung von Dr. D. Ewen Cameron, der die Hollywood-Version des verrückten Arztes verkörpert, der Experimente an wehrlosen menschlichen Subjekten durchführt. Geboren in Schottland, zog Dr. Cameron in die Vereinigten Staaten, wo er die Staatsbürgerschaft erhielt. Obwohl er den Großteil seiner medizinischen Tätigkeit in Kanada ausübte, war er in Lake Placid, New York, ansässig. Die Operation in beiden Ländern könnte durch den Wunsch motiviert gewesen sein, rechtliche Schritte zu vermeiden. 1943 erhielt Dr. Cameron einen Zuschuss von der Rockefeller Foundation, um ein neues psychiatrisches Institut, das Allen Memorial Institute, in einem Flügel des Royal Victorian Hospital, dem Lehrkrankenhaus der McGill University in Montreal, einzurichten. Diese Rockefeller Verbindung schleuste dann etwa 10 Millionen Dollar von der CIA zu Cameron durch Dr. Gottlieb als Teil des MK Ultra Projektes. Dieses Geld wurde ab 1953 an Dr. Cameron überwiesen, weil er bereits sein Engagement für Gedankenkontroll-Experimente bewiesen hatte. Die CIA-Gelder waren also für Gedankenkontrolle vorgesehen.

Dr. Cameron hatte die wohlwollende Aufmerksamkeit der Rockefellers auf sich gezogen, nachdem er einige der schrecklichsten "psychiatrischen" Techniken erfunden hatte, die je bekannt waren. Er erfand ein Verfahren namens "Depatterning" und eine spätere Technik namens "Psychic Driving", die beide jedem kommunistischen Gehirnwäsche-Experten zur Ehre gereicht hätten. Die "Depatterning" bestand aus hochdosierten Medikamenten in Kombination mit Elektroschocks, der Elektrokonvulsionstherapie oder ECT, wie sie damals genannt wurde. Sie war dann jahrelang wegen der Schäden, die sie den Patienten zufügte, in Verruf geraten, aber unglaublicherweise ist sie jetzt wiederbelebt worden und wird in einigen Kreisen ständig verwendet. Die ECT wird von ihren Opfern als die schrecklichste Tortur beschrieben, die man sich vorstellen kann. In der Tat war es einfach der Prozess des Stromschlags, der unterbrochen wurde, kurz bevor er tödlich wurde. Der Patient wurde auf einen Stuhl geschnallt und zwei-bis dreimal am Tag mit Stromschlägen traktiert.

Anfänglich beschränkte sich die Entschlackung auf hochdosierte Medikamente über einen Zeitraum von 15 bis 30 Tagen; dieser Teil des Programms wurde "Schlaftherapie" genannt. Ein "Schlafcocktail", der der Phantasie von Dr. Frankenstein würdig war, bestand aus 100 mg Thorazin, 100 mg Nembutal, 100 mg Seconal, 150 mg Vernonal und 100 mg Phenergan, von denen jeder genug war, um jeden Patienten einzuschläfern. Der Schlafcocktail wurde dem Patienten dreimal täglich verabreicht. Später, im Rahmen der Schlaftherapie, wurde der Patient zwei- bis dreimal täglich geweckt, um die Elektroschockbehandlungen zu erhalten. Dr. Cameron ignorierte die empfohlene Spannung für die elektrokonvulsive Therapie und erhöhte sie um das Zwanzig- bis Vierzigfache, wie es kein anderer Arzt je gewagt hatte zu tun. Er sah mit Zustimmung zu, wie hilflose Patienten während der "Elektroschock-Therapie" ständig schrien. Er war überzeugt, dass auch das Schreien ein wesentlicher Bestandteil der Behandlung war, auch wenn es wahrscheinlich seine persönliche Befriedigung darstellte.

Die nächste Stufe des "Depatterns", die auch eine von Camerons seltsamsten Erfindungen ist, ist die "sensorische Isolation", bei der der Patient in eine große Box gelegt wird, wobei ihm die Augen bedeckt und die Ohren verstopft werden. Nach etwa 30 Tagen Behandlung war der Patient auf den Zustand eines hilflosen Zombies reduziert. Zufrieden damit, dass er den Patienten von allen vorherigen Bildern und Ideen befreit hatte, ging Dr. Cameron zur nächsten Phase über, die er "psychisches Fahren" nannte. Diese bestand darin, dass der Patient gezwungen wurde, auf Tonband aufgenommene Nachrichten zu hören, die tausende Male wiederholt wurden. Diese "Behandlung" wurde über Kissenlautsprecher oder Kopfhörer verabreicht. Jeder Geheimdienst der Welt war grün vor Neid, als sie von Camerons neuen Techniken hörten. Glücklicherweise war die CIA als erste vor Ort gewesen und hatte ihn mit ausreichend Mitteln für seine wahnwitzigen Obsessionen versorgt.

Der 1901 in der Nähe von Glasgow geborene Cameron hatte an der Universität von London studiert, wo er möglicherweise einige seiner seltsamen Ideen entwickelte. Es ist auch wahrscheinlich, dass er in eine Londoner Sekte verwickelt wurde, die solch monströse Ideen präsentierte. Immerhin hatte Mary Shelley den Frankenstein geschrieben, der vom gleichen Milieu durchdrungen war.

Während seiner gesamten Tätigkeit in Kanada wurde seine Arbeit von den technischen Diensten der CIA und der chemischen Abteilung des Stabes enthusiastisch unterstützt.

Ihm wurden Ehrungen zuteil, als sich seine "innovativen" Techniken herumsprachen. Er wurde Präsident der Canadian Psychiatric Association, Präsident der American Psychiatric Association und Gründungspräsident der World Psychiatric Association.

Nach dem Tod von Dr. Cameron im Jahr 1967 sah sich die CIA von einigen der Überlebenden seiner Opfer belagert. In den am weitesten fortgeschrittenen Phasen des MK-Ultra-Programms war es an etwa 53 Personen getestet worden. Zu dieser Gruppe gehörten einige prominente Kanadier. Eine Klage wurde schließlich von Harry Weinstein eingereicht, dessen Vater Louis ein prominenter Geschäftsmann in Montreal gewesen war. Ein weiteres Opfer war Velma Orlikon, die Frau eines Abgeordneten der Demokratischen Partei im kanadischen Parlament. Trotz dieser Geschichte standen die Opfer vor einer Steinmauer. Die *Washington Post* berichtete im Januar 1988, dass die CIA immer noch gegen die Klage von neun älteren Kanadiern kämpft, die in den 1950er Jahren unter Drogen gesetzt worden waren und jeweils 175.000 Dollar Schadensersatz forderten, der später auf 1.000.000 Dollar pro Person erhöht wurde. Der Fall ging dann vor Gericht, nach neun Jahren

Verzögerungstaktik durch die CIA, aber niemand rechnet mit einer schnellen Lösung.

Während der Cameron-Ära setzte die CIA ihre eigenen Experimente in den Vereinigten Staaten fort. Sie nutzte die Dienste eines Drogenhändlers, George Hunter White, und installierte ihn in einer Wohnung in Greenwich Village. Ihm wurde eine Tarnidentität als Künstler und Seemann gegeben, der auf Partys und in Bars Leute traf und sie in die Wohnung lockte. CIA-Gelder hatten die schäbige Wohnung in einen Spionageapparat mit Zwei-Wege-Spiegeln, Überwachungs- und Aufzeichnungsgeräten und anderem Handwerkszeug verwandelt. White betäubte seine Besucher mit LSD, während die CIA-Ausrüstung ihre Reaktionen akribisch aufzeichnete. Es handelte sich dabei oft um "Bad Trips", bei denen die Opfer vorübergehend wahnsinnig wurden, einen Selbstmord- oder Mordversuch unternahmen, und die einen weiteren Beweis für die "Gedankenkontrolle" lieferten, die die CIA beherrschen wollte.

Um sich keinen Beschwerden auszusetzen, versetzte die CIA White nach San Francisco, wo er mit der Leitung von zwei weiteren CIA-Basen betraut wurde. Dann startete er die Operation Midnight Climax. Drogensüchtige Prostituierte wurden dafür bezahlt, Männer in lokalen Bars aufzugabeln und sie zu einer Orgie mit LSD-haltigen Getränken mitzunehmen. Was dann folgte, wurde sehr detailliert aufgezeichnet und fotografiert, obwohl die Ergebnisse der Library of Congress wahrscheinlich nicht zur Verfügung gestellt werden.

Trotz der Exzesse, zu denen sich Ärzte wie Dr. Cameron und Dr. Sims in ihrem wissenschaftlichen Enthusiasmus hinreißen lassen, gibt es ebenso beunruhigende Horrorgeschichten aus den klinischen Experimenten, die von den traditionellen Pharmaunternehmen durchgeführt werden. Mit Hunderten von Millionen Dollar an potenziellen Gewinnen aus jedem neuen pharmazeutischen Produkt muss das Medizinmonopol die Vorschriften einhalten, die es selbst entwickelt und eingeführt hat. Der Zweck dieser Regelungen ist es, den Marktanteil eines neuen Wundermittels zu schützen, bis es durch ein neues Wundermittel ersetzt werden kann. Wie ein Heilpraktiker, der wegen des Verkaufs von Kräutertees ins Gefängnis kam, bemerkte: "Ein Wundermittel ist ein Medikament, das man einnimmt und sich dann fragt, was es mit einem macht. "

Beschränkungen für neue Medikamente werden in der Regel eingehalten, wenn der Hersteller denkt, dass er damit viel Geld verdienen kann. Sie wollen nicht ein neues Medikament auf den Markt bringen, es erfolgreich sehen und dann gezwungen sein, es zurückzurufen, weil sie nicht alle Vorschriften eingehalten haben. Von 1948 bis 1958 brachten Pharmaunternehmen 4829 neue Produkte, 3686 neue Wirkstoffe und 1143 neue Dosierungen auf den Markt. Alle diese Produkte mussten den gleichen Prozess durchlaufen.

Neue Medikamente bräuchten durchschnittlich sieben bis 10 Jahre, um eine endgültige FDA-Zulassung zu erhalten, ein Prozess, der 10 bis 12 Millionen Dollar kostet, oft sogar 18 bis 20 Millionen Dollar. Klinische Studien durchlaufen drei klar definierte Phasen. In der Phase I wird das neue Medikament an einer kleinen Anzahl von gesunden Menschen getestet. In Phase II müssen "Freiwillige" das Medikament über einen Zeitraum von zwei Jahren einnehmen. Die Phase III umfasst vielfältigere klinische Studien an 1.000 bis 3.000 Patienten über einen Zeitraum von drei Jahren. Das bedeutet, dass Ärzte und Krankenhäuser das Medikament nur verabreichen, weil in Phase-II-Studien seine Toxizität und andere mögliche Nebenwirkungen festgestellt wurden. Dies sind in der Regel Patienten, die in der Lage sind, zu klagen oder negative Publicity zu erzeugen, wenn sich das Medikament als unsicher erweist, was bedeutet, dass diejenigen, die das Medikament verschreiben, sich auf die Phase-II-Tests verlassen, um es als zuverlässig zu empfehlen.

Phase II, in der das Medikament am Menschen getestet wird, erfordert in der Regel eine gefangene Population. Medikamente werden manchmal heimlich in Schulen, Krankenhäusern und psychiatrischen Einrichtungen getestet, aber die Pharmafirmen ziehen es im Allgemeinen vor, sich auf eine viel sicherere Testpopulation zu verlassen, eine, die auf unsere Gefängnisse beschränkt ist, weil es unwahrscheinlich ist, dass sie sich beschwert. Wir wissen, dass selbst Insassen psychiatrischer Einrichtungen nach ihrer Entlassung darüber klagen, auf illegale

Drogen getestet zu werden. Häftlinge, die wegen eines Verbrechens verurteilt wurden, beschweren sich seltener. Seit der Jahrhundertwende sind die Vereinigten Staaten weltweit führend in der Anzahl der medizinischen Experimente, die in Gefängnissen durchgeführt werden.

Der gesetzestreue Bürger mag es für normal halten, medizinische Experimente an Gefangenen durchzuführen, obwohl eine Reihe von deutschen Ärzten für ein solches Vergehen hingerichtet worden sind. Drogentests könnten eine Möglichkeit für den Gefangenen sein, seine Schuld gegenüber der Gesellschaft zu begleichen. Die Realität der aktuellen Situation ist jedoch, dass zwar viele Kriminelle in unseren Gefängnissen eingesperrt sind, aber immer mehr Amerikaner wegen politischer Vergehen in Gefängnisse geschickt werden. Diese politischen Gefangenen sind in Bezug auf medizinische Experimente den gleichen Risiken ausgesetzt wie die härtesten Verbrecher. Jedes Jahr werden mehr Verurteilungen vor US-Gerichten als Strafe für Bank-, Hypotheken- oder Steuerprobleme ausgesprochen.

Aufgrund der Medienkontrolle durch das Medizinmonopol wird die Verwendung von Gefangenen in medizinischen Experimenten nur selten der amerikanischen Bevölkerung zur Kenntnis gebracht. Eine gründliche Suche in Zeitschriftenverzeichnissen von 1900 bis heute zeigt nur wenige solcher Geschichten, die einheitlich günstig für Experimente waren. Die Gefangenen selbst haben kaum Zugang zu den Medien, es sei denn, sie revoltieren und ziehen die Aufmerksamkeit der Kameras auf sich.

Die American Medical Association ist weiterhin der führende Befürworter für den Einsatz von Gefangenen für Drogentests. Der Kolumnist Pertinax schrieb im Januar 1963 im *British Medical Journal*: "Ich bin beunruhigt, dass der Weltärztebund jetzt Vorbehalte gegen seine Klausel über die Verwendung von Kriminellen als Versuchsmaterial hat. Der Einfluss des WMA war für die Aufhebung am Werk. Auf dem zehnten Treffen scherzten die amerikanischen Wissenschaftler darüber. Einer der nettesten amerikanischen Wissenschaftler, die ich kenne, sagte:

"Kriminelle in unseren Gefängnissen sind gutes Versuchsmaterial und viel billiger als Schimpansen". Der Wissenschaftler hat sich keinen schlechten Scherz erlaubt: Schimpansen kosten bis zu 4.500 Dollar pro Stück, während amerikanische Gefangene schon für einen Dollar pro Tag weggebracht werden können. Pertinax kommentierte den Vorschlag des Weltärztebundes aus dem Jahr 1961, der zur Annahme vorgeschlagen wurde, dass "Gefangene als gefangene Gruppen nicht als Versuchsobjekte verwendet werden sollten. "Dieser Vorschlag wurde von den Delegierten der American Medical Association heftig angefochten und schließlich abgelehnt.

Wenn dies ein wenig nach den Verbrechen der "Nazi-Ärzte" und ihren Experimenten an Gefangenen klingt, ist die Übereinstimmung nicht zufällig. Die angeklagten Ärzte sagten zu ihrer eigenen Verteidigung aus, dass sie lediglich die seit langem in den Vereinigten Staaten übliche Praxis befolgten. In einem Prozess wurden 1947 in Nürnberg 515 deutsche Ärzte wegen der Durchführung von Experimenten an Gefangenen angeklagt. Sie bewiesen zu ihrer Verteidigung, dass 1906 amerikanische Ärzte in Philadelphia Gefangene für medizinische Experimente benutzt hatten, indem sie ihnen Pest- und Beriberi-Keime injizierten; 1915 wurde Gefangenen in Massachusetts Pellagra injiziert; 1944 wurden Hunderte von Gefangenen in den Vereinigten Staaten unter dem Vorwand der Kriegsnotwendigkeit mit Malaria infiziert, um unseren Soldaten im Pazifik zu helfen. Trotz dieser Verteidigung wurden deutsche Ärzte verurteilt und einige von ihnen wurden hingerichtet.

Das Thema tauchte mit der kürzlichen Veröffentlichung von Robert Jay Luftons Buch *"Nazi Doctors"* wieder auf, eines aus einer Reihe von Büchern über Nazis, die in der amerikanischen Presse in zunehmender Zahl erscheinen, nach dem Motto, dass sich in den Vereinigten Staaten alles verkauft, wenn man ein Hakenkreuz auf das Cover setzt. Das Buch löste eine lebhafte Diskussion auf der "Letters"-Seite der *Sunday Book Review der New York* Times aus. Bruno Bettelheim hatte das Buch zunächst kritisiert und gesagt, dass das Bemühen, die Nazi-Ärzte zu verstehen, falsch sei, "wegen der immer vorhandenen Gefahr, dass ein vollständiges Verstehen einer Vergebung nahe kommen könnte. "Für Christen ist Vergebung natürlich ein grundlegendes religiöses Gebot. Paul Ramsey schrieb, um einen Auszug aus einer Anzeige beizufügen: "Professor McCance und Mitglieder der medizinischen Forschungsabteilung wollen informiert werden, wenn in Frauenhäusern und Stationen in Krankenhäusern Kinder mit Meningocele oder ähnlichen Anomalien geboren werden, die es unwahrscheinlich machen, dass die Kinder über einen kurzen Zeitraum hinaus überleben werden. Professor McCance und seine Abteilung wollen an diesen Kindern Experimente durchführen, die ihnen keinerlei Schmerzen bereiten, aber sie fühlen sich nicht berechtigt, diese Experimente an normalen, gesunden Kindern durchzuführen.

Wenn die Geburten dieser Kinder bekannt werden, sollte Professor McCance sofort telefonisch informiert werden.

Ramsey merkt an, dass die Anzeige 1946 in einer amerikanischen Publikation erschien, als die deutschen Ärzte vor Gericht standen. Telford Taylor, der US-Ankläger für die Nürnberger Prozesse, schrieb an die *Times, um* Fehler zu korrigieren, die bereits erschienen waren, darunter die Aussage, dass einer der verurteilten Männer "Edwin Katzenellenbogen war, der einst zur Fakultät der Harvard Medical School gehörte. Taylor sagte, dass niemand namens Kazenellenbogen jemals in Nürnberg vor Gericht gestellt worden sei.

In der Tat scheint der Name als ausgeklügelter Scherz aufgenommen worden zu sein, nachdem er in früheren Witzen aufgetaucht war. Die *Times* hat sich nicht entschuldigt. Telford Taylor wies ferner darauf hin, dass in Nürnberg zwanzig Ärzte in dem erwähnten Fall vor Gericht gestellt wurden, nicht neunzehn, wie in der Zeitschrift berichtet, und dass vier gehängt wurden, fünf zu lebenslanger Haft verurteilt wurden, drei mildere Strafen erhielten und sieben in allen Anklagepunkten freigesprochen wurden.

Medizinische Experimente im großen Stil, wie sie in Nürnberg als Verbrechen verurteilt wurden, während sie in amerikanischen Gefängnissen immer noch praktiziert werden, nutzen die "Freiwilligen" in unzulässiger Weise aus. Einige sind

Analphabeten, die meisten sind jung und gesund und hatten noch nie eine schwere Krankheit. Sie haben keine Ahnung, was für eine schwere Krankheit die Injektion von experimentellen Medikamenten auslösen kann und welche Komplikationen im Laufe des Lebens auftreten können.

Im Jahr 1963 veröffentlichte das *Time* Magazine einen Artikel über die groß angelegten Programme, die Bundesbeamte in unseren Gefängnissen eingerichtet hatten. Diese groß angelegten Screening-Programme wurden als Teil des "Kriegs gegen den Krebs" gerechtfertigt, den Bobst und die Laskers vom Weißen Haus aus begonnen hatten. Die Ärzte injizierten den Gefangenen lebende Krebszellen und Blut von Leukämiekranken. Mehrere Ärzte in Oklahoma verdienten für diese Geschäfte jährlich dreihunderttausend Dollar von den Arzneimittelherstellern; diese Ärzte nahmen den Gefangenen auch regelmäßig Blut ab und zahlten ihnen 7 Dollar pro Liter; das Blut verkauften sie dann für 15 Dollar.

In den 1940er Jahren, als die ersten Geschichten über den Einsatz von Gefangenen in medizinischen Experimenten zu kursieren begannen, bat die American Medical Association den Gouverneur Dwight von Illinois, diese Geschichten zu begraben. Er beschönigte die Experimente, indem er Morris Fishbein und andere AMA-Führer in ein Komitee berief, das die Programme feierlich "untersuchte" und mit glühenden Berichten zurückkam. Fishbein selbst kehrte aus dem Stateville Penitentiary zurück und beschrieb die Erfahrungen der Gefangenen als "ideal, weil sie sich an ethische Regeln hielten". Fishbein entwickelte seinen Enthusiasmus, indem er betonte, dass das Programm aufgrund der "rehabilitativen Symbolik, ein Versuchskaninchen in einem medizinischen Experiment zu sein", einen echten Dienst an der Allgemeinheit darstelle. Man hätte erwarten können, dass Fishbein nach Nürnberg kommen würde, um die deutschen Ärzte mit demselben Argument zu verteidigen, dass sie den KZ-Häftlingen dieselbe "Symbolik der Rehabilitation" geboten hätten. Ein Pressesprecher der Wyeth Laboratories zeigte sich über die Empörung in einigen Kreisen verwirrt und erklärte, dass "fast alle unsere Phase-II-Tests an Gefangenen durchgeführt werden".

Tatsächlich gab es unter den großen Pharmakonzernen einen erbitterten und andauernden Wettbewerb um Häftlinge, die als "Probanden" in medizinischen Experimenten eingesetzt werden konnten. Upjohn und Parke-Davis hielten sich an etablierte Monopolprinzipien, als sie "Exklusivrechte" an den Insassen des Jackson State Prison in Mississippi erwarben. Diese Unternehmen konnten dann 1.200 der 4.000 Insassen des Gefängnisses in das Testprogramm einschreiben. *Business Week* machte einen etwas kritischen Kommentar über das Programm und wies darauf hin, dass "die Tests im Gefängnis in erster Linie dazu dienen, die Toxizität des Medikaments zu messen und nicht seine Wirksamkeit. Die Dosis wird schrittweise erhöht, bis unerwünschte Wirkungen auftreten. "Offensichtlich wird die Dosis so lange erhöht, bis sie den Gefangenen krank macht oder ernsthafte Schäden verursacht. Die Folgen waren oft behindernd oder tödlich.

Allerdings wurden die Häftlinge für diese Experimente mit dreißig Cents pro Tag entlohnt. *Business Week* wies darauf hin, dass gerade der entscheidende Aspekt der Phase-II-Tests das Eingreifen der Gefangenen erforderte. Pharmaunternehmen mussten wissen, wie viele Menschen durch das Medikament geschädigt werden könnten oder wie viele Klagen sie von verärgerten Kunden zu erwarten hätten.

Die Drogentestprogramme wurden von den Gefängnisbeamten gut angenommen, die alte Gebäude aus dem Bürgerkrieg zur Unterbringung von Gefangenen beibehielten, während sie neue monumentale Verwaltungsbüros und andere Vorteile der Arbeit bauten. Im Jahr 1971 gab das New York State Prison System 5500 Dollar pro Jahr für jeden Gefangenen im System aus, darunter 72 Cent pro Tag für Essen und 15 Cent pro Tag für Kleidung und andere Annehmlichkeiten. Von den 17 $ pro Tag, die für jeden Gefangenen veranschlagt wurden, wurde weniger als 1 $ pro Tag für die physische Instandhaltung ausgegeben. Dies war ein wesentlicher Teil eines Gefängnissystems, das von Boss Tweed eingerichtet worden war und das immer noch viele goldene Möglichkeiten für diejenigen bot, die wachsam waren.

Nur wenige Geschichten wurden in diesen Nachkriegsjahren öffentlich gemacht. Gefängnisse sind geschlossene Systeme und investigative Journalisten sind selten willkommen. Eine der schrecklichsten, die jeden Nazi-Arzt in den Schatten gestellt hätte, stammt aus dem Staatsgefängnis in Vacaville, Kalifornien. Dort wurden über Jahre hinweg umfangreiche Testprogramme durchgeführt. Einige der Gefangenen bekamen 15 Dollar im Monat, die meisten aber nur 1 Dollar pro Tag. Die Opfer berichteten von einer alarmierenden Liste von Folgen, wie Herzschäden, Haarausfall, Gelenkschmerzen, Beinschwellungen, Kurzatmigkeit und Hautblutungen. Ein Testteam unter dem Namen "Solano Institute for Medical and Physical Research" konnte sogar sein Hauptquartier im Gefängnis einrichten. Gegründet als gemeinnützige Gesellschaft nach dem kalifornischen Wohltätigkeitsgesetz, unterzog das Institut 1.500 Gefangene verschiedenen Injektionen. Ein Häftling, der zur "Behandlung" nach Vacaville geschickt worden war, verklagte daraufhin den Arzt, einen renommierten Dermatologen, der Vorsitzender seines Berufsverbandes war. Der Häftling war gezwungen worden, Muskelinjektionen mit Lederle, einem Medikament auf Karidasebasis, zu erhalten. Das Medikament enthielt fibrinolytische Enzyme, die als entzündungshemmendes Mittel eingesetzt werden sollten. Der Patient sagte aus, dass er von Treuhändern gepackt und festgehalten wurde, während beide Arme gewaltsam injiziert wurden. Er entwickelte dann eine fast tödliche Muskelerkrankung und chronische Magengeschwüre, als sein Gewicht von 140 Pfund auf nur noch 75 Pfund fiel. Er erhielt vier Dollar als Entschädigung.

Der König der Gefängnis-Experimente war ein Dr. Austin Stough. Er hatte Verträge mit den größten Pharmaherstellern des Landes initiiert, um Drogentests in einer Reihe von Gefängnissen in drei Südstaaten, Alabama, Arkansas und Oklahoma, durchzuführen. Das Programm, mit dem Blutplasma getestet werden sollte, erreichte zwischen 1963 und 1970 in 137 Gefängnissen seinen Höhepunkt und wurde von 37 Pharmafirmen finanziert, darunter Großunternehmen wie Upjohn, Wyeth, Lederle, Squibb und Merck. Obwohl die finanziellen Belohnungen beeindruckend waren, waren die

Ergebnisse des Programms nicht überzeugend. Das Programm wurde dann wegen "Missmanagement, nachlässiger Handhabung und Kontamination" von Testproben kritisiert, eine Kritik, die zur Beendigung des Programms führte. Hunderte von Häftlingen litten jahrelang unter seinen Nebenwirkungen. Stough hatte ein Gefängnismonopol aufgebaut, das gute Ergebnisse meldete, bis seine Methoden als wertlos entlarvt wurden.

Trotz der dramatischen Auswirkungen der Medikamententests stießen sie auf ein bleiernes Schweigen der nationalen Medien, vielleicht weil die Öffentlichkeit über diese Sendungen Hypothesen darüber hätte aufkommen lassen können, warum deutsche Ärzte für dieselben Praktiken hingerichtet worden waren. Eine Umfrage im *Readers Guide,* dem Index der gedruckten Zeitschriftenartikel in den Vereinigten Staaten, zeigte, dass es von 1945 bis 1970, auf dem Höhepunkt der Drogentestprogramme in Gefängnissen, nur drei Geschichten über diese gab. Die erste, eine herzerwärmende Geschichte, die im November 1950 im *Coronet* veröffentlicht wurde, trug den Titel "Prison Heroes Beat Malaria" (Gefängnishelden besiegen die Malaria), eine lobende Schilderung der Experimente im Illinois State Prison in Joliet, wo Dr. Fishbein selbst von der "ethischen" Natur des Drogentestprogramms überwältigt worden war. Der zweite Artikel, der am 2. März 1963 in der *Saturday Evening Post* erschien, trug den Titel "Convicted felons". Es war auch eine unkritische Darstellung der Drogenexperimentatoren, die die Gefangenen als "menschliche Versuchskaninchen" bezeichneten. Der Journalist zitierte einen Häftling, der absichtlich an beiden Armen verbrannt wurde: "Die Schmerzen waren ziemlich stark", und erwähnte andere Häftlinge, denen lebende Krebszellen injiziert worden waren. Trotz der Tatsache, dass diese Geschichte, die über Insassen des Ohio State Prison in Columbus geschrieben wurde, erwähnt, dass diese Verurteilten keine Bezahlung für die Unterwerfung unter diese Experimente erhielten (die Gesetze von Ohio verbieten frommerweise solche Zahlungen, wodurch die Pharmafirmen noch mehr Geld sparen), beendet der Autor seinen Artikel mit einer lobenden Hommage an das Programm und weist darauf hin, dass es den "Freiwilligen erlaubte, ihre Selbstachtung wiederzuerlangen".

Der dritte Artikel, der am 27. Juni 1964 in der *Business Week* veröffentlicht wurde, weist darauf hin, dass Pharmaunternehmen mehrere Millionen Dollar einsparen konnten, indem sie Gefangene für Medikamentenversuche einsetzten.

# KAPITEL 10

## DIE ROCKEFELLER UNION

Der amerikanische Konservative glaubt aus Überzeugung, dass die Rockefellers und der Council on Foreign Relations die absolute Kontrolle über die Regierung und die Menschen in den Vereinigten Staaten ausüben. Diese These kann als Arbeitsformel akzeptiert werden, wenn man sich der größeren Zusammenhänge bewusst bleibt. Zwei Autoren, vor denen dieser Autor großen Respekt hat, Dr. Emanuel Josephson und Morris Bealle, haben darauf bestanden, sich auf die Rockefellers zu konzentrieren und alle anderen Aspekte der Weltordnung auszuschließen. Dies hat die Wirkung ihrer ansonsten revolutionären Arbeit auf das Medizinmonopol stark eingeschränkt.

Dieser Autor vertrat in "*The World Order*" eine gegenteilige Ansicht[25], indem er die monetäre Macht Rothschilds, der 1885 einen Punkt der totalen Weltkontrolle erreichte, und seine in London ansässige politische Gruppe, das Royal Institute of International Affairs, als die politischen Entscheidungsträger dessen, was im Wesentlichen seit 1900 eine wiederhergestellte Kolonialregierung in den Vereinigten Staaten ist, festlegte. Die

---

[25] *Die Weltordnung, unsere heimlichen Herrscher - Eine Studie über die Hegemonie des Parasitentums,* veröffentlicht von Omnia Veritas Ltd. Die französische Version: *L'Ordre Mondial, nos dirigeants secrets, eine Studie über die Hegemonie des Parasitismus* ist ebenfalls erhältlich, www.omnia-veritas.com.

koloniale oder besetzende Regierung operiert in erster Linie durch den Council on Foreign Relations (Rat für auswärtige Beziehungen), aber nur als Tochtergesellschaft des RIIA, und durch die Rockefeller Foundation, die Regierungsfunktionen, Bildungseinrichtungen, die Medien, Religionen und die staatlichen Gesetzgebungen kontrolliert.

Es ist wahr, dass die amerikanischen Siedler "freie Wahlen" haben, in denen sie das absolute Recht haben, für einen der beiden gegnerischen Kandidaten zu stimmen, die beide von der Rockefeller Union handverlesen und finanziert werden. Dieser rührende Beweis der "Demokratie" dient dazu, die meisten Amerikaner davon zu überzeugen, dass wir tatsächlich ein freies Volk sind. Wir haben sogar eine gesprungene Freiheitsglocke in Philadelphia, um das zu beweisen.

Seit 1900 ist es jungen Amerikanern freigestellt, für die Hegelschen Kriege zu gehen und zu sterben, in denen beide Kämpfer ihre Anweisungen von der Weltordnung erhalten. Es steht uns frei, in einen Aktienmarkt zu investieren, an dem die tägliche Menge, der Preis und der Wert der Geldeinheit von einem Federal Reserve System manipuliert und kontrolliert wird, das nur der Bank of England gegenüber rechenschaftspflichtig ist. Sie hat sich ihre sogenannte "Unabhängigkeit" von der Kontrolle unserer Regierung bewahrt, aber das ist die einzige Unabhängigkeit, die sie jemals hatte.

Die Erkenntnis, dass wir tatsächlich unter dem Diktat des "Rockefeller-Syndikats" leben, könnte der Ausgangspunkt für den langen Weg zurück zu einem echten Kampf für die amerikanische Unabhängigkeit sein. Bei der Entlarvung der "Rockefellers" als Agenten einer fremden Macht, die nicht nur eine fremde Macht, sondern eine wahre Weltregierung ist, müssen wir erkennen, dass dies nicht nur eine Gruppe ist, die sich dem Geldverdienen verschrieben hat, sondern eine Gruppe, die sich verpflichtet hat, die Macht einer kolonialen Regierungsform über das amerikanische Volk aufrechtzuerhalten. So verdeckt die alte Verleumdung von John D. Rockefeller als einem von Gier besessenen Mann (eine Kategorie, in der er viele Anhänger hat) die Tatsache, dass von dem Tag an, an dem die Rothschilds begannen, seinen Marsch in Richtung eines totalen Ölmonopols in den Vereinigten Staaten aus ihren Kassen bei der National City Bank in Cleveland zu finanzieren, Rockefeller nie eine unabhängige Macht war, und keine Abteilung des Rockefeller-Syndikats funktioniert als unabhängige Macht. Wir wissen, dass die Cosa Nostra oder Mafia, mit der die Union eng verbündet ist, in den Gebieten, die dieser besonderen "Familie" von den Nationaldirektoren zugewiesen wurden, eine gewisse autonome Macht hat, aber das bedeutet immer, dass diese Familie unter totaler Kontrolle bleibt und für alles verantwortlich ist, was auf ihrem Territorium geschieht.

In ähnlicher Weise agiert die Rockefeller Union innerhalb klar definierter Einflusssphären. Gemeinnützige" Organisationen, kommerzielle Unternehmen und politische Gruppen sind immer Teil eines Arbeitsbetriebs, und keine Abteilung der Gewerkschaft kann streiken oder eine unabhängige Politik formulieren, egal wie gerechtfertigt.

Das Rockefeller-Syndikat operiert unter der Kontrolle der globalen Finanzstruktur, was bedeutet, dass an jedem beliebigen Tag alle seine Vermögenswerte durch geschickte Finanzmanipulationen nahezu wertlos gemacht werden könnten. Dies ist die letzte Kontrolle, die sicherstellt, dass niemand die Organisation verlassen kann. Ihm würde nicht nur sein gesamtes Vermögen entzogen, sondern er stünde unter Vertrag, um sofort ermordet zu werden. Unser Justizministerium ist sich sehr wohl bewusst, dass die einzigen "Terroristen", die in den Vereinigten Staaten operieren, Agenten der Weltordnung sind, aber sie vermeiden sorgfältig jede Erwähnung dieser Tatsache.

Die globale Finanzstruktur ist weit davon entfernt, eine unbekannte oder versteckte Organisation zu sein, sie ist in der Tat gut bekannt und gut definiert. Sie besteht aus den Schweizer Großbanken, den Überlebenden der alten venezianisch-genuesischen Bankenachse, den Big Five des Weltgetreidehandels, dem britischen Trust, in dessen Zentrum die Bank of England und ihre gecharterten Handelsbanken stehen, der über die Rothschilds und Oppenheims operiert und über die Royal Bank of Canada und die Bank of Montreal die absolute Kontrolle über ihre kanadische Kolonie ausübt, deren kanadische Leutnants die Bronfmans, die Belzbergs, die

Reichmanns und andere Finanzakteure sind; und die koloniale Bankenstruktur in den Vereinigten Staaten, die von der Bank of England durch das Federal Reserve System kontrolliert wird; die Bostoner Brahmanen-Familien, die ihr Vermögen im Opiumhandel gemacht haben, einschließlich der Delano und anderer; und das Rockefeller-Syndikat, bestehend aus dem Kissinger-Netzwerk mit Hauptsitz in der Rockefeller Bank, der Chase Manhattan Bank, American Express, der aktuellen Form der ehemaligen Rothschild-Vertreter in den Vereinigten Staaten, zu der die Kuhn, Loeb Company und Lehman Brothers gehören. Es sei angemerkt, dass das Rockefeller-Syndikat in der Liste der globalen Finanzstrukturen ganz unten steht. Warum ist es dann so wichtig? Sie ist zwar nicht der ausschlaggebende Faktor für die finanziellen Entscheidungen der westlichen Hemisphäre, aber sie ist der eigentliche Kontrollmechanismus der amerikanischen Kolonie. Die Rockefeller-Familie selbst hat, wie die Familien Morgan, Schiff und Warburg, ihre Bedeutung verloren, aber der in ihrem Namen geschaffene Mechanismus arbeitet auf Hochtouren und behält alle Funktionen bei, für die er organisiert wurde. Seit er die Trilaterale Kommission gegründet hat, fungiert David Rockefeller als eine Art internationaler Bote für die Weltordnung, der hauptsächlich dafür verantwortlich ist, dem kommunistischen Block Arbeitsanweisungen zu geben, entweder direkt in New York oder durch Besuche in der Region.

Laurance Rockefeller ist im Betrieb des Medizinischen Monopols tätig, seine Hauptinteressen liegen jedoch im Betrieb verschiedener Ferienbäder in tropischen Gegenden. Sie sind die beiden Überlebenden der "Fortunate Five", der fünf Söhne von John D. Rockefeller, Jr. und Abby Aldrich. John D. Rockefeller, Jr. starb in einer Anstalt in Tucson, Arizona, und wurde eilig eingeäschert. John D. Rockefeller III starb bei einem mysteriösen Unfall auf einer Autobahn in New York City in der Nähe seines Hauses. Nelson Rockefeller, benannt nach seinem Großvater, starb in den Armen eines Fernsehreporters; später stellte sich heraus, dass er zur gleichen Zeit auch in den Armen eines anderen Fernsehreporters gelegen hatte; der Tod wurde viele Stunden lang vertuscht. Es wird allgemein angenommen, dass er mit seinem kolumbianischen Drogenring in Konflikt stand, wobei die Meinungsverschiedenheiten alles andere als trivial waren; es ging um Milliarden von Dollar an Drogengewinnen, die nicht ordnungsgemäß verteilt worden waren. Winthrop Rockefeller starb als Alkoholiker in den Armen seines schwarzen Freundes. Er war im Fernsehen von Harry Reasoner interviewt worden, um seinen überstürzten Umzug von New York nach Arkansas zu erklären. Winthrop deutete an, dass sein schwarzer Freund, ein Armee-Sergeant, der ihn in die Geheimnisse des Drills eingeweiht hätte, sich weigerte, in New York zu leben. Um diese Allianz zu feiern, spendete Winthrop Rockefeller großzügig für schwarze Zwecke, unter anderem für das Gebäude der Urban League in der East 48th Street in New York City. Eine Gedenktafel im zweiten Stock weist darauf hin, dass es sein Geschenk war; es könnte "D'Hadrien à son Anti-nous" geschrieben worden sein.

Wir wollen damit nicht sagen, dass die Rockefellers keinen Einfluss mehr haben, sondern dass die wichtigsten politischen Diktate der Rockefeller-Union von anderen Capos weitergegeben werden, von denen sie weiterhin eine sichtbare Kraft sind. In der Person von David Rockefeller wird die Familie manchmal als "die erste Familie der Sowjetunion" bezeichnet. Nur er und Dr. Armand Hammer, die mobile Kraft hinter USTEC, haben eine permanente Erlaubnis, mit ihren Privatflugzeugen auf dem Moskauer Flughafen zu landen. Andere würden das Schicksal von Flug KAL 007 erleiden.

Die vielleicht wichtigste Reise von David Rockefeller in die Sowjetunion war der schicksalhafte Tag, an dem er in Moskau landete, nachdem er Chruschtschow mitteilen sollte, dass er "fertig" sei. Die Russen sind sehr besorgt um ihre Gesundheit, und ein Wissenschaftler hatte Chruschtschow Informationen geschickt, dass der Einsatz von chemischen Düngemitteln in der Sowjetunion eine Gefahr für die Bevölkerung darstellte. Chruschtschow kündigte daraufhin eine grundlegende Änderung der sowjetischen Agrarpolitik an, die sich auf eine Reduzierung des Einsatzes von Chemikalien konzentrierte. Der Chef des Chemical Fertilizer Trust, David Rockefeller, war schockiert und antwortete mit einem knappen Wort: "Raus. "

Sowohl das Rockefeller-Familienvermögen als auch der beträchtliche Anteil, der in den Stiftungen des Rockefeller-

Syndikats steckt, sind effektiv vor jeder Art von staatlicher Kontrolle geschützt.

Das Magazin *Fortune* bemerkte am 4. August 1986, dass John D. Rockefeller, Jr. 1934 Trusts eingerichtet hatte, die sich nun auf etwa 2,3 Milliarden Dollar beliefen; weitere 200 Millionen Dollar waren für Abby Rockefellers Zweigstelle beiseite gelegt worden. Die fünf Söhne hatten Trusts, die sich bis 1986 auf insgesamt 2,1 Milliarden Dollar beliefen. Diese Trusts beliefen sich ursprünglich auf jeweils nur 50 Millionen Dollar, was den Anstieg ihres Vermögens sowie die Inflation im Laufe des nächsten halben Jahrhunderts zeigt. *Fortune* schätzte Rockefellers Gesamtvermögen 1986 auf 3,5 Milliarden Dollar, darunter 900 Millionen Dollar in Wertpapieren und Immobilien. Sie besaßen 45% des Time Life Buildings; Nelson Rockefellers International Basic Economy Corporation war 1980 an ein britisches Unternehmen verkauft worden. Jahrelang hatte die Rockefeller-Familie die Mieten in ihrer Hauptholding, dem Rockefeller Center, einer 1,6-Milliarden-Dollar-Investition, die eine jährliche Rendite von 1% abwarf, bewusst niedrig gehalten. Es war ein fiskalisch günstiger Schritt. Das Rockefeller Center ging kürzlich an die Börse und gab Aktien aus, die an öffentliche Käufer verkauft wurden. Es heißt, dass die Rockefellers ihre Investitionen im Raum New York auflösen und im Westen, insbesondere in der Gegend von Phoenix, Arizona, neu investieren. Es ist möglich, dass sie etwas wissen, was wir nicht wissen.

Wie groß der Reichtum der Rockefellers auch immer sein mag, er geht auf den alten John D. zurück. Seine Ursprünge liegen zweifellos in der anfänglichen Finanzierung durch die National City Bank of Cleveland, die in Kongressberichten als eine der drei Rothschild-Banken in den Vereinigten Staaten identifiziert wurde, und in der anschließenden Annahme der Ratschläge von Jacob Schiff de Kuhn, Loeb Company, der aus dem Rothschild-Haus in Frankfurt stammte und nun der Hauptvertreter der Rothschilds (aber der Öffentlichkeit unbekannt) in den Vereinigten Staaten war.

Mit dem Startkapital der National City Bank in Cleveland konnte sich der alte John D. Rockefeller schnell den Titel des "rücksichtslosesten Amerikaners" sichern. Höchstwahrscheinlich war es diese Eigenschaft, die die Rothschilds dazu bewegte, ihn zu unterstützen. Rockefeller erkannte früh, dass auch der Ölraffineriesektor, der in kurzer Zeit große Gewinne bieten konnte, dem unkontrollierten Wettbewerb ausgeliefert war. Seine Lösung war ein einfacher Schub für die gesamte Konkurrenz. Rockefellers berühmtes Bekenntnis zum totalen Monopol war einfach eine geschäftliche Entscheidung. Rockefeller startete eine Kampagne, um alle konkurrierenden Ölraffinerien zur Schließung zu zwingen.

Er griff an mehreren Fronten an, was auch eine Lehre für alle potenziellen Unternehmer ist. Zunächst schickte er einen Lakaien, von dem wir nicht wissen, ob er für Rockefeller arbeitet, mit dem Angebot, die konkurrierende Raffinerie zu einem niedrigen Preis zu kaufen, aber er bot Geld. Würde das Angebot abgelehnt, würde der Konkurrent dann von einer konkurrierenden Raffinerie angegriffen, die seinen Preis erheblich nach unten drücken würde. Er könnte auch mit einem plötzlichen Streik in seiner Raffinerie konfrontiert werden, der sie zur Stilllegung zwingt. Arbeitskontrolle durch Gewerkschaften war schon immer eine grundlegende Rockefeller-Technik. Wie die Sowjetunion haben sie selten Probleme mit den Arbeitskräften. Wenn diese Techniken versagten, entschied sich Rockefeller schweren Herzens, Gewalt anzuwenden; rivalisierende Arbeiter auf dem Weg zur und von der Arbeit zu verprügeln oder die rivalisierende Raffinerie zu verbrennen oder in die Luft zu jagen.

Diese Techniken überzeugten die Rothschilds, dass sie ihren Mann gefunden hatten. Sie schickten ihren persönlichen Vertreter, Jacob Schiff, nach Cleveland, um Rockefeller bei der Planung einer neuen Expansion zu helfen. Zu dieser Zeit kontrollierten die Rothschilds über die J. P. Morgan Company und die Kuhn Loeb Company 95% aller Eisenbahnkilometer in den Vereinigten Staaten, so die offiziellen Zahlen des Handelsministeriums für das Jahr 1895. J. P. Morgan erwähnte in seinem *Who's Who*, dass er 50.000 Meilen amerikanischer Eisenbahnen kontrollierte. Schiff stellte über eine fiktive Firma, die South Improvement Company, eine ausgeklügelte

Rabattvereinbarung für Rockefeller auf. Diese Rabatte sorgten dafür, dass keine andere Ölgesellschaft im Wettbewerb mit Rockefeller bestehen konnte. Der Plan wurde später aufgedeckt, aber zu diesem Zeitpunkt hatte Rockefeller bereits ein Quasi-Monopol auf die Ölindustrie in den Vereinigten Staaten erlangt. Die Tochter eines seiner Opfer, Ida Tarbell, deren Vater durch Rockefellers kriminelle Machenschaften ruiniert wurde, schrieb das erste große Exposé über den Standard Oil Trust.

Sie wurde von dem Wichtigtuer Theodore Roosevelt, der behauptete, ein "Vertrauensverweigerer" zu sein, schnell als "Zuhälter" denunziert. In der Tat sorgte er für die Vorherrschaft des Standard Oil Trusts und anderer riesiger Konglomerate.

Im Laufe des nächsten halben Jahrhunderts wurde John D. Rockefeller von sozialistischen Propagandisten regelmäßig als Verkörperung des rücksichtslosen Kapitalisten karikiert. Zur gleichen Zeit war er der Hauptfinanzier der kommunistischen Weltbewegung durch eine Firma namens American International Company. Trotz der Tatsache, dass das Haus Rothschild bereits die Weltherrschaft erlangt hatte, richtete sich der Lärm und die Wut ausschließlich gegen seine beiden Hauptvertreter, John D. Rockefeller und J. P. Morgan. Eine der wenigen Enthüllungen über den aktuellen Stand der Dinge erschien in der Zeitschrift *Truth* am 16. Dezember 1912, die darauf hinwies, dass "Mr. Schiff Leiter von Kuhns großer Privatbank ist, der Loeb Company, die die Interessen der Rothschilds auf dieser Seite des Atlantiks vertritt. Er wird als Finanzstratege beschrieben und war jahrelang der Finanzminister der großen unpersönlichen Macht namens Standard Oil. Beachten Sie, dass dieser Verleger den Namen Rockefeller nicht einmal erwähnt hat.

Aufgrund dieser versteckten Faktoren war es für die amerikanische Öffentlichkeit relativ einfach, die "Tatsache" zu akzeptieren, dass die Rockefellers die überragende Macht in diesem Land waren. Dieser Mythos wurde in der Tat in das Gewand der Macht gekleidet, wobei der Rockefeller Oil Trust zum "militärisch-industriellen Komplex" wurde, der die politische Kontrolle über die Nation übernahm; das Rockefeller Medical Monopoly erlangte die Kontrolle über das Gesundheitswesen der Nation; und die Rockefeller Foundation, ein angeschlossenes Netzwerk steuerbefreiter Gründungen, kontrollierte effektiv das religiöse und pädagogische Leben der Nation. Der Mythos erreichte sein Ziel, die wahren verborgenen Herrscher zu verschleiern: die Rothschilds.

Nachdem der jetzige Autor diese Maskerade etwa fünfundzwanzig Jahre lang entlarvt hatte, begann sich in konservativen amerikanischen Kreisen ein neuer Mythos breit zu machen, der von doppelt aktiven Agenten wirkungsvoll propagiert wurde. Dieser Mythos fand eine Menge begeisterter Gläubiger, denn er kündigte einen wachsenden Riss in der monolithischen Macht an, die alle Völker der Welt unterdrückte. Diese neue "Offenbarung" war, dass sich ein Todeskampf um die Weltmacht zwischen den Rockefellers und den Rothschilds entwickelt hatte. Nach dieser überraschenden Entwicklung hatte die eine oder die andere Fraktion, je nachdem, welchem Agenten man zuhörte, die Kontrolle über die Sowjetunion übernommen und würde ihre Macht als Grundlage nutzen, um den Sturz der anderen Aktion zu erreichen. Der plötzliche Tod mehrerer Mitglieder der Rockefeller-Familie wurde als Beweis dafür angeführt, dass ein solcher Kampf stattfand, obwohl keine Rothschilds bekannt sind, die in diesem "Krieg" gestorben wären. Dabei wurde nicht berücksichtigt, dass Nelson Rockefeller nach dem Verlust von Einzahlungsbelegen für Drogen im Wert von Milliarden Dollar vom kolumbianischen Kartell "eliminiert" worden war, oder dass die anderen Rockefeller-Todesfälle keine Spur einer "Verbindung zu den Rothschilds" zeigten.

Nachdem er mehrere Jahrzehnte lang vollständige Aufzeichnungen über diese Situation geführt hatte, konnte der vorliegende Autor nicht glauben, dass irgendjemand so falsch informiert sein könnte, als dass er glaubte, die Rockefellers versuchten nun, die Macht von den Rothschilds an sich zu reißen, und das zu einer Zeit, in der der Einfluss der Rockefeller-Familienmitglieder bereits stark rückläufig war, da ihre Familienfinanzen von J. Richardson Dilworth, deren Rechtsangelegenheiten von John J. McCloy verwaltet wurden, und andere loyale Diener; keiner dieser Diener wäre bereit gewesen, sich auf einen echten Machtkampf einzulassen, denn sie waren gesichtslose Manager, die nur für ihren Wochenlohn lebten. Sie hatten keine eigenen Ambitionen. Dennoch ergriffen viele hoffnungsvolle Amerikaner die Idee, dass die Rockefellers nun "gute Amerikaner" waren, die bereit waren, alles zu riskieren, um die Rothschilds zu stürzen. Erstaunlicherweise hielt sich diese bösartige Geschichte fast ein Jahrzehnt lang, bevor sie in die Kuriositäten der Geschichte verbannt wurde.

Wie J. P. Morgan, der seine Geschäftskarriere mit dem Verkauf defekter Waffen an die US-Armee begann, dem berühmten Hall-Gewehrgeschäft, war auch John D. Rockefeller während des Bürgerkriegs ein Kriegsgewinnler; er verkaufte ungestempelten Harkness-Alkohol mit hohem Gewinn an die Bundestruppen und erwarb so das Startkapital für sein Streben nach einem Monopol. Sein Interesse am Ölgeschäft war natürlich; sein Vater, William Rockefeller, war seit Jahren "im Ölgeschäft". William Rockefeller war zum Ölunternehmer geworden, nachdem er 1842 in Tarentum bei Pittsburgh Salzquellen entdeckt hatte, aus denen Öl floss. Der Besitzer der Bohrungen, Samuel L. Kier, begann, das Öl in Flaschen abzufüllen und für medizinische Zwecke zu verkaufen. Einer seiner ersten Großhändler war William Rockefeller. Die "Medizin" trug ursprünglich die Bezeichnung "Kier's Magic Oil". Rockefeller druckte seine eigenen Etiketten und verwendete "Rock Oil" oder "Seneca Oil", wobei Seneca der Name eines bekannten Indianerstammes ist. Seinen größten Bekanntheitsgrad und Gewinn erzielte Rockefeller, indem er sich als "William Rockefeller, der berühmte Krebsspezialist" präsentierte. Es ist verständlich, dass seine Enkel die kontrollierende Macht hinter den Kulissen des berühmtesten Krebsbehandlungszentrums der Welt wurden und dass sie staatliche Gelder und wohltätige Spenden in Bereiche lenken, die nur dem Medizinmonopol zugute kommen. William Rockefeller scheute in seiner extravaganten Karriere keine Ansprüche. Er garantierte: "Alle Fälle von Krebs werden geheilt, es sei denn, sie sind zu weit fortgeschritten". Die Heilkräfte, die er seinem Wundermittel gegen Krebs zuschrieb, waren so stark, dass er es für 25 Dollar pro Flasche verkaufen konnte, eine Summe, die damals zwei Monatsgehältern entsprach. Die "Kur" bestand aus ein paar bekannten Diuretika, die in Wasser verdünnt wurden.

Dieser Jahrmarkts-Medizin-Show-Barker konnte sich kaum vorstellen, dass seine Nachkommen das größte und profitabelste medizinische Monopol der Geschichte kontrollieren würden.

William Rockefeller wählte eine Karriere, die es ihm nicht erlaubte, ein stabiles Familienleben zu entwickeln, als "kommerzieller", umherziehender Jahrmarktsverkäufer. Sein Sohn John sah ihn nur selten, ein Umstand, der einige psychologische Analysten zu der Spekulation inspiriert hat, dass das Fehlen einer Vaterfigur oder elterlichen Liebe zu John D. Rockefellers späterer Entwicklung zu einem wahnsinnigen, geldgierigen Tyrannen beigetragen haben könnte, der sich verschworen hat, Millionen seiner amerikanischen Mitbürger während fast eines Jahrhunderts seiner monopolistischen Geschäfte zu verstümmeln, zu vergiften und zu töten, und dessen Einfluss, aus dem Grab aufsteigend, die schrecklichste und bösartigste Präsenz im amerikanischen Leben bleibt. Dies kann ein mitbestimmender Faktor gewesen sein, aber es ist auch möglich, dass es völlig böse war. Man kann nicht umhin zu argumentieren, dass er wahrscheinlich die satanischste Figur in der amerikanischen Geschichte ist.

Es ist schon lange klar, dass in jeder größeren amerikanischen Familie ein oder zwei Pferdediebe zu finden sind. In der Familie Rockefeller war das mehr als eine Binsenweisheit. William scheint den Geboten des kanaanäischen Testaments während seiner gesamten Karriere treu gefolgt zu sein, "Liebe zum Diebstahl, Liebe zur Lust". Er floh vor einer Reihe von Anklagen wegen Pferdediebstahls, verschwand schließlich vollständig unter dem Namen William Rockefeller und tauchte als Dr. William Levingston aus Philadelphia wieder auf, ein Name, den er für den Rest seines Lebens beibehielt. Ein investigativer Reporter für Joseph Pulitzer's *New York World* erhielt einen Tipp, dem nachgegangen wurde. Die *World* enthüllte dann, dass William Avery Rockefeller am 11. Mai 1906 in Freeport, Illinois, gestorben war, wo er in einem nicht gekennzeichneten Grab als Dr. William Levingston beigesetzt wurde. William Rockefellers Berufung als Arzt erleichterte seine Lieblingsbeschäftigung als Pferdedieb erheblich. Da er vorhatte, am Morgen in die nächste Grafschaft zu reisen, war es ein Leichtes, einen stattlichen

Hengst hinten an seinen Wagen zu binden und sich auf den Weg zu machen. Dies spielte auch bei seiner Berufung als Frauenjäger eine wichtige Rolle; er wurde als "verrückt nach Frauen" beschrieben. Er ging nicht nur mehrere bunte Ehen ein, sondern scheint auch unkontrollierte Leidenschaften gehabt zu haben. Am 28. Juni 1849 wurde er wegen der Vergewaltigung eines jungen Mädchens angeklagt, das in Cayuga, New York, angeworben worden war. Später stellte sich heraus, dass er in Oswego, New York, wohnte, und er war erneut gezwungen, aus unbekannten Gründen zu fliehen. Er hatte keine Schwierigkeiten, seine Interessen als Frauenjäger durch den Verkauf seines Wundermittels gegen Krebs und ein weiteres Produkt, sein "Wonder Working Liniment", zu finanzieren, das er für nur zwei Dollar pro Flasche anbot. Es handelte sich um ein Rohöl, dessen leichte Öle verkocht worden waren, so dass eine schwere Lösung aus Paraffin, Schmieröl und Teer übrig blieb, die das "Liniment" bildete. William Rockefellers ursprüngliches Wunderöl überlebte bis vor kurzem in Form eines Gebräus namens Nujol, das hauptsächlich aus Öl bestand und als Abführmittel verkauft wurde. Es war bekannt, dass Nujol nur ein Werbespitzname war, der "neues Öl" bedeutete, im Gegensatz zu "altem Öl", wie es scheint. Es wurde als Mittel gegen Verstopfung verkauft und entzog dem Körper fettlösliche Vitamine. Es ist eine wohlbekannte medizinische Tatsache, dass Mineralöl den Darm auskleidet und die Aufnahme vieler notwendiger Vitamine und anderer Nährstoffe verhindert. Seine Hersteller fügten gesundheitsbewussten Menschen Karotin zu, aber das war es kaum wert. Nujol wurde von einer Tochtergesellschaft der Standard Oil of New Jersey, genannt Stanco, hergestellt, deren einziges anderes Produkt, das auf demselben Gelände hergestellt wurde, das berühmte Insektizid Flit war.

Seit Jahren wird Nujol aus dem Senate Office Building in Washington als Teil einer liberaleren Auslegung des Begriffs "Interessenkonflikt" gehandelt. In diesem Fall handelte es sich kaum um einen Interessenkonflikt, da der erhabenen Hausierer, Senator Royal S. Copeland, nie ein anderes Interesse hatte, als den Rockefellers zu dienen. Er war ein Arzt, den Rockefeller zum Leiter des New York State Department of Health ernannt hatte und der dann seine Kampagne für den Senat finanzierte.

Copelands Offenheit gegenüber dem Kommerz verblüffte selbst die abgestumpftesten Washingtoner Reporter. Er widmete seine Senatskarriere einem täglichen Werbeprogramm für Nujol. Jeden Morgen wurde in seinem Büro im Senat ein Mikrofon aufgestellt. Der erste Tagesordnungspunkt war das Nujol-Programm, für das er 75.000 Dollar im Jahr erhielt, ein riesiges Gehalt in den 1930er Jahren, höher als das des Präsidenten der Vereinigten Staaten. Senator Copelands Heldentaten brachten ihm viele Spitznamen auf dem Capitol Hill ein. Er wurde oft der Senator der American Medical Association genannt, weil er jedes von der AMA und Morris Fishbein initiierte Programm enthusiastisch unterstützte. Realistischer betrachtet, wurde er allgemein als "der Senator für Standard Oil" bezeichnet. Man konnte sich darauf verlassen, dass er jede Gesetzgebung förderte, die dem Rockefeller-Monopol zugute kam. Während der Kongressdebatte zum Food and Drug Act im Jahr 1938 wurde er von der Kongressabgeordneten Leonor Sullivan kritisiert, die Senator Copeland, einem Arzt, der die Gesetzesvorlage im Senat behandelte, vorwarf, während der Debatte offen zuzugeben, dass Seife von dem Gesetz ausgenommen sei, weil die Seifenhersteller, die die größten Werbetreibenden des Landes waren, sich sonst mit anderen Großindustrien zusammenschließen würden, um das Gesetz zu bekämpfen. Der Kongressabgeordnete Sullivan beschwerte sich, dass "Seife offiziell im Gesetz als kein Kosmetikum deklariert wurde. Hersteller von Haarfärbemitteln haben die Lizenz erhalten, bekannte gefährliche Produkte zu vermarkten, sofern sie einen speziellen Warnhinweis auf dem Etikett anbringen - aber welche Frau in einem Schönheitssalon sieht schon das Etikett auf dem Großbehälter, in dem die Haarfärbebox versandt wird? "

So wie der älteste Rockefeller sein Leben damit verbracht hatte, seiner persönlichen Besessenheit von Frauen nachzugehen, so war sein Sohn John ebenso besessen, wobei er sich mehr für Geld als für Frauen interessierte und sich ganz dem Streben nach immer mehr Reichtum und Macht verschrieb.

Die wichtigsten Errungenschaften von Rockefellers Feldzug um die Macht, das System der Monopolrabatte, die Schaffung der Stiftungen, um Macht über die amerikanischen Bürger zu erlangen, die Schaffung der Zentralbank, des Federal Reserve Systems, die Unterstützung der kommunistischen Weltrevolution und die Schaffung des medizinischen Monopols, kamen jedoch alle von den Rothschilds oder ihren europäischen Mitarbeitern. Wir finden in den Archiven von John D. Rockefeller nicht, dass er hinter einem dieser Programme stand. Das Konzept der steuerbefreiten gemeinnützigen Stiftung wurde 1865 dank des Dieners der Rothschilds, George Peabody, geboren. Aus der Peabody Educational Foundation wurde später die Rockefeller Foundation. Es ist unwahrscheinlich, dass selbst der böse Geist von John D. Rockefeller sich diesen Taschenspielertrick hätte ausdenken können. Ein Historiker hat die große Entwicklung des späten neunzehnten Jahrhunderts, als gemeinnützige Stiftungen und der Weltkommunismus zu wichtigen Bewegungen wurden, als eine der interessantesten Facetten der Geschichte bezeichnet, vielleicht gleichwertig mit der Entdeckung des Rades. Bei dieser neuen Entdeckung handelt es sich um das an Ratten - die immerhin mit einer recht ausgeprägten Intelligenz ausgestattet sind - entwickelte Konzept, dass es möglich ist, Menschen mit kleinen Käsestücken zu fangen. Seitdem ist die Geschichte der Menschheit die Geschichte der Ratten, die Menschen in die Falle gehen. Der Sozialismus - oder jedes andere Regierungsprogramm - ist nichts anderes als ein Rattenköder mit ein wenig Käse, der es schafft, einen Menschen zu fangen.

Der Kongressabgeordnete Wright Putman, Vorsitzender des Banken- und Währungsausschusses des Repräsentantenhauses, merkte an, dass die Gründung der Rockefeller Foundation Standard Oil effektiv vom Wettbewerb isolierte. Die kontrollierenden Anteile waren gegen Marktmanipulationen oder mögliche Übernahmen durch Wettbewerber isoliert. Es befreite Standard Oil auch von den meisten Steuern, was dann eine enorme zusätzliche Belastung für die US-Steuerzahler bedeutete. Senator Nelson Aldrich, der republikanische Mehrheitsführer im Senat, obwohl ein angeheiratetes Mitglied der Rockefellers, drängte die Charta des General Education Board durch den Kongress, aber die Charta der Rockefeller Foundation erwies sich als schwieriger.

Rockefellers monopolistische Praktiken wurden weithin kritisiert, und seine Bemühungen, seine Gewinne vor Steuern oder Übernahmen zu schützen, wurden als das gesehen, was sie waren. Die Charta wurde schließlich 1913 verabschiedet (die wichtige freimaurerische Zahl 13 - 1913 war auch das Jahr der Einführung der progressiven Einkommenssteuer und der Verabschiedung des Federal Reserve Act). Senator Robert F. Wagner aus New York, ein weiterer Senator von Standard Oil (es gab mehrere), ließ die Charta vom Kongress genehmigen. Die Charta wurde dann von John D. Rockefeller, John D. Rockefeller Jr., Henry Pratt Judson, Präsident der Rockefeller University of Chicago, Simon Flexner, Direktor des Rockefeller Institute, Starr Jameson, der im *Who's Who* als "John D. Rockefellers persönlicher Berater bei seinen wohltätigen Aktivitäten" beschrieben wird, und Charles W. Eliot, Präsident der Harvard University, unterzeichnet.

Das Rockefeller-Ölmonopol ist nun 125 Jahre alt, aber 1911 entschied der Oberste Gerichtshof, der öffentlichen Empörung nachgebend, dass es abgebaut werden sollte. Die daraus resultierenden Unternehmen erwiesen sich als kein Problem für Rockefellers Interessen. Die Familie behielt einen Anteil von zwei Prozent an jedem der "neuen" Unternehmen, während die Rockefeller Foundations einen Anteil von drei Prozent an jedem Unternehmen übernahmen.

Dadurch erhielten sie eine fünfprozentige Beteiligung an jedem Unternehmen; eine einprozentige Beteiligung an einer Kapitalgesellschaft ist im Allgemeinen ausreichend, um die operative Kontrolle zu behalten.

Die Beteiligung der Rockefellers an der Förderung der kommunistischen Weltrevolution entwickelte sich auch aus ihren kommerziellen Interessen. Es gab nie ein Bekenntnis zur marxistischen Ideologie; wie alles andere war sie dazu da, ihren Interessen zu dienen. Um die Jahrhundertwende befand sich Standard Oil in einem erbitterten Wettbewerb mit Royal Dutch Shell um die Kontrolle des lukrativen europäischen Marktes. Zeugenaussagen im Kongress enthüllten, dass Rockefeller große Geldsummen an Lenin und Trotzki geschickt hatte, um die kommunistische Revolution von 1905 zu starten. Sein Bankier,

Jacob Schiff, hatte zuvor die Japaner in ihrem Krieg gegen Russland finanziert und seinen persönlichen Abgesandten, George Kennan, nach Russland geschickt, um etwa 20 Jahre lang revolutionäre Aktivitäten gegen den Zaren zu fördern. Nach dem Scheitern der Revolution von 1905 wurde Lenin als "Reservist" bis 1917 in die Schweiz verbannt. Trotzki wurde in die Vereinigten Staaten gebracht, wo er gnädig auf dem Grundstück von Standard Oil in Bayonne, New Jersey, lebte. Als der Zar abdankte, wurde Trotzki mit dreihundert kommunistischen Revolutionären aus der New Yorker Lower East Side auf ein Schiff gesetzt. Rockefeller erhielt von Woodrow Wilson einen Sonderpass für Trotzki und schickte Lincoln Steffens mit ihm, um sicherzustellen, dass er sicher nach Russland zurückkehren würde. Für die Reisekosten steckte Rockefeller eine Brieftasche mit 10.000 Dollar in Trotzkis Tasche.

Am 13. April 1917, als das Schiff in Halifax anlegte, verhafteten kanadische Geheimdienstagenten Trotzki sofort und sperrten ihn in Neuschottland ein. Der Fall wurde zu einer *berühmten* internationalen *Sache, da* hohe Regierungsbeamte in mehreren Ländern verzweifelt Trotzkis Freilassung forderten. Der Geheimdienst war darüber informiert worden, dass Trotzki auf dem Weg war, Russland aus dem Krieg herauszuholen, was mehr deutsche Armeen freisetzte, um kanadische Truppen an der Westfront anzugreifen. Premierminister Lloyd George telegrafierte von London aus an den kanadischen Geheimdienst mit dem Befehl, Trotzki sofort freizulassen - dieser ignorierte ihn. Trotzki wurde schließlich durch die Intervention eines der treuesten Gefährten der Rockefellers, des kanadischen Ministers Mackenzie King, befreit, der lange Zeit ein "Arbeitsspezialist" für die Rockefellers gewesen war. King sicherte persönlich Trotzkis Freilassung und schickte ihn als Abgesandten der Rockefellers auf eine Mission, um die bolschewistische Revolution zu gewinnen. So beanspruchte Dr. Armand Hammer, der lautstark seinen Einfluss in Russland als Freund Lenins proklamierte, die Rolle der Rockefellers bei der Unterstützung des Weltkommunismus für sich. Obwohl der Kommunismus, wie andere Ismen auch, aus der Verbindung von Marx mit dem Haus Rothschild geboren wurde, genoss er die ehrfürchtige Unterstützung von John D. Rockefeller, weil er den

Kommunismus als das sah, was er ist, das ultimative Monopol, das nicht nur die Regierung, das Geldsystem und alles Eigentum kontrolliert, sondern ein Monopol, das, wie die Gesellschaften, die es imitiert, selbsttragend und ewig ist. Dies war die logische Weiterentwicklung seines Monopols über Standard Oil.

Ein wichtiger Schritt auf dem Weg zum Weltmonopol war das von den Rothschilds erfundene größte Unternehmen. Es war das internationale Drogen- und Chemiekartell, I.G. Farben. Als "ein Staat im Staate" wurde sie 1925 als Interessen Gemeinschaft Farbeindustrie Aktien gesellschaft, allgemein als I. bekannt, gegründet. G. Farben, was einfach "das Kartell" bedeutete. Es entstand 1904, als die sechs großen deutschen Chemieunternehmen in Verhandlungen traten, um durch den Zusammenschluss von Badische Anilin, Bayer, Agfa, Hoechst, Weiler-ter-Meer und Greisheim-Electron das ultimative Kartell zu bilden. Der leitende Geist und auch die Finanzierung kamen von den Rothschilds, die durch ihren deutschen Bankier Max Warburg von der M. M. Warburg Company in Hamburg vertreten wurden. Später leitete er den deutschen Geheimdienst während des Ersten Weltkriegs und war der persönliche Finanzberater des Kaisers. Als der Kaiser nach dem verlorenen Krieg gestürzt wurde, wurde Max Warburg nicht mit ihm nach Holland verbannt, sondern er wurde Finanzberater der neuen Regierung. Monarchen mögen kommen und gehen, aber die wahre Macht bleibt in den Händen der Banker. Während er Deutschland auf der Pariser Friedenskonferenz vertrat, verbrachte Max Warburg viele angenehme Stunden damit, die familiären Beziehungen zu seinem Bruder Paul Warburg zu erneuern, der nach der Ausarbeitung des Federal Reserve Act auf Jekyl Island das amerikanische Bankensystem während des Krieges geleitet hatte. Er war als Finanzberater von Woodrow Wilson in Paris.

I. G. Farben erreichte schnell ein Vermögen von sechs Milliarden Mark und kontrollierte rund fünfhundert Unternehmen. Sein erster Vorsitzender war Professor Carl Bosch. In der Zeit der Weimarer Republik begannen I. G.-Funktionäre, die die Entwicklung der Dinge sahen, eine enge Verbindung mit Adolf Hitler einzugehen und stellten dringend benötigte Mittel und politischen Einfluss zur Verfügung. Der Erfolg des I. G. Farben-Kartells hatte das Interesse anderer Industrieller geweckt. Henry Ford war wohlwollend beeindruckt und gründete eine deutsche Niederlassung der Ford Motor Company. Vierzig Prozent der Aktien wurden von der I. G. Farben erworben. I. G. Farben gründete daraufhin eine amerikanische Tochtergesellschaft, die American I. G., in Zusammenarbeit mit Standard Oil of New Jersey. Zu den Direktoren gehörten Walter Teagle, Präsident von Standard Oil, Paul Warburg von Kuhn, der Loeb Company, und Edsel Ford, der die Interessen von Ford vertrat. John Foster Dulles, der für die Anwaltskanzlei Sullivan and Cromwell arbeitete, wurde I.G.s Anwalt und reiste in Kartellangelegenheiten häufig zwischen New York und Berlin hin und her. Sein Partner, Arthur Dean, ist heute Direktor der Teagle Foundation, die vor Teagles Tod gegründet und mit 40 Millionen Dollar dotiert wurde. Wie andere Vermögen war es zu einem festen Bestandteil des Netzwerks geworden. Wie John Foster Dulles war auch Arthur Dean viele Jahre lang Direktor von American Banknote, der Firma, die das Papier für unsere Banknoten liefert. Dean war auch ein aktiver Unterhändler der Regierung hinter den Kulissen und diente als Unterhändler bei Abrüstungskonferenzen. Dean war auch ein Direktor der amerikanischen Firma Ag&Chem von Rockefeller. Er war Direktor des US-Unternehmens Solvay, des US-Unternehmens Metal und anderer Unternehmen. Als Anwalt der wohlhabenden Familie Hochschild, Eigentümer von Climax Molybdenum und American Metal, wurde Dean Direktor ihrer Familienstiftung, der Hochschild Foundation. Dean ist emeritierter Direktor des Council on Foreign Relations, der Asia Foundation, des International House, der Carnegie Foundation und des Sloan Kettering Cancer Center.

Im Jahr 1930 gab Standard Oil bekannt, dass es ein Monopol auf Alkohol in Deutschland gekauft hatte, ein Geschäft, das von I. G. Farben eingefädelt worden war. Nachdem Hitler an die Macht gekommen war, ernannte John D. Rockefeller seine persönliche Pressesekretärin Ivy Lee zur hauptamtlichen Beraterin für die Wiederaufrüstung Deutschlands, ein notwendiger Schritt zur Gründung der Weltkriegs-EL. Standard Oil baute dann große Raffinerien in Deutschland für die Nazis und versorgte sie auch während des Zweiten Weltkriegs mit Öl. In den 1930er Jahren erhielt Standard Oil große Lieferungen von Musikinstrumenten und Schiffen, die in deutschen Werften gebaut wurden, als Bezahlung aus Deutschland.

Die gefürchtete Gestapo, die Nazi-Polizei, baute in der Tat auf dem weltweiten Geheimdienstnetz auf, das die I. G. Farben seit ihrer Gründung unterhielten. Herman Schmitz, der die Nachfolge von Carl Bosch an der Spitze der I. G. angetreten hatte, war der persönliche Berater von Reichskanzler Breuning; als Hitler an die Macht kam, wurde Schmitz sein zuverlässigster Geheimberater. Die Verbindung wurde so gut verheimlicht, dass die Presse angewiesen wurde, sie niemals zusammen zu fotografieren. Schmitz wurde zum Ehrenmitglied des Reichstags ernannt, während sein Assistent Carl Krauch Görings wichtigster Berater bei der Durchführung des Vierjahresplans der Nazis wurde. Ein Partner, Richard Krebs, sagte später vor dem House of Representatives Committee on Anti-American Activities aus: "Die Industrie der I.G. Farben, das weiß ich aus eigener Erfahrung, war bereits 1934 vollständig in den Händen der Gestapo" - eine Falschaussage; die Industrie I. G. Farben hatte sich einfach mit der Gestapo verbündet.

1924 geriet Krupp Industries in ernste finanzielle Schwierigkeiten; das Unternehmen wurde mit einem Barkredit von 10 Millionen Dollar von Hallgarten & Company und Goldman Sachs, zwei der bekanntesten Unternehmen der Wall Street, gerettet. Deutschlands geplante Wiederaufrüstung konnte nur stattfinden, nachdem Dillon Read zu diesem Zweck 100 Millionen Dollar in deutschen Anleihen an die Wall Street ausgegeben hatte. Es überrascht nicht, dass General William Draper am Ende des Zweiten Weltkriegs zum deutschen Wirtschaftszar ernannt wurde und die Wirtschaftsabteilung der alliierten Militärregierung leitete. Er war ein Mitarbeiter von Dillon Read.

Im Jahr 1939 ging Frank Howard, Vizepräsident von Standard Oil, nach Deutschland. Später sagte er: "Wir haben unser Bestes getan, um umfassende Pläne für einen modus vivendi zu entwickeln, der für die Dauer des Krieges funktionieren würde, ob wir nun beteiligt waren oder nicht. "Zu dieser Zeit hatte die amerikanische I.G. in ihrem Vorstand Charles Mitchell, Präsident der National City Bank, Rockefeller Bank, Carl Bosch, Paul Warburg, Herman Schmitz und Schmitz' Neffe, Max Ilgner.

Obwohl sein Name kaum bekannt ist, war Frank Howard viele Jahre lang eine Schlüsselfigur in der Tätigkeit von Standard Oil als Forschungsdirektor und bei den internationalen Vereinbarungen. Außerdem war er in den 1930er Jahren Vorsitzender des Forschungsausschusses des Sloan Kettering Instituts und sein Vertreter bei Sloan Kettering, Dusty Rhoads, leitete die Entwicklung der experimentellen Chemotherapie. Während des Zweiten Weltkriegs leitete Dusty Rhoads den Dienst für chemische Kriegsführung in Washington, D.C., im Hauptquartier der U.S. Army. Es war Frank Howard, der 1939 Alfred Sloan und Charles Kettering von General Motors überredete, ihr Vermögen für das Krebszentrum zu spenden, das dann ihren Namen annahm. Als Mitglied der wohlhabenden Atherton-Familie hatte Frank Howard (1890-1964) ein zweites Mal geheiratet. Seine zweite Frau war ein prominentes Mitglied der britischen Aristokratie, die Herzogin von Leeds. Der erste Herzog von Leeds wurde 1694 getauft, Sir Thomas Osborne, der einer der Hauptverschwörer beim Sturz von König James II. und der Übernahme des englischen Throns durch Wilhelm III. im Jahr 1688 war. Osborne hatte während der Herrschaft von König Karl II. Frieden mit Holland geschlossen und förderte im Alleingang die Heirat von Maria, der Tochter des Herzogs von York, mit Wilhelm von Oranien im Jahr 1677. Das Dictionary of National Biography stellt fest, dass Osborne "fünf Jahre lang das Unterhaus durch Korruption führte und reich wurde. Er wurde von König Karl II. wegen verräterischer Verhandlungen mit König Ludwig XIV. abgesetzt und von 1678 bis 1684 im Tower of London inhaftiert. Nach seiner Freilassung beteiligte er sich erneut an der Verschwörung, um Wilhelm von Oranien zum König von England zu machen und gewann für ihn die wichtige Provinz York. William machte ihn daraufhin zum Herzog von Leeds. Wilhelms Aufstieg auf den englischen Thron ermöglichte es den Verschwörern, mit der Gründung der Bank of England im Jahr 1694 die entscheidende Etappe ihrer Pläne umzusetzen. Die Amsterdamer Bankiers konnten so die Kontrolle über den

Reichtum des britischen Empire übernehmen. In Osbornes Biografie wird auch erwähnt, dass er später der jakobinischen Intrige beschuldigt und angeklagt wurde, ein großes Bestechungsgeld angenommen zu haben, um die Charta der East India Company im Jahr 1695 zu erhalten, aber "das Verfahren war erfolglos. Es wurde auch vermerkt, dass er "ein großes Vermögen hinterlassen hat".

Der 11. Duke of Leeds war von 1931 bis 1935 Minister in Washington, von 1936 bis 1947, also für die Dauer des Zweiten Weltkriegs, Minister des Heiligen Stuhls. Ein Zweig der Familie heiratete in die Familie Delano ein und wurde so ein Verwandter von Franklin Delano Roosevelt. Ein Cousin, Viscount Chandos, war ein prominenter britischer Staatsbeamter, der von 1942 bis 1945 im Kriegskabinett unter Churchill diente und später Direktor von Rothschild, Alliance Assurance und Imperial Chemical Industries wurde.

Frank Howard war der Hauptverantwortliche für die Beziehung zwischen Standard Oil und mir. G. Farben. Er war federführend bei der Entwicklung des synthetischen Kautschuks, der für Deutschland im Zweiten Weltkrieg von entscheidender Bedeutung war, und schrieb später ein Buch, *Buna Rubber*. Er war auch Berater der Pharmafirma Rohm and Haas, was Rockefellers Verbindung zu dieser Firma darstellt. In seinen späteren Jahren residierte er in Paris, unterhielt aber weiterhin sein Büro im 30 Rockefeller Center in New York City.

Walter Teagle, der Präsident von Standard Oil, besaß 500.000 Aktien von American I. G., die später die Grundlage der Teagle Foundation wurde. Herman Metz, der auch ein Direktor der amerikanischen I. G. war. G., war Präsident von H. A. Metz Company, New York, ein pharmazeutisches Unternehmen, das zu 100% im Besitz von German I. G. Farben. Francis Garvan, der während des Ersten Weltkriegs als Hüter des Eigentums von Ausländern gedient hatte, kannte viele Geheimnisse der I. G. Farben. Er wurde 1929 strafrechtlich verfolgt, um ihn zum Schweigen zu zwingen. Die Klage wurde vom Justizministerium durch Generalstaatsanwalt Merton Lewis, den ehemaligen Bosch-Anwalt, eingereicht. John Krim, ehemaliger Rechtsberater der deutschen Botschaft in den Vereinigten

Staaten, sagte, dass Senator John King drei Jahre lang für ein Gehalt von 15.000 Dollar pro Jahr bei der Hamburg American Line angestellt war und Otto Kahn als Schatzmeister seines Wahlfonds eingesetzt hatte. Homer Cummings, der sechs Jahre lang als Generalstaatsanwalt gearbeitet hatte, wurde dann Anwalt für General Aniline und Film mit einem Gehalt von 100.000 Dollar pro Jahr. Während des Zweiten Weltkrieges war der GAF angeblich im Besitz einer Schweizer Firma; sie wurde stark verdächtigt, eine "feindliche" Firma zu sein und wurde schließlich von der US-Regierung übernommen. John Foster Dulles war von 1927 bis 1934 Direktor des GAF gewesen; er war auch Direktor von International Nickel, das zum Netzwerk der I-Unternehmen gehörte. G. Farben. Dulles war über die Averys mit der Rockefeller-Familie verbunden. Er war ein Anwalt für die Organisation einer neuen Investmentgesellschaft, die 1936 von Avery Rockefeller gegründet wurde und den Namen Schroder-Rockefeller Company trug. Sie vereinte die Geschäfte der Schroder-Bank, Hitlers persönlicher Bank, und die Interessen der Rockefellers. Baron Kurt van Schroder war einer der engsten Vertrauten Hitlers und einer der wichtigsten Offiziere der SS. Er war Chef der Firma Keppler Associates, die Geld von deutschen Großunternehmen an die SS verteilte. Keppler war während des 1936 gestarteten Vierjahresplans von Goering für Industriefette zuständig.

Das amerikanische Unternehmen I. G. änderte während des Zweiten Weltkriegs seinen Namen in General Aniline and Film, war aber immer noch zu 100% im Besitz der Schweizer Firma I. G. Chemie, einer Tochtergesellschaft der deutschen I. G. Company. G. Farben. Sie wurde von Gadow, dem Schwager von Herman Schmitz, geleitet. Die internationalen Vereinbarungen der I. Die internationalen Verträge von G. Farben wirkten sich direkt auf die US-Kriegsanstrengungen aus, indem sie die US-Lieferungen von Magnesium, synthetischem Kautschuk und lebenswichtigen medizinischen Gütern einschränkten. Der Direktor der Farbstoffsparte der I. G. Farben... G. Farben, Baron Georg von Schnitzler, war verwandt mit der mächtigen Familie von Rath, dem Bankhaus J. H. Stein, das Hitlers Konto führte, und der Familie von Mallinckrodt, den Gründern des Pharmakonzerns in den Vereinigten Staaten. Wie andere I.G.-

Beamte war er ein begeisterter Anhänger von Hitlers Regime geworden. 1933 spendete die I.G. Farben viereinhalb Millionen Reichsmark an die NSDAP; bis 1945 schenkte die I.G. der Partei 40 Millionen Reichsmark, eine Summe, die den gesamten Beiträgen der I.G. entsprach. G. an alle anderen Empfänger während dieses Zeitraums. Ein Akademiker der Nazi-Zeit, Anthony Sutton, interessierte sich sehr für Hitlers deutsche Unterstützer, während er die entscheidende Rolle ignorierte, die die Bank of England und ihr Gouverneur, Sir Montague Norman, bei der Finanzierung des Nazi-Regimes spielte. Suttons Position zu diesem Thema könnte durch die Tatsache beeinflusst worden sein, dass er Brite war. Angesichts der offenen Äußerungen Adolf Hitlers über den jüdischen Einfluss in Deutschland wäre es schwierig, die Rolle des I. zu erklären. G. Farben während der NS-Zeit. Peter Hayes' definitive Studie über I. G. Farben. G. Farben zeigt, dass sie 1933 zehn Juden in ihren Aufsichtsräten hatte. Wir haben bereits darauf hingewiesen, dass die I. G. von Anfang an ein Projekt der Rothschilds war, das vom Haus Rothschild finanziert und von seinen Agenten, Max Warburg in Deutschland und Standard Oil in den Vereinigten Staaten, umgesetzt wurde.

Prinz Bernhard der Niederlande trat in den frühen 1930er Jahren in die SS ein. Danach trat er in den Vorstand einer I.G.-Tochtergesellschaft, Farben Bilder, ein, von der er den Namen seiner supergeheimen politischen Nachkriegsgruppe, der Bilderberger, übernahm. Farben-Führungskräfte spielten eine wichtige Rolle bei der Organisation des Freundeskreises von Heinrich Himmler, obwohl dieser ursprünglich Freundeskreis von Keppler hieß, der Präsident einer I.G.-Tochtergesellschaft war. Sein Neffe, Fritz J. Kranefuss, war Heinrich Himmlers persönlicher Assistent. Von den vierzig Mitgliedern des Freundeskreises, der Himmler mit erheblichen Mitteln versorgte, waren acht I. G.-Führungskräfte. G. Farben oder deren Tochtergesellschaften.

Trotz der unglaublichen Verwüstung der meisten deutschen Städte durch die Luftbombardements des Zweiten Weltkriegs, Bau I. G. Farben in Frankfurt, eines der größten Gebäude der Stadt, blieb wie durch ein Wunder unversehrt erhalten. Auch eine große Rockefeller-Villa in Frankfurt blieb trotz der Intensität der alliierten Bombenangriffe vom Krieg unberührt. Frankfurt ist die Geburtsstadt der Familie Rothschild. Es ist kein Zufall, dass die deutsche Nachkriegsregierung, die alliierte Militärregierung, ihre Büros in den prächtigen Räumen der I. G. Farben einrichtete. Diese Regierung wurde von General Lucius Clay geleitet, der später Partner der Bankiers von Lehman Brothers in New York wurde. Die politische Abteilung wurde von Robert Murphy geleitet, der die Nürnberger Prozesse leiten sollte, in denen es ihm gelang, die Funktionäre der I. G. Farben und Baron Kurt von Schroder zum Vergessen ihrer Beteiligung zu bringen. Schroder wurde für kurze Zeit in einem Internierungslager festgehalten, dann entlassen, um zu seinen Bankgeschäften zurückzukehren. Die Wirtschaftsabteilung wurde von Lewis Douglas geleitet, Sohn des Gründers des Memorial Cancer Center in New York, Präsident von Mutual Life und Direktor von General Motors. Douglas sollte US-Hochkommissar in Deutschland werden, aber er erklärte sich bereit, zugunsten seines Schwagers John J. McCloy zurückzutreten. Ein interessanter Umstand ist, dass Douglas, McCloy und der deutsche Bundeskanzler Konrad Adenauer beide Schwestern geheiratet hatten, die Töchter von John Zinsser, einem Partner der J. P. Morgan Company.

Als größtes Kartell der Welt waren die I. G. Farben und die von ihm über Rockefeller-Interessen kontrollierten Pharmakonzerne in den Vereinigten Staaten für viele unerklärliche Entwicklungen in der Arzneimittelproduktion und -distribution verantwortlich. Von 1908 bis 1936 hielt I. G. seine Entdeckung des Sulfanilamids zurück, das zu einer mächtigen Waffe im Arsenal der Medizin werden sollte. 1920 hatte die I.G. Kooperationsverträge mit den großen Schweizer Pharmakonzernen Sandoz und Ciba-Geigy abgeschlossen. 1926 fusionierte die I. G. mit Dynamit-Nobel, dem deutschen Zweig der Dynamitfirma, während eine englische Firma die englische Sparte übernahm. Beamte der I. G. begannen daraufhin Verhandlungen mit Vertretern von Standard Oil über die mögliche Herstellung von synthetischer Kohle, die eine ernsthafte Bedrohung des Monopols von Standard Oil darstellen würde. Ein Kompromiss wurde mit der Gründung der amerikanischen Firma I erreicht. G., bei dem beide Unternehmen eine aktive Rolle spielen und am Gewinn beteiligt werden.

Charles Highams Buch *"Trading with the Enemy" (Handel mit dem Feind)* enthält eine umfangreiche Dokumentation über die Aktivitäten der Rockefellers während des Zweiten Weltkriegs. Als Hitlers Bomber tonnenweise Sprengstoff auf London abwarfen, zahlten sie aufgrund bestehender Patentvereinbarungen Lizenzgebühren für jede Gallone Benzin, die sie verbrannten, an Standard Oil. Als Queen Elizabeth nach dem Zweiten Weltkrieg die Vereinigten Staaten besuchte, wohnte sie während ihres Besuchs nur in einem einzigen Privathaus, dem Anwesen von William Farish von Standard Oil in Kentucky. Nelson Rockefeller zog nach unserer Beteiligung am Zweiten Weltkrieg nach Washington, wo ihn Roosevelt zum Koordinator für interamerikanische Angelegenheiten ernannte. Offenbar bestand seine Hauptaufgabe darin, die Betankung der deutschen Schiffe in Südamerika aus den Tanks von Standard Oil zu koordinieren. Er nutzte dieses Amt auch, um wichtige südamerikanische Konzessionen für sein privates Unternehmen, die International Basic Exonomy Corporation, zu erhalten, darunter eine Ecke auf dem kolumbianischen Kaffeemarkt. Er erhöhte schnell den Preis, was ihm ermöglichte, Immobilien im Wert von 7 Milliarden Dollar in Südamerika zu kaufen und auch das Klischee des "Yankee-Imperialismus" entstehen ließ. Der Anschlag auf das Auto von Vizepräsident Nixon während seines Besuchs in Südamerika wurde von US-Offiziellen als direkte Folge der Rockefeller-Depeschen erklärt, die allgemeine Unruhe gegen Amerikaner in Lateinamerika auslösten.

Nach dem Zweiten Weltkrieg wurden vierundzwanzig deutsche Kader von den Siegern verfolgt, die alle mit I. verbunden waren. G. Farben, davon waren elf Offiziere der I. Acht wurden freigesprochen, darunter Max Ilgner, Neffe von Harman Schmitz. Schmitz erhielt die schwerste Strafe, acht Jahre. Ilgner erhielt eigentlich drei Jahre, aber diese Zeit wurde ihm auf die Untersuchungshaft angerechnet, und er wurde sofort entlassen. Der Richter war C. G. Shake und der Staatsanwalt war Al Minskoff.

Die Dynamik des I. G. Farben schaffte es am 3. Mai 1988 auf die Titelseite des *Wall Street Journals* - GERMANY BATES THE WHOLE WORLD IN CHEMICAL SALES. Der Journalist Thomas F. O'Boyle erstellte 1987 eine Rangliste der fünf größten Chemieunternehmen der Welt:

**1.** 25,8 Mrd. $ BASF

**2.** Bayer 23,6 Milliarden Dollar.

**3.** Hoechst 23,5 Milliarden Dollar.

**4.** HIER 20 Milliarden Dollar.

**5.** DuPont macht allein mit Chemikalien 17 Milliarden Dollar Umsatz.

Die ersten drei Unternehmen sind die Unternehmen, die aus der "Demontage" von I. G. Farben von 1945 bis 1952 durch die alliierte Militärregierung, in einem Prozess, der der "Demontage" des Standard-Öl-Imperiums per Gerichtsbeschluss im Jahr 1911 verdächtig ähnlich ist. Der Gesamtumsatz in Dollar der drei Nachkommen von I. G. Farben, rund 72 Milliarden Dollar, übertraf den der engsten Konkurrenten ICI und DuPont, die 1987 zusammen etwa die Hälfte des Dollar-Umsatzes des Farben-Imperiums ausmachten. Hoechst kaufte 1987 die Celanese Corp. für 2,72 Milliarden Dollar.

O'Boyle merkt an, dass sich die Großen Drei (die Nachkommen der Farben) immer wie ein Kartell verhalten. Jeder dominiert bestimmte Bereiche; der direkte Wettbewerb ist begrenzt. Kritiker vermuten geheime Absprachen. Immerhin genießen sie ein Kartell, das es in der amerikanischen Chemieindustrie nicht gibt.

Nach dem Krieg wurde den Amerikanern gesagt, dass sie einen "selbstlosen" Plan zum Wiederaufbau des verwüsteten Europas unterstützen sollten, der "Marshall-Plan" genannt wurde, benannt nach Stabschef George Marshall, den Senator Joseph McCarthy im Senat eine "lebende Lüge" nannte. Der Marshall-Plan entpuppte sich als ein weiterer Rockefeller-Plan zur Ausplünderung des amerikanischen Steuerzahlers. Am 13. Dezember 1948 prangerte Colonel Robert McCormick,

Chefredakteur der *Chicago Tribune,* persönlich in einem unterzeichneten Leitartikel die Plünderung des Marshall-Plans durch Esso an. Der Marshall-Plan war dem Kongress von einer mächtigen und einflussreichen Gruppe vorgelegt worden, die von Winthrop Aldrich, Präsident der Chase Manhattan Bank und Schwager von Nelson Rockefeller, angeführt wurde, unterstützt von Nelson Rockefeller und William Clayton, dem Chef der Anderson Corporation. Der Marshall-Plan war nur einer von vielen lukrativen Nachkriegsbetrügereien, einschließlich der Bretton-Woods-Abkommen und der Hilfs- und Rehabilitationsmaßnahmen der Vereinten Nationen.

Nach dem Zweiten Weltkrieg nutzten die Rockefellers ihre Gewinne aus dem Krieg, um einen großen Teil der Union Minière du Haut Katanga zu kaufen, einer afrikanischen Kupferader, die von belgischen Interessen gehalten wurde, darunter die Société Générale, eine von den Jesuiten kontrollierte Bank. Kurz nach ihrer Investition starteten die Rockefellers einen kühnen Versuch, die volle Kontrolle über die Minen zu übernehmen, indem sie eine lokale Revolution sponserten und die Operation Grangesberg als ihren Agenten einsetzten. Das Unternehmen wurde ursprünglich von Sir Ernest Cassel entwickelt, dem Finanzberater der Tochter von König Edward VII-Cassel, die später Lord Mountbatten heiratete, ein Mitglied des britischen Königshauses, das ebenfalls mit den Rothschilds verwandt war. Grangesberg wurde nun von Bo Hammarskjold geleitet, dessen Bruder, Dag Hammarskjold, damals Generalsekretär der Vereinten Nationen war - Bo Hammarskjold war ein Opfer der Rockefeller-Revolution, als sein Flugzeug während der Feindseligkeiten im Kongo abgeschossen wurde. Seitdem kursieren verschiedene Geschichten über die Identität seines Mörders und die Gründe für seinen Tod. Die Intervention der Rockefellers im Kongo wurde von ihren fähigen Leutnants, Dean Rusk und George Ball vom Außenministerium und von Fowler Hamilton geleitet.

In den Vereinigten Staaten spielen die Rockefeller-Interessen weiterhin eine wichtige politische Rolle. Charles Pratt, der ehemalige Schatzmeister von John D. Rockefeller bei Standard Oil, vermachte seine New Yorker Villa dem Council on Foreign

Relations, um dessen Weltzentrale zu werden. Sein Enkel, George Pratt Shultz, ist heute Außenminister. Die Rockefellers spielten auch eine entscheidende Rolle bei der Finanzierung der trotzkistischen kommunistischen Gruppe in den Vereinigten Staaten, der League for Industrial Democracy, zu deren Direktoren solche "Antikommunisten" wie Jeane Kirkpatrick und Sidney Hook gehören. Die Rockefellers waren auch an der "rechten" Front durch ihr Sponsoring der John Birch Society aktiv. Damit Robert Welch, ein Freimaurer 32. Grades, seine ganze Zeit der John Birch Society widmen konnte, kaufte Nelson Rockefeller ihm sein Familienunternehmen, die Welch Candy Company, zu einem Schnäppchenpreis ab. Welch wählte die wichtigsten Führer der John Birch Society aus seiner Kenntnis des Council on Foreign Relations aus. Jahrelang blieben amerikanische Patrioten ratlos über die anhaltende Unfähigkeit der John Birch Society, ihre bekannten "antikommunistischen" Ziele zu verfolgen. Die Tatsache, dass die Gesellschaft auf Wunsch von Anhängern der kommunistischen Weltrevolution gegründet wurde, mag bei dieser Entwicklung eine Rolle gespielt haben. Andere Patrioten haben sich gefragt, warum die meisten konservativen amerikanischen Schriftsteller, einschließlich des vorliegenden Autors, seit etwa dreißig Jahren regelmäßig von der John Birch Society auf die schwarze Liste gesetzt wurden. Trotz tausender Anfragen von Buchkäufern weigerte sich die John Birch Society, meine Bücher zu fördern oder zu vermarkten. Nach mehreren Jahrzehnten der Vergeblichkeit wurde die Gesellschaft durch ihre eigenen Aufzeichnungen völlig diskreditiert. In einem verzweifelten Versuch, ihr Image wiederherzustellen, startete der CIA-Propagandist William Buckley einen "heftigen" Angriff auf die John Birch Society auf den Seiten seiner Zeitschrift, der *National Review*. Auch diese kostenlose Werbekampagne trug wenig zur Wiederbelebung dieser moribunden Organisation bei.

Der Einfluss des Rockefeller-Monopols wirkte sich auf einige der größten und wohlhabendsten Kirchen in New York aus. Die Trinity Church an der Wall Street, deren finanzielle Ressourcen von keinem Geringeren als J. P. Morgan geleitet werden, besitzt etwa 40 Gewerbeimmobilien in Manhattan und verfügt über ein Aktienportfolio von 50 Millionen Dollar, das durch aufgeklärte

Investitionen tatsächlich 25 Millionen Dollar pro Jahr einbringt! Nur $2,6 Millionen dieser Einnahmen werden für wohltätige Zwecke verwendet. Der Rektor, der ein Gehalt von 100.000 Dollar im Jahr verdient, wohnt in der mondänen Upper East Side. Das Trinity Mausoleum verkauft seinen Platz zu Preisen, die bei $1.250 beginnen und bis zu $20.000 gehen. Bartholomews auf der Fifth Avenue hat ein Jahresbudget von 3,2 Millionen Dollar, von denen nur 100.000 Dollar für wohltätige Zwecke ausgegeben werden. Ihr Rektor residiert in einer Dreizehn-Zimmer-Wohnung in der Park Avenue.

In der Medizin ist Rockefellers Einfluss nach wie vor in seinem Medical Monopoly verwurzelt. Wir erwähnten seine Kontrolle über die Krebsindustrie durch das Sloan Kettering Cancer Center. Wir haben die Direktoren der großen Pharmafirmen aufgelistet, jeder mit seinem Direktor von der Chase Manhattan Bank, der Standard Oil Company oder anderen Rockefeller-Firmen. Das American College of Surgeons hält die Monopolkontrolle über Krankenhäuser durch das mächtige Hospital Survey Committee aufrecht, dessen Mitglieder Winthrop Aldrich und David McAlpine Pyle die Interessen Rockefellers vertreten.

Eine als "Club der reichen Männer" bekannte medizinische Bruderschaft, die New York Medical Academy, hat von der Rockefeller Foundation und ihrer Tochtergruppe, der Carnegie Foundation, Zuschüsse für einen Neubau erhalten. Dieses "Startkapital" wurde dann zur Finanzierung einer öffentlichen Kampagne verwendet, die Mittel für den Bau eines neuen Gebäudes sammelte. Die Rockefellers wählten Dr. Lindsly Williams, den Schwiegersohn von Kidders geschäftsführendem Partner Peabody, einer Firma, die stark mit den Interessen von J. P. Morgan verbunden war (die J. P. Morgan Company hieß ursprünglich Peabody Company), als Leiter der neuen Zentrale. Williams war mit Grace Kidder Ford verheiratet. Obwohl Dr. Williams weithin als inkompetenter Arzt bekannt war, waren seine Familienverhältnisse tadellos. Er wurde zum Entscheidungsträger im Wahlkampf von Franklin D. Roosevelt, als er öffentlich bescheinigte, dass Roosevelt, ein Rollstuhlkrüppel, der an einer Reihe von drückenden

Krankheiten litt, körperlich und geistig fit war, um Präsident der Vereinigten Staaten zu werden. Dr. Williams' Meinung, die in einem weit verbreiteten Artikel im *Collier's Magazine* veröffentlicht wurde, zerstreute die öffentlichen Zweifel an Roosevelts Zustand. Infolgedessen sollte Williams eine neu geschaffene Position in Roosevelts Kabinett angeboten werden, die des Gesundheitsministers. Doch erst 30 Jahre später wurde das Gesundheitswesen dank Oscar Ewings Politik zu einem Kabinettsposten.

Die Rockefellers hatten ihre kommerziellen Interessen in den armen Südstaaten durch die Gründung der Rockefeller Health Commission erheblich ausgebaut. Geleitet wurde sie von Dr. Wickliffe Rose, einem langjährigen Rockefeller-Gefolgsmann, dessen Name auf der ursprünglichen Charta der Rockefeller Foundation erscheint. Trotz ihrer philanthropischen Ziele verlangte die Rockefeller Health Commission von jedem der elf Südstaaten, in denen sie tätig war, finanzielle Beiträge, was zur Schaffung von Gesundheitsministerien in diesen Staaten führte und ihrem Medizinmonopol wichtige neue Einflussbereiche eröffnete. In Tennessee war Rockefellers Vertreter ein Dr. Olin West, der nach Chicago reiste, um dort vierzig Jahre lang als Sekretär und Geschäftsführer die Macht hinter den Kulissen der American Medical Association zu werden.

Das Rockefeller Institute for Medical Research gab schließlich den Teil "medizinische Forschung" seines Titels auf; sein Präsident, Dr. Detlev Bronk, residierte in einer 600.000-Dollar-Villa, die von der Stiftung zur Verfügung gestellt wurde. Der Rockefeller General Education Council gab über 100 Millionen Dollar aus, um die medizinischen Schulen des Landes zu übernehmen und unsere Ärzte in die Hände der Wissenschaftler der allopathischen Schule zu legen, die sich der Chirurgie und dem hohen Drogenkonsum widmen. Der Rat, der aus der ursprünglichen Peabody Foundation hervorging, gab auch etwa 66 Millionen Dollar für die Bildung von Schwarzen aus.

Eine der wichtigsten Konsequenzen der politischen Philosophie des General Education Board wurde mit einem 6-Millionen-Dollar-Zuschuss an die Columbia University im Jahr

1917 zur Gründung der "progressiven" Lincoln School erreicht. Aus dieser Schule wuchs das nationale Netzwerk progressiver Pädagogen und Sozialwissenschaftler, deren verderblicher Einfluss eng mit den Zielen der Kommunistischen Partei verbunden war, einem weiteren bevorzugten Nutznießer der Rockefeller-Millionen. Von Anfang an wurde die Lincoln-Schule offen als eine revolutionäre Schule für Grund- und weiterführende Schulen in den gesamten Vereinigten Staaten bezeichnet. Es verwarf sofort alle Bildungstheorien, die auf formalen, gut etablierten Disziplinen basierten, die Art von McGuffey-Reader-Bildung, die funktionierte, indem sie Fächer wie Latein und Algebra unterrichtete und Kindern beibrachte, logisch über Probleme nachzudenken. Rockefellers Biograph Jules Abel würdigte die Lincoln School als "Leuchtturm der fortschrittlichen Bildung".

Finanzielle Auszeichnungen des Rockefeller-Instituts haben viele bedeutende Mitarbeiter in unseren Atomprogrammen hervorgebracht, wie z. B. J. Robert Oppenheimer, der später als mutmaßlicher sowjetischer Agent aus den Regierungslaboratorien entlassen wurde. Obwohl die meisten seiner Freunde und Bekannten bekannte sowjetische Agenten waren, nannte man dies "guilt by association". Die Rockefeller Foundation schuf eine Reihe von Ablegern, die heute das Land mit einer Vielzahl von Übeln plagen, darunter das Social Science Research Council, das im Alleingang die landesweite "Armutsindustrie" hervorbrachte, ein Geschäft, das jährlich etwa 130 Milliarden Dollar an Steuergeldern ausgibt und gleichzeitig etwa 6 Milliarden Dollar an Einnahmen für seine Praktiker generiert. Das Geld, das ausreichen würde, um alle "Armen" im Land zu ernähren und zu beherbergen, wird von einem ausgedehnten Verwaltungsnetz vergeudet, das einer Schar von parasitären "Beratern" großzügige Zugeständnisse macht.

Trotz jahrelanger Recherche konnte der jetzige Autor nur an der Oberfläche des hier aufgeführten Rockefeller-Einflusses kratzen. Zum Beispiel ist der riesige Pharmakonzern Burroughs Wellcome vollständig im Besitz des Wellcome Trust, einer "wohltätigen" Organisation. Dieser Trust wird von Lord Oliver Franks geleitet, einem Schlüsselmitglied der *London*

*Connection*, die die Vereinigten Staaten unter dem Joch der britischen Krone hält. Franks war von 1948 bis 1952 Botschafter in den Vereinigten Staaten. Er ist jetzt Direktor der Rockefeller Foundation, deren Hauptvertreter in England er ist. Er ist außerdem Direktor der Schroder Bank, die Hitlers persönliches Bankkonto verwaltete, Direktor des Rhodes Trust, der Rhodes-Stipendien bewilligt, Gastprofessor an der Universität von Chicago und Vorsitzender der Lloyd's Bank, eines der fünf größten Finanzinstitute Englands.

Andere Ableger der Rockefeller-Stiftung sind Washingtons einflussreicher Thinktank, die Brookings Institution; das National Bureau of Economic Research, dessen Analysen eine Schlüsselrolle bei der Manipulation des Aktienmarktes spielen; das Public Administration Clearing House, das die kommunalen Angestellten der Nation indoktriniert; der Council of State Governments, der die staatlichen Gesetzgeber kontrolliert; und das Institute of Pacific Relations, die berüchtigtste Front für kommunistische Interessen in den Vereinigten Staaten. Die Rockefellers traten als Direktoren dieser Gruppe auf und schickten ihr über ihren Finanzberater Lewis Lichtenstein Strauss von der Firma Kuhn, Loeb Geld.

Die Rockefellers behielten ihre Mehrheitsbeteiligung an der Chase Manhattan Bank, an der sie fünf Prozent der Anteile halten. Ein Prozent gilt allgemein als operative Kontrolle einer Bank. Allein mit diesem Vermögenswert kontrollieren sie 42,5 Milliarden Dollar an Vermögenswerten. Chase Manhattan ist eng mit den vier großen Versicherungsgesellschaften verbunden, von denen drei, Metropolitan, Equitable und New York Life, 1969 ein Vermögen von 113 Milliarden Dollar hielten.

Mit der Ankunft der Reagan-Administration im Jahr 1980 versuchten die Interessen der Rockefellers, ihre langjährige Unterstützung für den Weltkommunismus zu verschleiern, indem sie eine offen "antikommunistische" Administration nach Washington brachten. Reagan empfing die sowjetischen Ministerpräsidenten bald ebenso enthusiastisch wie sein Vorgänger Jimmy Carter. Die Reagan-Kampagne wurde von zwei Bechtel-Führungskräften geleitet, ihrem Präsidenten George Pratt Schultz, einem Erben von Standard Oil, und seinem

Berater Casper Weinberger. Shultz wurde zum Außenminister ernannt, Weinberger zum Verteidigungsminister, Bechtel wurde von der Schroder-Rockefeller Company finanziert, der Allianz zwischen der Schroder Bank und den Rockefeller-Erben von 1936.

Rockefellers Einfluss bleibt auch im monetären Bereich vorherrschend. Seit November 1910, als Senator Nelson Aldrich die geheime Konferenz auf Jekyl Island leitete, die uns den Federal Reserve Act bescherte, haben uns die Rockefellers in der Sphäre der *London Connection*[26] gehalten. Unter der Carter-Administration schickte David Rockefeller großzügig seinen persönlichen Assistenten, Paul Volcker, nach Washington, um das Federal Reserve Board zu leiten. Reagan ersetzte ihn schließlich 1987 durch Alan Greenspan, einen Partner der J. P. Morgan Company. Ihr Einfluss auf unser Bankensystem ist dank zahlreicher Finanzcoups ihrerseits konstant geblieben, einer der profitabelsten war die Konfiszierung des privaten Goldes amerikanischer Bürger durch Roosevelts Dekret. Unsere Bürger wurden gezwungen, ihr Gold dem privaten Federal Reserve System zu überlassen. Die Verfassung erlaubt die Konfiszierung für das öffentliche Wohl, verbietet aber die Konfiszierung für privaten Gewinn. Die neuen Besitzer des Goldes ließen dann das Gold von $20 pro Unze auf $35 pro Unze aufwerten, wodurch sie einen riesigen Gewinn machen konnten.

Bei der Untersuchung des durchdringenden Einflusses der Rockefellers und ihrer ausländischen Kontrolleure, der Rothschilds, in jedem Aspekt des amerikanischen Lebens, muss sich der Bürger fragen: "Was kann getan werden? Das Recht kann sich nur durchsetzen, wenn der Bürger aktiv nach Gerechtigkeit sucht.

Gerechtigkeit kann sich nur durchsetzen, wenn jeder Bürger erkennt, dass es seine Pflicht ist, für Gerechtigkeit zu kämpfen.

---

[26] Siehe *Die Geheimnisse der Federal Reserve*, Eustace Mullins, Omnia Veritas Ltd, www.omnia-veritas.com

Die Geschichte hat alle Verbrechen der Usurpatoren unserer Verfassung dokumentiert. Wir haben die schmerzliche Lektion gelernt, dass die Rockefeller-Monopolisten ihre böse Macht fast ausschließlich durch Bundes- und Staatsagenten ausüben. Während wir dies schreiben, kandidiert der ehemalige Kongressabgeordnete Ron Paul für das Amt des Präsidenten der Vereinigten Staaten mit einer Kampagne, die eminent vernünftig und praktisch sinnvoll ist: Abschaffung des Federal Reserve Systems, Abschaffung des FBI, Abschaffung des Internal Revenue Service und Abschaffung der CIA. Es ist seit Jahren bekannt, dass 90% des Federal Bureau of Investigation, das angeblich zur "Verbrechensbekämpfung" geschaffen wurde, mit der Schikanierung und Isolierung politischer Dissidenten (einschließlich des vorliegenden Autors, über einen Zeitraum von etwa dreiunddreißig Jahren) beauftragt wurde.

Kriminelle Syndikalisten plündern jetzt die US-Nation um eine Billion Dollar jedes Jahr, von denen etwa ein Drittel, oder mehr als dreihundert Milliarden Dollar pro Jahr, die profitablen Plünderungen des medizinischen Monopols und seiner ausufernden pharmazeutischen Tochtergesellschaften sind. Bevor eine nachhaltige Bekämpfung dieses Raubbaus in Angriff genommen werden kann, müssen die Amerikaner alle Anstrengungen unternehmen, um ihre Gesundheit wiederherzustellen. Wie Ezra Pound in einer seiner berühmten Radiosendungen fragte: "Health, damn it! "Amerika wurde die größte und produktivste Nation der Welt, weil wir die gesündesten Bürger der Welt hatten.

Als die Rockefeller Union 1910 begann, unsere Ärzteschaft zu übernehmen, erlebten unsere Bürger einen steilen Niedergang. Heute leiden wir an einer Reihe von schwächenden Krankheiten, sowohl geistig als auch körperlich, die fast alle direkt mit den Aktivitäten des Chemie- und Medikamentenmonopols zusammenhängen, der größten Bedrohung für das Überleben unserer Nation. Schließen wir uns jetzt zusammen, um unsere nationale Gesundheit wiederherzustellen - das Ergebnis wird die Wiederherstellung unseres Nationalstolzes sein, die Wiederaufnahme unserer Rolle als Erfinder und Produzenten der modernen Welt und Hüter der Hoffnungen und Träume der Welt von Freiheit.

## ZUVOR VERÖFFENTLICHT

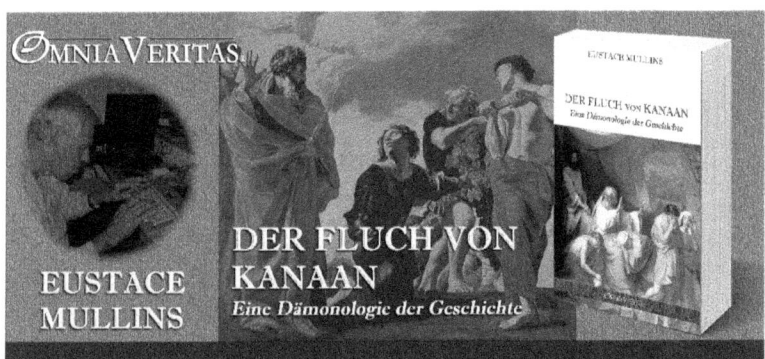

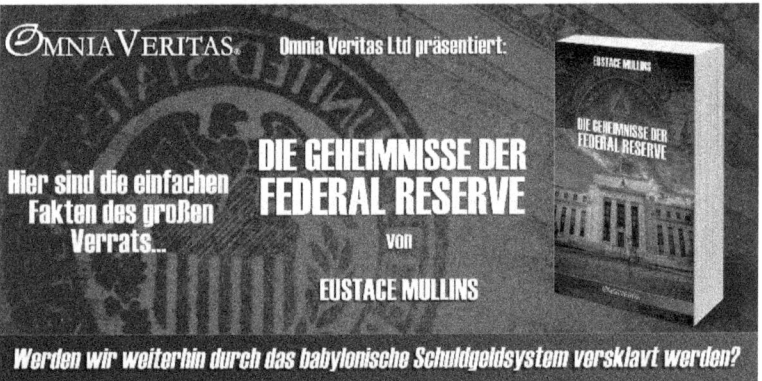

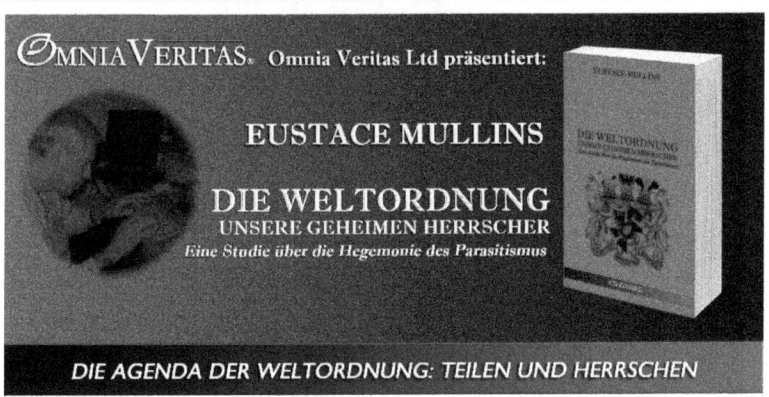

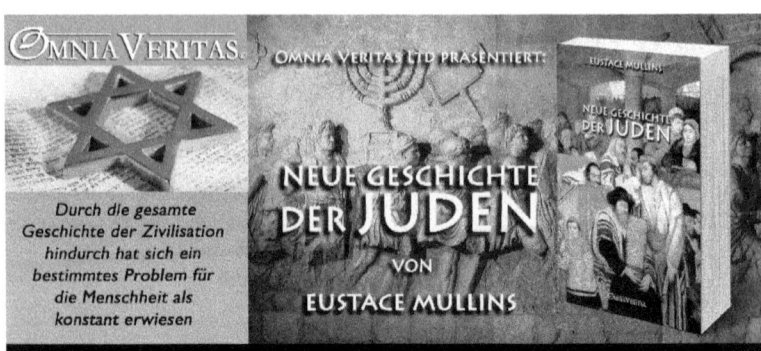

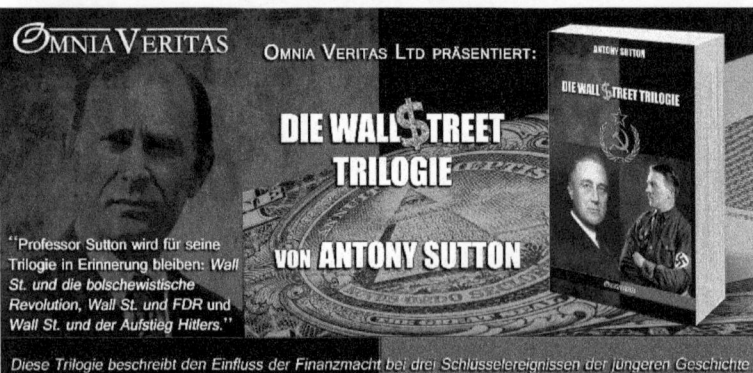

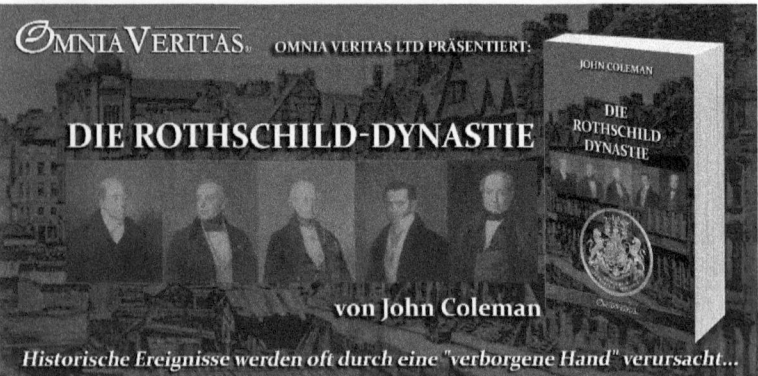

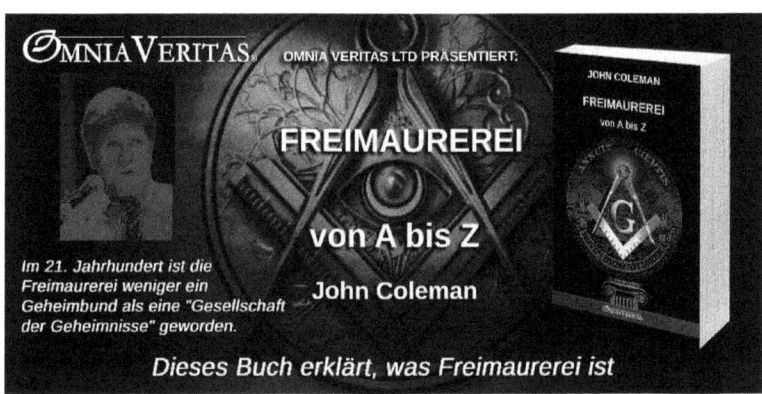

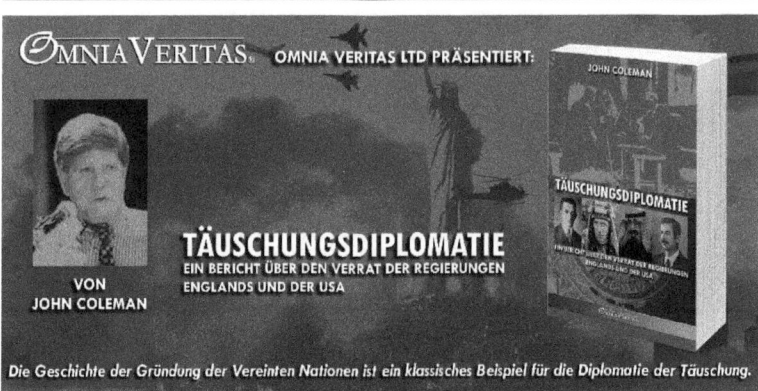

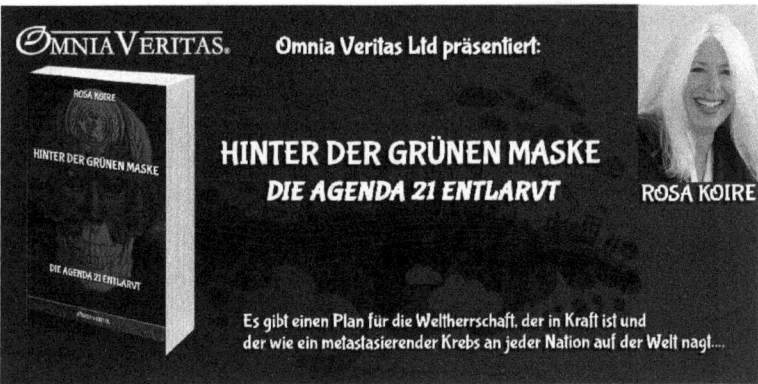

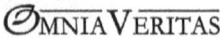
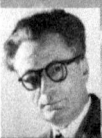
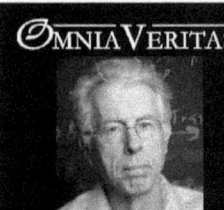
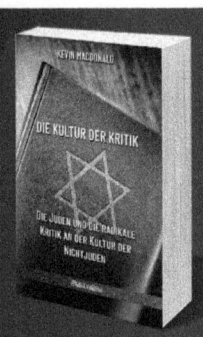
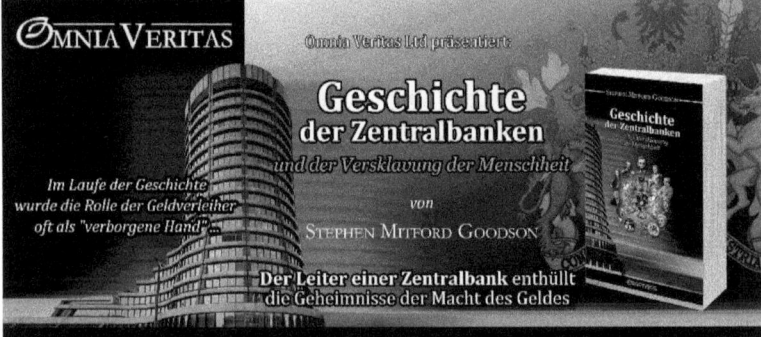

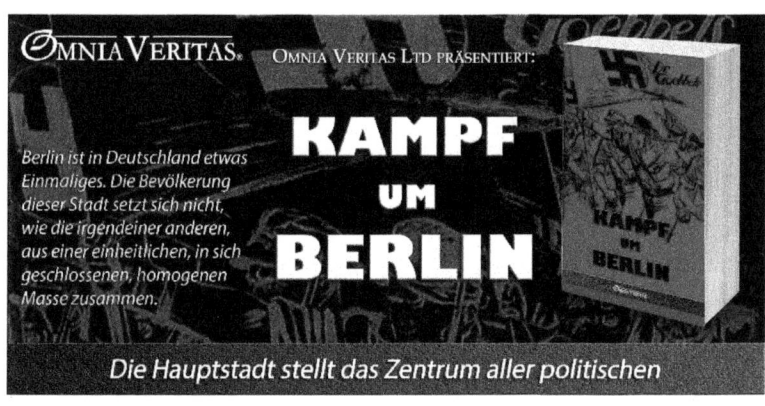
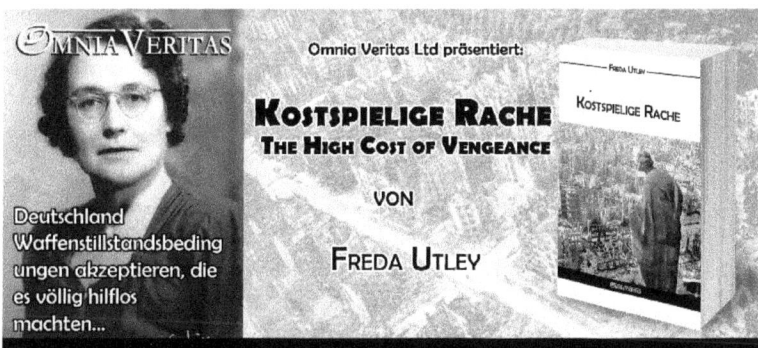
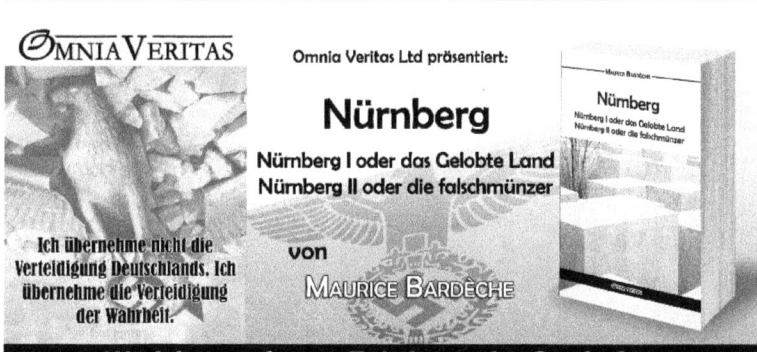

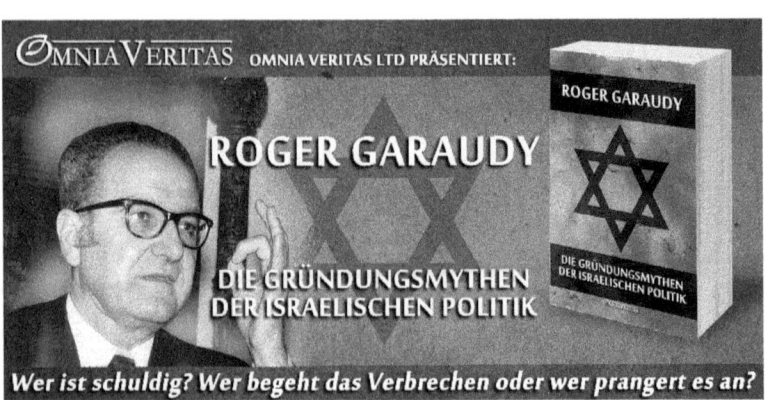

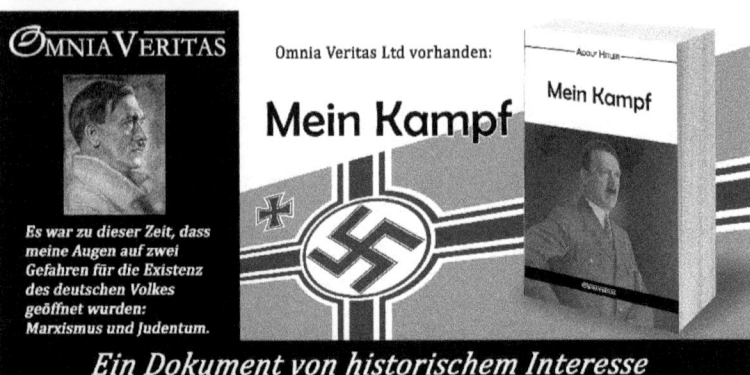

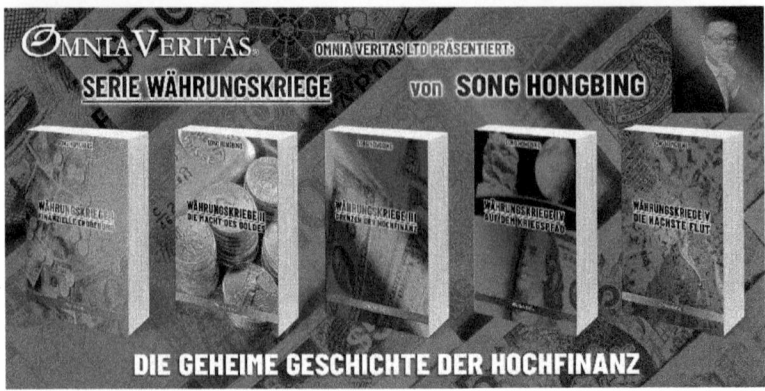

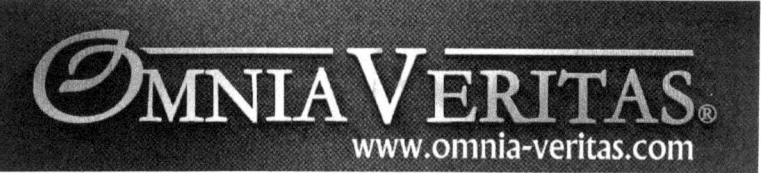

Milton Keynes UK
Ingram Content Group UK Ltd.
UKHW021005241024
450188UK00012B/608